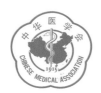

中国医学发展系列研究报告

生殖健康与避孕节育研究进展

【2016】

中 华 医 学 会　编著
熊承良　顾向应　主编

中华医学电子音像出版社
CHINESE MEDICAL MULTIMEDIA PRESS
北　京

图书在版编目（CIP）数据

生殖健康与避孕节育研究进展：2016/熊承良，顾向应主编. —北京：中华医学电子音像出版社，2018.4

ISBN 978-7-83005-165-5

Ⅰ. ①生…　Ⅱ. ①熊…　②顾…　Ⅲ. ①生殖医学—研究—中国　②避孕—研究—中国　③节制生育—研究—中国　Ⅳ. ①R339.2　②R169.4

中国版本图书馆 CIP 数据核字（2017）第 050875 号

生殖健康与避孕节育研究进展【2016】
SHENGZHI JIANKANG YU BIYUN JIEYU YANJIU JINZHAN【2016】

主　　编：熊承良　顾向应

策划编辑：史仲静　冯晓冬

责任编辑：史仲静　宋　玥

责任印刷：李振坤

出版发行：中华医学电子音像出版社

通信地址：北京市东城区东四西大街 42 号中华医学会 121 室

邮　　编：100710

E - mail：cma-cmc@cma.org.cn

购书热线：010-85158550

经　　销：新华书店

印　　刷：廊坊市佳艺印务有限公司

开　　本：889 mm×1194 mm　1/16

印　　张：13.5

字　　数：320 千字

版　　次：2018 年 4 月第 1 版　2018 年 4 月第 1 次印刷

定　　价：130.00 元

内 容 简 介

　　本书系统回顾并总结了中国生殖健康与避孕节育领域 2016 年的学科发展和学术进展，既介绍了中华医学会计划生育学分会的组织结构，也阐述了我国生殖健康与避孕节育专业学者在宫内节育器、甾体避孕药、皮下埋植、紧急避孕药、人工流产技术、产后避孕、男性避孕节育、生殖遗传与优生等方面的学术研究与应用进展。同时，本书还筛选出了该专业领域 2016 年发表的优秀文献并给予述评，力图反映生殖健康与避孕节育领域具有代表性的科研成果。本书可作为生殖健康与避孕节育及相关专业医务人员的临床和科研指导用书，也可供卫生管理人员参考使用。

中国医学发展系列研究报告
《生殖健康与避孕节育研究进展【2016】》
编委会

序

习近平总书记指出："没有全民健康，就没有全面小康"。医疗卫生事业关系着亿万人民的健康，关系着千家万户的幸福。随着经济社会快速发展和人民生活水平的提高，我国城乡居民的健康需求明显增加，加快医药卫生体制改革、推进健康中国建设已成为国家战略。中华医学会作为党和政府联系广大医学科技工作者的桥梁和纽带，秉承"爱国为民、崇尚学术、弘扬医德、竭诚服务"的百年魂和价值理念，在新的百年将增强使命感和责任感，当好"医改"主力军、健康中国建设的推动者，发挥专业技术优势，紧紧抓住国家实施创新驱动发展战略的重大契机，促进医学科技领域创新发展，为医药卫生事业发展提供有力的科技支撑。

服务于政府、服务于社会、服务于会员是中华医学会的责任所在。我们从加强自身能力建设入手，努力把学会打造成为国家医学科技的高端智库和重要决策咨询机构；实施"品牌学术会议""精品期刊、图书""优秀科技成果评选与推广"三大精品战略，成为医学科技创新和交流的重要平台，推动医学科技创新发展；发挥专科分会的作用，形成相互协同的研究网络，推动医学整合和转化，促进医疗行业协调发展；积极开展医学科普和健康促进活动，扩大科普宣传和医学教育覆盖面，服务于社会大众，惠及人民群众。为了更好地发挥三个服务功能，我们在总结经验的基础上，策划了记录中国医学创新发展和学科建设的系列丛书《中国医学发展系列研究报告》。丛书将充分发挥中华医学会88个专科分会专家们的聪明才智、创新精神，科学归纳、系统总结、定期或不定期出版各个学科的重要科研成果、学术研究进展、临床实践经验、学术交流动态、专科组织建设、医学人才培养、医学科学普及等，以期对医学各专业后续发展起到良好的指导和推动作用，促进整个医学科技和卫生事业发展。学会要求相关专科分会以高度的责任感、使命感和饱满的热情认真组织、积极配合、有计划地完成丛书的编写工作。

　　本着"把论文写在祖国大地上，把科技成果应用在实现现代化的伟大事业中"的崇高使命，《中国医学发展系列研究报告》丛书中的每一位作者，所列举的每一项研究，都是来自"祖国的大地"、来自他们的原创成果。该书及时、准确、全面地反映了中华医学会各专科分会的现状，系统回顾和梳理了各专科医务工作者在一定时间段内取得的工作业绩、学科发展的成绩与进步，内容丰富、资料翔实，是一套实用性强、信息密集的工具书。我相信，《中国医学发展系列研究报告》丛书的出版，让广大医务工作者既可以迅速把握我国医学各专业蓬勃发展的脉搏，又能在阅读学习过程中不断思考，产生新的观念与新的见解，启迪新的研究，收获新的成果。

　　《中国医学发展系列研究报告》丛书付梓之际，我谨代表中华医学会向全国医务工作者表示深深的敬意！也祝愿《中国医学发展系列研究报告》丛书成为一套医学同道交口称赞、口碑远播的经典丛书。

　　百年追梦，不忘初心，继续前行。中华医学会愿意与全国千百万医疗界同仁一道，为深化医疗卫生体制改革、推进健康中国建设共同努力！

中华医学会会长

前　言

　　20 世纪 60 年代以来，我国在人口控制方面取得了举世瞩目的成就。取得如此辉煌成就的重要因素是我国建立了完善的计划生育管理体系，同时避孕节育技术服务得到了有效的落实。目前，面临着日趋严重的人口老龄化问题，我国的计划生育政策也在不断地调整中，特别是二孩政策的放开而由此引发的需不需要避孕，以及特殊阶段女性（未婚女性、生育间期女性、高龄产妇、围绝经期女性）如何避孕等一系列问题也越来越受到人们的关注。与此同时，由于避孕知识的缺乏，我国人工流产的人数、不孕不育症患者的绝对数都呈逐年增加的趋势。另外，紧急避孕药的滥用，特别是在那些性生活活跃的未婚女性中更是多见。这些问题已经严重威胁我国广大育龄女性的生殖健康。2011 年，世界卫生大会发布了在低收入和中等收入国家预防青少年过早妊娠和不良生殖后果的指南，其中一项重要举措就是提高面临意外妊娠风险的青少年的长效可逆避孕方法的使用率，以减少青少年中不安全流产的发生。倡导长效、高效、可逆的避孕方法是近年来国际社会着力推进的内容，不仅适用于经产妇女，也适用于年轻的未育妇女，旨在减少非意愿妊娠，避免人工流产，保护妇女的身心健康。

　　尽管我们在计划生育和生殖健康领域取得了许多成果，但我们在新时期仍面临许多问题和挑战，我们需要及时了解本学科的最新进展。在中华医学会的领导和支持下，我们组织本领域的中青年专家和部分老专家，着重对 2016 年度计划生育及生殖健康领域的国内研究进展进行系统综述，重点回顾我国学者在本领域开展临床应用所取得的学术成果。本书分别围绕生殖健康与生殖健康促进、宫内节育器、甾体避孕药、皮下埋植、紧急避孕药、人工流产技术、产后避孕、男性避孕节育、生殖遗传与优生等 9 个方面的进展进行撰写。

　　我们期望这本《生殖健康与避孕节育研究进展【2016】》对从事本领域的临床、科研和教学工作者，特别是青年医师在开展科研和临床工作时有所裨益。

由于编写本书从启动到完稿时间较短，难免有部分学术研究成果未能收入其中。此外，在审校过程中也可能存在疏忽之处，敬请各位同仁谅解、指正。

熊承良

2017 年 11 月 26 日

目　录

第一章　中华医学会计划生育学分会现状

第一节　第八届委员会组织结构及介绍

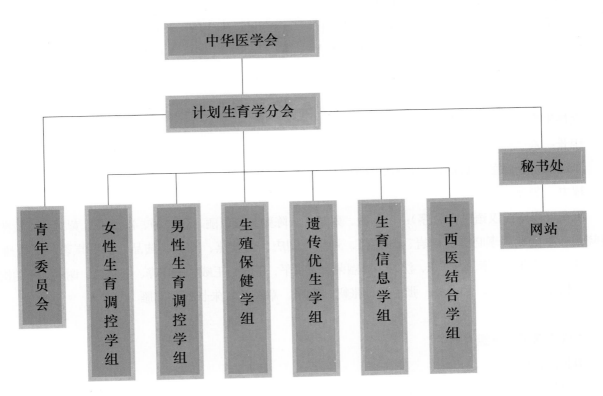

主任委员：熊承良

前任主任委员：李坚

候任主任委员：顾向应

名誉主任委员：程利南

副主任委员：黄紫蓉、黄丽丽、安劬、谷翊群

常务委员（以姓氏汉语拼音为序）：安劬、常明秀、陈勤芳、董白桦、谷翊群、顾向应、黄丽丽、黄紫蓉、李坚、林青、林元、刘欣燕、石秀文、唐运革、王晓军、熊承良、杨清、于晓兰、张恩娣、赵铀

委员（以姓氏汉语拼音为序）：安劬、常明秀、车焱、陈勤芳、陈素琴、程丽村、董白桦、董晓静、谷翊群、顾向应、黄丽丽、黄薇、黄元华、黄紫蓉、姜卫国、蒋晓莉、李坚、李晓翠、梁小薇、林青、

林元、刘庆、刘欣燕、陆品红、罗岚蓉、骆永凤、孟昱时、任琛琛、沈嵘、石秀文、宋建东、孙斐、谭文华、唐运革、王长华、王海云、王建梅、王健、王良平、王若平、王晓军、王晓晔、吴伟雄、谢熙、辛丽梅、熊承良、许凌、杨清、于晓兰、张恩娣、张钰、章汉旺、章慧平、赵铀、周敏

青年委员会
主任委员：熊承良
副主任委员：李红钢、袁冬、彭萍、朱元方
秘书：刘伟信、张欣宗
委员（以姓氏汉语拼音为序）：白昌民、常淑芳、陈慧、陈莉、陈志芳、程玲慧、邓凯贤、丁悦虹、冯颖、郭瑞霞、胡宗琼、黄金智、江静、金丽、金影、柯妍、李慧敏、李建华、李立峰、林娜、刘巍、刘伟信、毛增辉、莫小亮、朴曙花、钱金凤、钱志大、沈洁、石琨、孙平、王福华、王仙萍、王滟、王玉、魏占荣、相文佩、杨丽华、杨秀丽、姚晓英、张洪炜、张洪洋、张丽颖、张庆、张欣宗、张艳萍、张毅、周小斐

女性生育调控学组（筹）
组长：刘欣燕
副组长：于晓兰、黄薇、朱长虹、张帝开
秘书：彭萍
委员（以姓氏汉语拼音为序）：白昌民、蔡晓辉、陈勤芳、董丽、董晓静、冯碧波、黄东晖、黄薇、蒋晓莉、李庆业、李晓翠、李岩、刘春兰、刘慧、刘庆、刘欣燕、刘颖、陆品红、罗岚蓉、马俊旗、孟昱时、倪亚莉、彭萍、彭祥炽、沈嵘、滕丽荣、王津平、王琳、王威、王晓晔、韦晓昱、谢熙、辛丽梅、许凌、杨华、于晓兰、岳秀英、张帝开、张帆、张军、章汉旺、朱长虹、邹雁

男性生育调控学组（筹）
组长：唐运革
副组长：朱伟杰、孙斐、王健
秘书：张欣宗
委员（以姓氏汉语拼音为序）：付立杰、葛仁山、黄勋彬、黄永汉、蒋敏、蒋祥龙、李冬水、李焕、李玉山、李志强、梁小微、刘睿智、刘晓贤、刘瑜、罗开玲、马良宏、马学工、毛金观、平萍、沙艳伟、盛慧强、史轶超、双卫兵、孙斐、孙光平、谭小军、汤坤龙、唐运革、王建刚、王健、许蓬、杨长海、杨继高、张爱萍、张春雷、张贤生、张欣宗、张洲、赵廷启、周辉良、朱伟杰、朱文兵

生殖保健学组（筹）
组长：杨清

副组长：林青、施惠娟、廖爱华、常明秀

秘书：王玉

委员（以姓氏汉语拼音为序）：白士玲、曹恒海、常明秀、陈友国、方广虹、龚毅、关菁、韩宝生、韩延霞、韩筠、洪莉、黄艳红、江静、金影、李爱明、李玉艳、李豫峰、廖爱华、林青、凌秀凤、刘贵朋、刘梅梅、刘素英、刘新宇、刘芸、路英丽、马华刚、亓玉淑、施惠娟、孙国强、田瑞云、王菊、王敏、王玉、谢咏、熊锦文、杨清、姚晓英、易金玲、张岩、张艳华、赵静、郑杰、郑菊芬、郑艳萍、周远忠

遗传优生学组（筹）

组长：林元

副组长：王晓军、金帆、谢熙

秘书：何德钦

委员（以姓氏汉语拼音为序）：白昌民、陈丽红、陈宇清、戴善军、丁晓芳、段玲、关洪波、管一春、郝胜菊、何德钦、江峰、蒋宇林、金帆、李春颖、李家大、林元、刘长美、刘宁、龙志高、马光娟、蒙达华、苏萍、苏士利、孙路明、王晓军、王岩、谢熙、杨芳、尹爱华、于昕、张坤、张玲、张颖、张洲、周祎、朱一剑

生育信息学组（筹）

组长：车焱

副组长：缪小平、周远忠

秘书：苗茂华

委员（以姓氏汉语拼音为序）：曹毓林、车焱、杜晶、甘晓玲、郭永连、韩献琴、胡晓宇、黄小琛、蒋丽、蒋丽芳、康丽荣、李杰、李权、李玉艳、刘伟信、卢建军、陆萍、骆永凤、吕雯、苗茂华、缪小平、欧阳运薇、彭晓竹、乔光莉、宋建东、宋霞、吴江翔、夏伟、谢广妹、杨华平、袁彦玲、张君娴、张林爱、郑华军、周燕飞、周远忠

中西医结合学组（筹）

组长：欧建平

副组长：黄元华、朱虹丽、杨一华

秘书：杨一华

委员（以姓氏汉语拼音为序）：陈冬丽、陈耀平、高玉青、何燕南、黄翔、黄元华、李昆明、刘新红、马玉兰、欧建平、裴开颜、师伟、宋殿荣、孙贻娟、王惠津、吴春林、吴桂强、闫颖、杨一华、叶云、尹太郎、张涛、张英杰、赵志梅、植枝福、周少虎、朱虹丽

第二节　第八届委员会委员简介

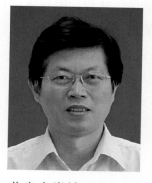

熊承良

中华医学会计划生育学分会第八届委员会主任委员，兼任中华医学会计划生育学分会第八届青年委员会主任委员，全面负责分会学术、组织、对外交流，新技术、新产品推广，继续教育等内容。

1954 年 9 月 30 日出生，湖南华容人。华中科技大学二级教授、博士研究生导师。现任华中科技大学同济医学院生殖医学中心专科医院院长、华中科技大学同济医学院生殖医学中心国家生育调节药物研究机构主任、湖北省人类精子库主任。先后主持科技部"十五"攻关、"十一五"和"十二五"科技支撑计划项目 3 项和国家自然科学基金面上课题 4 项。以第一完成人获中国妇幼健康科技成果一等奖 1 项、湖北省科学技术二等奖 1 项。发表科研论文 200 余篇，其中 SCI 论文 70 余篇。还担任中国医师协会生殖医学专业委员会副主任委员、中国性学会常务理事。《中国计划生育杂志》副主编、《中国计划生育和妇产科》副主编、《中华生殖与避孕杂志》编委、《生殖医学杂志》编委、《华中科技大学学报医学版》编委、《国际生殖健康/计划生育杂志》常务编委、*Asian Journal of Andrology* 编委。1999 年获国务院颁发的政府特殊津贴。

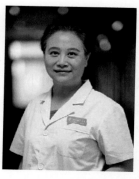

李坚

妇产科、计划生育专业。

首都医科大学附属北京妇产医院主任医师、教授。首都医科大学妇产科学系主任，博士生导师。中华医学会计划生育学分会常务委员及第八届委员会前任主任委员。北京医学会计划生育学分会主任委员。北京地区住院医师规范化培训妇产科专科委员会主任委员。北京医师协会妇产科专业专家委员会副会长。北京市健康促进工作委员会北京健康科普专家。国家食品药品监督管理局医疗器械技术审评和咨询专家。总后卫生部军队后勤科技装备评价、财政部药具采购评审及国家卫生和计划生育委员会避孕药具政府采购管理中心评审专家。全国妇联第十一届执委会执委。

主持完成：国家自然科学基金和北京市自然科学基金项目、WHO-中国双年度正规预算科研项目等多项研究课题，发表多篇 SCI 研究论文。以主要参研者参加完成 WHO、欧盟国际合作第七框架 INPAC 等多个研究项目。

荣获国家科技进步二等奖 1 项。荣获国家人口和计划生育委员会颁发的"全国人口和计划生育科技工作先进个人"奖。

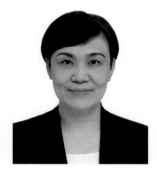

顾向应

主任医师、硕士生导师。1984 年至今任职于天津医科大学总医院。学术专长：妇产科-生殖健康与计划生育专业。

学术任职：中华医学会计划生育学分会候任主任委员，中华医学会天津计划生育分会主任委员，中华医学会科学普及分会委员，中华医学会天津科普分会副主任委员，中国性学会理事会理事，中国性学会天津理事会副理事长，天津市妇产科计划生育专业职称评定专家，医疗事故鉴定专家，天津市妇联特聘专家。

担任《国际生殖健康与计划生育杂志》《现代妇产科杂志》《中国计划生育杂志》《中国计划生育与妇产科》等多本杂志常务编委及编委。

科研课题：WHO 课题分中心 3 项，国家级课题分中心 8 项，中华预防医学会保健分会课题 1 项，天津市教委课题 1 项，天津医科大学总医院课题 2 项，天津医科大学课题 1 项，国家卫生和计划生育委员会科学技术研究所联合课题 4 项，欧盟第七框架第 3.5 工作包区域负责人。

发表论文：40 余篇，国家级指南主要编写及参编 6 项。

获奖情况：天津医科大学优秀中青年技术骨干，天津市卫生局优秀青年专业技术人员，天津市卫生局填补新技术空白 3 项，农工市委会市级先进党员及社会服务工作先进个人，和平区人口与计划生育先进工作者。

党派任职：天津市农工市委会妇女专委会委员，农工市委会天津医科大学总医院总支副主委。

擅长：生殖健康与计划生育专业疑难手术及疾病的诊治，女性各时期性功能障碍的诊治。

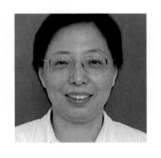

黄紫蓉

主任医师、硕士生导师，毕业于上海第二医学院医疗系。

一直就职于复旦大学附属妇产科医院，前任计划生育科主任，现任计划生育科指导。中华医学会计划生育学分会第四届委员，第五、六届常务委员，第七、八届副主任委员；现任中华医学会计划生育学会第九届副主任委员。曾任中华医学会上海分会计划生育学组副组长，全国中级卫生专业技术资格考试专家委员会委员；黄浦区、杨浦区计划生育协会理事。现任中华医学会上海分会计划生育学组指导，全国计划生育器械标准委员会委员、《国际生殖健康/计划生育杂志》编委、《中国计划生育和妇产科》杂志常务编委，《妇产科学》五年制规划教材第七、八、九版编委。参与计划生育操作指南与规范的编写，参编《实用妇产科学》《妇产科药物速查手册》等书；担任《实用生殖医学》副主编。

近 5 年以项目主要研究者主持过 3 项计划生育多中心课题；参加多项多中心合作课题，并获得多个奖项。近 5 年发表论文近 30 篇。

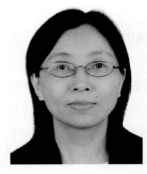

黄丽丽

医学博士，教授，博士生导师，主任医师。

现任浙江大学医学院附属妇产科医院计划生育科主任，浙江省计划生育技术服务质量控制中心常务副主任。

主要学术任职：中华医学会计划生育学分会副主任委员，妇幼保健研究会生育调控学专业委员会副主任委员，浙江省医学会计划生育和生殖医学分会副主任委员。《中国计划生育学杂志》《浙江大学学报医学版》及 *Frontiers of Medicine* 等杂志编委。自 1983 年毕业于浙江大学医学院（原浙江医科大学）后一直在浙江大学医学院附属妇产科医院从事临床、科研和教学工作。1989 年获妇产科学硕士学位，1999 年获妇产科学博士学位。曾参加国家"八五"攻关课题"宫内节育器副反应机理及防治研究"，参加"十一五""十二五" 国家科技支撑项目研究。主持多个国家自然科学基金及省部课题，并多次获省部级科技奖。曾在德国基尔大学妇产科系生殖与免疫实验室从事人类生殖方面的研究工作。

近 20 余年一直从事计划生育领域的临床和实验室研究，在计划生育临床工作中积累了丰富的经验。发表 SCI 论文数十篇。

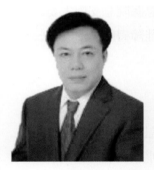

谷翊群

研究员，主任医师。北京协和医学院博士研究生导师，享受政府特殊津贴。1983 年毕业于北京医学院，1985—1986 年从事泌尿外科临床工作。

1988—1990 年作为 WHO 访问学者在澳大利亚莫纳什大学进行生殖生理和附睾功能的研究，1996—1999 年在美国西雅图华盛顿大学进行男性生殖内分泌博士后研究。现任国家卫生和计划生育委员会科学技术研究所副所长、WHO 人类生殖研究合作中心主任、WHO 男性专题指导委员会委员、中华医学会男科学分会副主任委员、北京医学会男科学分会主任委员，中华医学会计划生育学分会副主任委员等。

主要从事男科学/男性生殖健康临床诊疗与临床研究，主持和参与了"十五""十一五""十二五"国家科技攻关课题及多项国外合作课题。曾获得 6 项省部级科技奖励，近 10 年共发表科研论文 50 余篇（SCI 论文 10 余篇）及大量译作。

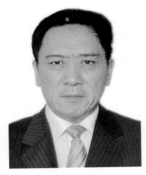

安劬

研究员，长期从事计划生育、生殖健康和妇幼保健相关的科研、教学及临床技术服务工作，先后承担国家卫生和计划生育委员会、世界卫生组织等各类课题 25 项。获得省部级科研成果奖 7 项。曾赴美、英等国留学多年，接受生育调节技术及生殖健康咨询的培训及研修。享受国务院政府特殊津贴。

在从事生殖健康服务工作的同时，先后担任全国卫生专业技术资格考试专家委员会计划生育学组副主任委员，中国/联合国人口基金生殖健康/计划生育项目专家组成员，中华医学会计划生育学分会副主任委员，四川省委省政府决策咨询委员会委员，四川医院协会会长，中国医院品质管理联盟副主席。

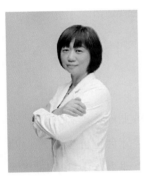

于晓兰

1990 年毕业于北京大学医学部，硕士学位，主任医师，硕士研究生导师。在北京大学第一医院妇产科工作 27 年，担任计划生育病房组长 14 年。现担任北京市及西城区计划生育专家，中华医学会计划生育学分会第八届委员会常务委员，北京医学会计划生育学分会第七届委员会副主任委员。

专业特长：擅长计划生育相关疾病、妇科内分泌疾病和不孕症的临床诊治，胎停育的病因诊断和治疗、宫腔粘连的诊断和治疗，各种疑难计划生育手术及与不孕症相关手术，如剖宫产瘢痕妊娠的手术、高危人工流产、困难取环术、异位环取出、输卵管吻合术、腹腔镜下输卵管整形术、卵巢囊肿剥除、盆腔粘连松解术、宫腔镜下子宫纵隔切除术、宫腔粘连分解术、子宫内膜息肉摘除术等。

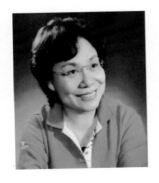

刘欣燕

北京协和医院妇产科主任医师、博士生导师、计划生育学组组长。中华医学会计划生育学分会常委。女性生育调控学学组组长（筹建）。北京医学会计划生育学分会候任主任委员。妇幼健康研究会常务理事及生育调控学专委会主任委员。

国内首先提出并采用子宫动脉栓塞后清宫治疗剖宫产瘢痕妊娠和宫颈妊娠。2016 年主持的"剖宫产后生殖相关问题的研究"获得第一届妇幼健康科技三等奖。

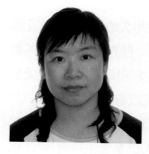

林青

主任医师，副教授，硕士研究生导师，兼任全科医学导师。

毕业于首都医科大学医疗系，现为首都医科大学附属北京友谊医院计划生育科主任。

临床经验丰富，擅长各种疑难计划生育病例的诊疗，早、中期妊娠并发症的抢救、治疗；同时从事生殖内分泌、不孕症、生殖外科等方面的工作。

社会任职：中华医学会计划生育学分会常委，中华医学会计划生育学分会生殖健康学组副组长，北京医学会计划生育学分会副主任委员，中国妇幼健康研究会生育调控专业委员会常委，中国性学会女性生殖分会委员，国家免费计划生育药具政府采购评审专家，《中国计划生育学杂志》编委，全国卫生产业管理协会妇幼健康产业分会生殖外科与输卵管学组委员，北京市妇幼健康专家组成员，北京医疗事故鉴定专家库成员，多种杂志的审稿专家。

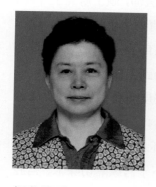

石秀文

主任医师，山西省优秀专家。

曾任山西省妇幼保健院妇产科副主任、计划生育科主任、产科主任。现任中华医学会计划生育学分会常委，山西省计划生育学分会主任委员，山西省医学会妇产科专业委员会委员，山西省妇幼保健协会理事，山西省围产保健专业委员会名誉主任，山西省促进自然分娩专业委员会名誉主任，山西省卫生系统高级职称评审委员会专家，全国计划生育临床诊疗指南与技术操作规范编委。

从事妇产科临床工作 35 年，在诊治妇产科疑难病症和各种高难手术上积累了一定的经验。近年来主要从事计划生育、产科的临床工作。

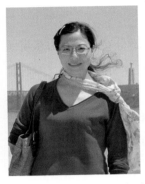

杨清

教授，主任医师，博士生导师，中国医科大学附属盛京医院副院长，妇产科教研室副主任，第一微创妇科、计划生育病房主任。中华医学会计划生育学分会常委，中华医学会妇产科学分会妇科腔镜学组委员，中国医师协会妇产科医师分会常委，中国医师协会内镜医师分会常委，辽宁省医学会微创妇科分会主任委员，辽宁省医学会妇产科分会候任主任委员，辽宁省医师协会妇产科分会副会长，《中国实用妇科与产科杂志》副主编等。

近 5 年主持完成多项科研课题，发表 SCI 及中文核心期刊论文 65 篇，累计影响因子 61，拥有国家实用新型发明专利 3 项，获得辽宁省及沈阳市科技进步一等奖、二等奖、三等奖各 1 项。

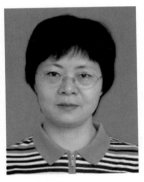

陈勤芳

上海交通大学医学院附属国际和平妇幼保健院主任医师，硕士生导师。中华医学会计划生育学分会常委，全国卫生产业企业管理协会计划生育与优生专业委员会副主任委员，上海医学会妇产科学分会计划生育学组组长。

从事妇产科临床工作 30 余年，擅长计划生育疑难杂症、宫腔及输卵管因素引起的不孕的诊疗，尤其擅于用宫腔镜诊治相关的宫腔占位性疾病，如子宫黏膜下肌瘤、子宫内膜息肉、宫腔粘连、子宫纵隔畸形和输卵管阻塞，以及困难节育环取出等疑难病症。

发表学术核心期刊论文 30 余篇，SCI 论文 3 篇，参与专著编写 3 部，任副主编 1 部，完成或参与 WHO 和国家级课题 8 项。

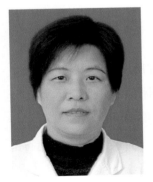

林元

福建省妇幼保健院主任医师、教授、硕士生导师、副院长。

从事妇产科工作，擅长妇科内分泌疾病诊治和宫腔镜、腹腔镜手术。获省科技进步二等奖、三等奖等 5 项科研成果奖；以第一作者、通信作者发表文章 65 篇，SCI 收录 5 篇；主编、参编专著 4 部；承担省重大专项、自然科学基金等项目 11 项。

社会任职：国家卫生和计划生育委员会妇科内镜诊疗技术项目专家组专家；中华医学会计划生育学分会常委、遗传优生学组组长，妇产科学分会委员；中华预防医学会妇女保健分会常委和更年期保健学组副组长，出生缺陷防控专委会委员；中国医师协会医学遗传医师分会和微无创专委会常委；福建省优生优育与妇幼保健协会副会长；福建省生殖保健协会副会长；福建省医学会妇产科学分会主任委员，医学伦理学分会和生殖医学分会副主任委员；福建省预防医学会妇幼保健专委会主任委员，出生缺陷预防与控制专委会常务副主任委员；《中华生殖与避孕》杂志编委，《海峡预防医学》杂志副总编。

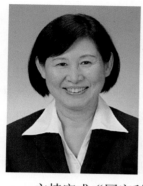

董白桦

1982 年毕业于山东医学院。中华医学会计划生育学分会常委、山东省医学会计划生育学分会主任委员、山东大学齐鲁医院主任医师，山东大学教授、博士生导师、全国人口和计划生育科技贡献奖获得者。《现代妇产科进展》《生殖医学》《中国计划生育学杂志》和《中国计划生育和妇产科》杂志编委。

从事计划生育与妇产科临床、科研、教学工作 30 余年，擅长计划生育、妇科手术及疑难并发症的诊治。

主持完成"国家科技支撑计划"等多项课题。获得国家、省部级科研奖励 10 项，专利 6 项。完成了多项新药和新器械临床试验。发表学术论文 100 余篇。主编专著 2 部。

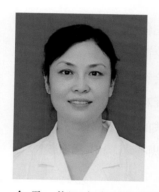

常明秀

河南省人口和计划生育科学技术研究院副院长、主任医师。中华医学会计划生育学分会常委，河南省医学会计划生育科技分会副主任委员，《中国计划生育学杂志》编委。

从事妇产科/计划生育专业技术工作 30 余年，在妇产科及计划生育技术服务和相关疾病的诊断、治疗及预防等方面有丰富的临床经验。主持和参与世界卫生组织、欧盟、河南省重大公益性科研项目等各类各级科研课题共 10 余项。获河南省科技进步成果二等奖 2 项，河南省计划生育科技进步成果二等奖 2 项。出版专业著作 5 部，在国家核心期刊和其他刊物发表专业学术论文 20 余篇。

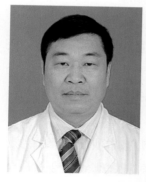

唐运革

主任医师，教授。广东省计划生育科学技术研究所所长、广东省计划生育专科医院院长，兼任国家卫生和计划生育委员会男性生殖与遗传重点实验室主任。长期从事计划生育、生殖医学、生殖健康的临床和管理工作，主持和参与各级科研课题 20 项，获全国妇幼健康科技奖二等奖 1 项，其他省部级科技进步奖 4 项，发表论文 40 余篇，参编专著 5 部。

主要社会兼职：国家科技专家库专家，中国生殖健康研究会常务理事兼生殖医学专委会副主任，中华医学会计划生育学分会常委兼男性生育调控学组组长、生殖医学分会委员，广东省优生优育协会副会长，广东省医学会生殖医学分会副主任委员，广东省中医药学会生殖医学专业委员会副主任委员，《中国计划生育学杂志》编委会副主任、《中国生育健康杂志》编委。

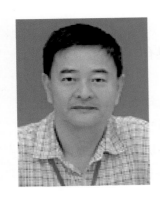

赵铀

四川省绵阳市妇幼保健院院长，妇产科主任医师。中华医学会计划生育学分会常委，四川省医师协会妇产科分会副会长，四川省抗癌协会妇科肿瘤专委会副主任委员，四川省医学会妇产科专委会常委，四川省计划生育专委会常委，绵阳市医学会妇幼保健专业委员会主任委员，四川省高级职称评审专家，四川省卫生和计划生育委员会学科带头人，绵阳市科技拔尖人才，《中国计划生育和妇产科》及《国际生殖健康/计划生育杂志》编委。

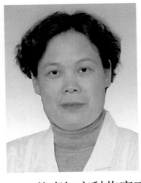

张恩娣

西北妇女儿童医院及陕西省妇幼保健院妇产科主任医师，大妇科主任，妇女保健部主任。中华医学会计划生育学分会常委，中华预防医学会妇女保健学会宫颈癌防控技术培训基地主任。曾任陕西省妇科肿瘤学会副主任委员，陕西省抗癌协会理事，陕西省妇产科学会常委。全国卫生系统先进工作者，全国三八红旗手，陕西省特殊贡献专家。全国农村妇女二癌筛查先进工作者，陕西省抗癌事业贡献奖。

从事妇产科临床工作 40 余年，对妇科常见病、计划生育、不孕不育、疑难病、妇科肿瘤诊治有一定研究，1999 年率先在陕西省开展妇科腔镜技术及腹腔镜技术在妇科肿瘤的应用研究，获陕西省科技成果三等奖。承担中华预防医学会陕西省宫颈癌防控技术培训基地主任，每年举办妇科肿瘤、盆底、宫颈病防控学术会议 1 期，短期培训班 3 期，不断推动本省宫颈癌防控技术工作发展。在省内举办计划生育培训学习班多次。发表论文 20 余篇。从事年轻患者早期宫颈癌卵巢移位研究、腹腔镜技术在妇科肿瘤应用研究、电镜扫描在滋养细胞肿瘤应用研究及子宫内膜细胞学在诊断子宫内膜病变中的应用研究，承担和参与多项省级及国家级科研项目，参与"十二五"国家科技支撑计划课题"超声消融治疗子宫肌瘤前瞻性、多中心研究"，该课题文章发表在 2017 年 6 月 5 日英国妇产科杂志（*British Journal of Obstetrics and Gynaecology*）。曾获陕西省科技成果三等奖 1 项，陕西省自然科学进步奖 1 项。

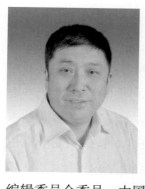

王晓军

主任医师。从事临床妇幼保健工作 30 余年，具有丰富的孕前保健、婚前保健、不育症诊断、优生优育咨询等工作经验。

社会兼职：中华医学会计划生育学分会第六届青年委员、第七届和第八届常委，遗传与优生学组副组长，中华医学会妇产科学分会第十届委员会计划生育学组委员，中华医学会公共卫生分会第九届委员会临床与预防学组委员，中国民族医药学会男科学分会常务理事，《中国计划生育学杂志》第七届编辑委员会委员，中国性学会妇幼保健男科分会第一届委员会委员。

科研：2013 年国家自然科学基金项目《新疆维吾尔族孕妇膳食营养、体内叶酸水平、MTHFR 基因多态性对出生缺陷影响的研究》（项目批准号 81360426）；2014 年中国疾病预防控制中心合生元项目《不同营养支持途径对极低出生体重儿的临床研究》（项目编号 2014FYH007）；2014 年成功立项并主持新疆维吾尔自治区自然科学基金面上项目课题《新疆新生儿复苏项目评估系统构建与应用》（项目编号 201442137-19）和中国疾病预防控制中心妇幼保健中心科研课题《新疆新生儿复苏项目培训状况调查及对策研究》（项目编号 2014FYN002）；2017 年国家自然科学课题《新疆维吾尔、汉、哈萨克族孕妇叶酸、维生素 D 营养状况及其交互作用对母子健康影响的研究》（项目编号 81760583）。

论著专著：在国内核心期刊发表论著 40 余篇，承担主编、副主编专著 9 部。

梁小薇　研究员，国家卫生和计划生育委员会科学技术研究所男性临床研究室主任，人类精子库主任。

1990 年调入国家卫生和计划生育委员会科学技术研究所开始从事男性生育调节/男性生殖健康临床研究与技术服务，作为主要研究人员，参加过现行男性绝育方法的评估、男性绝育新技术的研究与开发、男性甾体激素避孕药的临床研究等多项国家攻关项目、部委课题和公益专项及 WHO 课题的研究，以及男科学相关医疗服务与科研；目前主要从事人类精子库的建立、管理及质量控制等相关工作，以及男科实验技术的标准化与质量控制的建设、实施与培训等。

刘庆　国家卫生和计划生育委员会科学技术研究所副主任医师，科技处处长。

毕业于 1991 年天津中医药大学妇产科，硕士，先后从事不孕症、计划生育的临床、科研与培训。主持国家"十二五"国家科技支撑计划课题"安全避孕新途径、新技术的研究及新型绝育技术的研究"。国家卫生和计划生育委员会"八五"科技攻关成果三等奖 1 项，"十一五"全国人口和计划生育优秀科技成果三等奖 1 项。发表学术论文和主编（副主编）学术及科普专著多篇（部）。

罗岚蓉　首都医科大学附属北京妇产医院生殖调节科副主任医师，硕士。

从事妇产科临床工作 20 余年，擅长高危计划生育手术、处理计划生育手术并发症和疑难杂症、生殖调节、流产后生殖健康服务及流产后关爱。曾接受联合国生殖健康紧急援助服务培训，在意大利锡耶纳大学医院进修妇科内分泌。曾作为北京妇产医院首位派出的援藏干部在西藏工作 1 年。研究方向为影响女性生殖健康的异位妊娠。

王晓晔　医学博士，北京大学第三医院妇产科副主任医师。

社会兼职：中华医学会计划生育学分会委员，中国医师协会妇产科分会委员，中国医疗保健国际交流促进会生殖医学分会委员，中华预防医学会生殖健康分会委员，妇幼健康研究会生育调控专业委员会常委，中华医学会北京分会计划生育常委，《中华生殖与避孕杂志》编委，《中国计划生育和妇产科杂志》编委，《中国生育健康杂志》审稿专家，参加多项国家"十一五"及"十三五"课题研究，发表文章多篇。

张钰　医学博士，天津医科大学第二医院计划生育科副主任医师。中华医学会计划生育学分会委员，中华医学会生殖医学分会青年委员，中华预防医学会更年期保健学组委员，中国医学促进会生殖微创学组委员，中国性学会生殖医学分会委员，天津医学会计划生育学分会委员，天津医师学会生殖医学分会常委，《中国计划生育与妇产科》杂志特约审稿专家。

主要从事生殖内分泌疾病和不孕不育症的诊疗工作。完成市局级科研课题 4 项，填补卫生系统引进新技术空白 1 项。在国内妇产科专业核心期刊、SCI 发表论文、综述多篇。

王建梅　天津医科大学第二医院计划生育科主任，天津医科大学第二临床医学院妇产科教研室副主任，医学博士，硕士生导师，副主任医师。

从事计划生育临床工作 27 年。承担或参加国家级和省部级课题多项。中华医学会计划生育学分会委员，天津医学会计划生育学分会副主任委员，天津医学会妇产科分会及天津医师协会妇产科分会委员，《中华生殖与避孕杂志》《中国计划生育和妇产科》编委。

陈素琴　主任医师、教授、硕士研究生导师。

从事妇产科工作 30 余年。现任中华医学会计划生育学分会委员，河北省医学会及医师协会计划生育与优生学分会主任委员，河北省医师协会理事、河北省抗癌协会妇科肿瘤分会委员，国家卫生和计划生育委员会四级腔镜培训基地主任，《中国微创外科杂志》《国际妇产科杂志》等杂志编委。曾任河北医科大学第二医院妇科主任。承担省级科研项目 4 项，获省医学会科技成果奖 3 项，发表论文数十篇，著作 3 部，培养研究生数十人。

宋建东　主任医师，教授，硕士研究生导师。内蒙古医科大学附属医院妇产科副主任，妇科计划生育及内镜专业主任。

现任中华医学会计划生育学分会第八届委员会委员，中国医师协会微无创专业委员会委员，中国医院协会妇产科医院管理分会第三届委员会委员，中国医疗保健国际交流促进会妇产科专业委员会委员，内蒙古医学会妇产科分会妇科内镜学组组长，呼和浩特医学会妇产科分会副主任委员，中国妇幼保健协会妇幼微创专业委员会宫腔镜学组委员。

目前承担多项自治区级课题，国家级课题 1 项。曾获内蒙古医学会科技进步二等奖、内蒙古科技进步奖三等奖等；近 3 年发表 SCI 文章 1 篇，国家级及核心期刊文章 10 余篇，参编论著 1 部。

周敏　主任医师。现任辽宁省计划生育研究院附属医院女性科及生殖中心主任，曾任中华医学会计划生育学分会第六届、第七届常务委员，现任委员。国家辅助生殖技术管理专家库成员，辽宁省医学会计划生育学分会第七届副主任委员，辽宁省医学会生殖学分会副主任委员，辽宁省卫生技术人员高级职称评委。

参与国家级、省部级课题多项，发表专业论文数篇。1983 年毕业于中国医科大学医学系，曾在中国医科大学附属盛京医院进修 3 年，上海第二军医大学长海医院妇产科进修 1 年，致力于妇产科及计划生育临床医疗及科研工作。近 20 年从事生殖医学及宫腔镜、腹腔镜技术治疗各种不孕症的相关疾病，同时实施试管婴儿等辅助生殖技术。

骆永凤　主任医师，医学硕士，吉林省妇幼保健院生殖妇科主任。

参加工作 30 年，完成课题 12 项，其中获奖课题 6 项，在研课题 5 项，且获得国家、省级立项课题经费共 76 万元。出版国家级论文 20 余篇，第一作者 18 篇，第二作者 2 篇，担任副主编出版学术论著 1 部。于 2006 年 5 月经长春市委组织部、长春市人民政府批准为长春市第四批有突出贡献专家。

谭文华　1986 年毕业于哈尔滨医科大学医疗系，医学博士，主任医师，教授，研究生导师。现任哈尔滨医科大学第二附属医院副院长、病房主任，黑龙江省学科后备带头人。

现任中华医学会计划生育学分会委员、中国医师协会妇产科专业委员会委员、中国医师协会整合医学医师分会整合妇产科医学专业委员会委员，中国医学促进会妇产科专业委员会委员、黑龙江省医师协会妇产科学会主任委员、黑龙江省医学会妇产科学会副主任委员等 30 余项兼职。

程丽村　上海市长宁区妇幼保健院计划生育科前主任，现顾问。

从医 40 年，带领团队为妇女生殖健康努力工作，其计划生育手术数量在上海市名列前茅，连续多年获得上海市优质手术集体奖，荣获长宁区十佳巾帼文明示范岗、流产后关爱优质服务医院等称号。参加国家级和市级科研项目 7 项，曾获得上海市科技成果奖和"十一五"期间人口和计划生育优秀科技成果奖，撰写论文 10 余篇。担任中华医学会第七届、第八届计划生育学分会委员。

王海云　同济大学附属第一妇婴保健院主任医师。中华医学会计划生育学分会第六、七、八届委员会委员，中华医学科技奖第三届评审委员会委员，上海市计划生育和生殖健康学会第七届理事会理事。

从事临床工作 30 余年，发表论文 30 余篇，主持市级研究课题 3 项，1994 年获得上海市科技进步奖三等奖（第三完成人）。2009 年荣获上海市卫生系统第四届"高尚医德奖"提名奖。

王健　博士、研究员、博士生导师，上海市计划生育科学研究所副所长、国家人口和计划生育委员会计划生育药具重点实验室副主任。

主要从事胚胎植入分子机制及复发性流产等病理妊娠发生机制的研究；主持过多项国家自然科学基金面上项目，参与多项国家 973 项目和国家科技支撑计划项目；发表论文 91 篇，其中 SCI 论文 58 篇；已申请获得 19 项国家发明专利、3 项实用新型专利和 2 项国际发明专利授权。

车焱　伦敦卫生与热带医学院（London School of Hygiene & Tropical Medicine）博士及博士后。现任复旦大学生殖与发育研究院上海市计划生育科学研究所、国家卫生和计划生育委员会计划生育药具重点实验室研究员。

主要从事避孕节育、优生优育、不孕不育、母婴保健、药物临床试验等方面研究。参与国家科技支撑计划、国家自然科学基金、WHO 等科研项目 40 余项。发表论文 90 余篇，论著 3 部。国内外多个杂志编委，*Lancet*、*BMJ* 等杂志评阅人。国家自然科学基金评审专家，国家食品药品监督管理总局药品评价中心和国家卫生和计划生育委员会计划生育药具管理中心特邀评审专家。中华医学会计划生育学分会委员、生育信息学组组长。2013 年获上海市科技进步二等奖。

李晓翠　医学博士，妇产科副主任医师，硕士生导师。上海市第一妇婴保健院计划生育科副主任。目前担任中华医学会计划生育学分会委员，妇幼健康研究会生育调控学组委员，上海医学会计划生育学组副组长等职。

临床工作领域：妇科微创治疗子宫肌瘤、卵巢囊肿、子宫内膜异位症、输卵管因素致女性不孕不育等；流产后闭经和宫腔粘连等各类流产相关疾病诊治，以及剖宫产瘢痕部位妊娠等特殊部位妊娠的终止等。

科研方面：近年研究方向着重于复发性流产的机制研究。近 5 年作为课题负责人主持国家青年自然科学基金 1 项，参与国家自然科学基金项目 3 项，主持上海市级科研项目 3 项，发表研究论文数篇，其中 SCI 收录 4 篇。2016 年入选上海市杰出青年医学人才培养计划。

沈嵘　南京市妇幼保健院（南京医科大学附属妇产医院）妇产科主任医师、教授、博士生导师。现任中华医学会计划生育学分会委员、中国妇幼保健协会生育保健专业委员会常务委员、中国妇幼保健协会"产后母婴康复机构管理委员会"专家委员会副主任委员、中国妇幼保健协会盆底康复专业委员会副主任委员、中国妇幼健康研究会母胎医学专业委员会常务委员、江苏省医院协会妇幼保健院分会主任委员、南京市计划生育指导组组长。

撰写论文 50 余篇，曾获省科技进步三等奖 1 项，省卫生厅医学新技术引进一等奖、二等奖各 1 项，南京市科技进步二等奖 1 项、三等奖 2 项，江苏现代医院管理研究中心优秀课题研究一等奖 1 项。

陆品红 江苏省人民医院妇产科主任医师，副教授。

从事妇产科临床工作 23 年，负责计划生育工作 5 年。2008—2010 年参加江苏省卫生厅第八期援圭亚那医疗队，2012 年赴美国短期研修。有丰富的临床诊疗经验，熟练掌握妇科常见病的诊治，擅长对子宫内膜异位症、子宫腺肌病、多囊卵巢综合征、月经不调、不孕症、妇科良性肿瘤（子宫肌瘤、卵巢肿瘤）的治疗。熟练掌握开腹、腹腔镜、宫腔镜等技术。

许凌 主任医师，浙江省计划生育科研所所长。

从事妇产科/计划生育临床、科研和管理工作 30 年。现任中华医学会计划生育学分会委员、妇幼健康研究会更年期保健专委会常委、浙江省预防医学会更年期疾病预防和控制专委会副主任委员，浙江省医学会计划生育与生殖医学分会、浙江省医师协会妇幼保健医师分会常委等。兼任浙江省计划生育技术服务质控中心、浙江省更年期保健质控中心副主任。担任《中国计划生育学杂志》等杂志编委。

孙斐 南通大学医学院院长、南通大学生殖医学研究院院长、主任医师、教授、博士生导师。国家杰出青年基金获得者、国家 973 计划项目首席科学家、中科院"百人计划"入选者。现担任 *Molecular Human Reproduction* 编委、*Asian Journal of Andrology* 编委、《中华男科学杂志》编委、《生殖医学杂志》编委，中华医学会计划生育学分会委员，中国中西医结合学会男科、妇产科、生殖医学 3 个专业委员会常委，世界中医药联合会生殖医学专业委员会副会长，中国生理学会生殖科学专业委员会常委，中国动物学会生殖生物学分会常务理事。

主要从事男性不育的分子遗传病因学研究。工作以来，作为第一或通讯作者共发表 *Am J Hum Genet*、*Hum Mol Genet* 等 SCI 论文 50 余篇，其中 9 篇论文分别被该期刊当期杂志选作封面。2011 年荣获首届中西医结合优秀青年贡献奖，2012 年荣获安徽省青年科技奖。2015 年荣获首届妇幼健康科技成果奖一等奖（排名第二）。主持国家 973 计划项目、国家杰出青年基金、国家基金委重点项目等多项国家科技计划。

谢熙 主任医师，福建省妇幼保健院妇科主任，硕士研究生导师。

中华医学会计划生育学分会委员、遗传与优生学组副组长，中国妇幼保健协会妇科内分泌专业委员会委员，妇幼健康研究会生育调控学专业委员会常务委员，《实用妇科内分泌杂志》（电子版）编委，中国老年医学学会妇科分会委员，福建省计划生育学分会主任委员，福建省骨质疏松与骨矿盐疾病学分会常务委员，福建省妇产科学分会内镜学组副组长，内分泌学组委员，福建省显微外科学分会委员。海峡两岸医药卫生交流协会海西微无创专家委员会常务委员。

从事妇产科临床工作30多年，擅长妇科微创手术、妇科内分泌及计划生育，发表论文40余篇。

王长华 略。

姜卫国 略。

任琛琛 医学博士，教授，主任医师，博士/硕士生导师，郑州大学第三附属医院妇科主任，国家卫生和计划生育委员会郑州大学第三附属医院妇科内镜四级手术培训基地主任。

中华医学会计划生育学分会委员，中华预防医学会生殖健康分会委员，中国医师协会内镜医师分会第一届妇科内镜委员会委员，河南省妇幼保健协会妇幼微创专业委员会主任委员，河南省妇幼保健协会妇科内分泌专业委员会主任委员。发表专业论文50余篇，国家专利2项，承担省市级课题10余项。

章汉旺 教授，华中科技大学同济医学院附属同济医院生殖医学中心主任医师，博士生导师。

担任世界中医药学会联合会生殖医学会常务理事，中华医学会生殖医学分会委员，中华医学会妇产科内分泌学组委员，第二届湖北省生殖医学分会主任委员，湖北省计划生育学会副主任委员，湖北省性学会常务委员，湖北省妇产科分会委员，武汉市妇产科分会委员，武汉市外科腔镜学会委员，国家医学考试中心专家组成员，国家卫生和计划生育委员会内镜与微创医师定期考核专家委员会常委，国内外杂志编委及特约审稿人。1983年毕业于同济医科大学。

主持及参与多项国家级、省部级教学及科研课题，主编及参编多部教材，发表SCI论文40余篇，国内核心论文100余篇，获专利2项，获得多项表彰及国家级、省市级奖励。

章慧平 博士，教授，博士生导师，华中科技大学同济医学院计划生育研究所生殖免疫与流行病研究室主任，湖北省泌尿外科研究所生殖健康研究室主任。中华医学会计划生育学分会第八届委员会委员、秘书，中国性学会男性生殖医学分会第一届委员会常务委员，中华医学会男科学分会生殖内分泌学组（筹）委员，湖北省生殖健康学会常务理事，湖北省医学会计划生育分会常务、秘书，《中华男科学杂志》编委，《现代泌尿生殖肿瘤杂志》第三届编辑委员会主任助理，*International Journal of Public Health and Epidemiology*、*Neurourology and Urodynamics*、*PLOS ONE*、*Contraception*、*Journal of Reproduction & Infertility* 等杂志审稿人。主编《男性生殖道疾病与生育调节技术》。

王若平 医学硕士、儿科主任医师。1981年12月毕业于湖南医药学院。历任湖南省冷水江市人民医院儿科主任、中医院院长、湖南省计划生育研究所所长、原湖南省人口和计划生育委员会科技处处长，现任湖南省卫生和计划生育委员会妇幼健康服务处处长。"十一五""十二五"期间，曾参与多项国家和省级生殖健康、优生技术相关课题研究和管理工作。

吴伟雄 原广州市人口和计划生育科学研究所所长、主任医师（专业技术二级），广州市"市管优秀专家"，广州市劳动模范，享受国务院特殊津贴专家，暨南大学兼职教授、硕士生导师，中华医学会计划生育学分会第七、八届委员会委员，广东省医学会计划生育学分会第三届委员会副主任委员，广东省遗传学会第八届理事会常务理事，广东省泌尿生殖协会副会长。

从事生育调节临床和科研工作30余年，主持完成WHO、国家、省市重点科技项目12项。获国家、省、市科技进步奖励6项，获国家发明和实用新型专利2项，在国内外公开学术刊物上发表专业论著30余篇，参与编写专著2部。多次受到有关部门的表彰与奖励。

王良平 广东省江门市妇幼保健院副院长。专业：男科、计划生育。现任中华医学会计划生育分会委员、广东省医学会计划生育学分会副主任委员、江门市计划生育分会主任委员。

从事临床工作近30年，擅长少精子症、弱精子症、畸形精子症、无精子症等男性不育症的诊断及治疗，熟练掌握男性性功能障碍、泌尿系统感染、精索静脉曲张、输精管吻合术等男科病治疗。

近几年主持广东省科研立项4项及江门市科研立项3项，与省计划生育所合作的科研项目获得2015年度全国妇幼健康科技一等奖。《实用不孕不育诊断与治疗》专著副主编。曾获得"国家妇幼健康工作先进个人""江门市青年科技标兵"等称号。

蒋晓莉 硕士研究生，教授，主任医师，妇产科专家。广西医科大学第一附属医院计划生育病区主任，硕士研究生导师。中华医学会计划生育学分会委员，中华医学会广西妇产科学分会副主任委员。全国PAC（流产后关爱）讲师，评审专家。率领医院PAC团队积极开展PAC公益活动，2015年荣获中国妇女发展基金会授予的"PAC公益项目突出贡献奖"。2016年获PAC区域示范医院。多次参与PAC咨询员培训与评审，以及PAC优质服务医院的初审和复审工作。

专业方向：计划生育与生殖健康、妇科生殖内分泌，尤其在妇科常见手术、腹腔镜、宫腔镜及不孕症的诊断及治疗方面有丰富的临床经验。

黄元华 妇产科学教授，主任医师，医学博士，博士生导师，国务院特殊津贴专家。海南医学院副校长。主要从事生殖内分泌与辅助生殖技术。研究领域：生殖内分泌调控与胚胎着床调节，着床前胚胎发育与胚胎干细胞。

董晓静 教授。主要从事高危妊娠和生殖内分泌代谢领域相关工作。担任中华医学会计划生育学分会委员、中华医学会生殖医学分会青年委员、重庆市医学会围产医学专委会副主任委员，重庆市医学会妇产科专委会委员，重庆市医学会妇产科专委会青委会主任委员。《实用妇产科杂志》《国际妇产科学杂志》《重庆医科大学学报》等 5 家杂志编委。获国家及省部级科研课题 7 项，参加欧盟课题 2 项。发表学术论文 30 余篇，副主编及参编《图表妇产科学》等专著 10 余部。

黄薇　四川大学华西第二医院妇产科教授/主任医师，博士生导师。担任中华医学会计划生育学分会委员，中国医师协会妇产科分会委员，四川省计划生育专业委员会主任委员等，《中华妇产科杂志》等杂志编委。

从事妇产科临床、教学、科研工作多年，擅长不孕不育和生殖内分泌疾病如多囊卵巢综合征的诊治，擅长子宫内膜异位症性不孕的宫腔镜和腹腔镜手术。主持多项国家自然科学基金及省部级课题，在本专业核心期刊发表论著 100 余篇，主编和参编论著 16 部。

辛丽梅　副主任医师。长期从事避孕节育、优生优育、不孕不育临床、科研和培训工作；现任贵州省人口和计划生育科学研究技术指导所副所长，中华医学会计划生育学会分会委员和女性生育调控学组委员，贵州省计划生育学分会副主任委员，贵州省生殖与遗传学分会委员，贵州省妇产科学分会委员，贵州省人民代表大会常务委员会咨询专家，贵州省卫生和计划生育委员会妇幼健康评审专家、孕前优生项目办公室主任等。

孟昱时　教授，硕士生导师。昆明医科大学第二附属医院生殖医学科主任，云南省医师协会生殖医学分会主任委员，云南省医学会计划生育分会主任委员、遗传学分会副主任委员、生殖医学分会副主任委员，中国医师协会生殖医学分会委员，中华医学会计划生育学分会委员，国家辅助生殖技术管理专家库专家。

专业方向：生殖内分泌和辅助生殖，从事辅助生育技术 20 年，擅长不孕症和生殖内分泌疾病的诊治、试管婴儿和人工授精。

李庆业　主任医师、医学硕士。现任青海省妇幼保健院副院长、院党委成员，青海省女科技工作者协会会长，青海省妇幼保健协会副会长，青海省预防医学分会理事，国家级相关专业委员会委员等。曾荣获"青海省三八红旗手"及"红旗手标兵""全国三八红旗手"等称号。主持或参与科研课题 21 项，获得科技成果奖 13 项，获得省部级科研奖项 3 项。

邹雁　1988 年毕业于新疆石河子医学院临床医疗专业，获得学士学位。1995 年由新疆兵团农五师医院调至乌鲁木齐市兵团医院妇产科，工作至今。

1994—1995 年于武汉同济医科大学附属同济医院妇产科进修学习。2009 年在北京医院进修学习半年。2010 年晋升为主任医师。

从事临床工作近 30 年，完成妇产科各类手术 4600 余台，发表论文 6 篇，论著 2 部，课题 1 项（《宫腔细胞学在子宫内膜病变中的应用》）；2008 年 9 月成功组织举办 "女性盆底损伤及修复学习班"。

现为新疆维吾尔自治区、乌鲁木齐市及兵团医疗事故鉴定专家库成员；中华医学会计划生育学分会委员；乌鲁木齐医学会围产医学分会常委。

白昌民 主任医师，在职博士。中华医学会计划生育学分会青年委员，妇幼健康研究会生育调控专业委员，陕西抗癌协会妇科肿瘤专业委员，陕西省性学会妇女保健专业委员会副主任委员、妇科肿瘤及内分泌委员会常委。主持并参与多项科技厅研究项目，发明 "一种具有自锁功能腹腔镜子宫肌瘤剔除术用止血带" 可很好地解决手术出血问题。发表国家级核心期刊论文及 SCI 论文多篇，擅长妇科宫腔镜和腹腔镜微创手术及保留生育功能的各类手术。

常淑芳 博士，重庆医科大学附属第二医院妇产科主任医师/教授。2011 年到美国俄亥俄州立大学生物医学工程系访问 1 年。发表论文 70 余篇，主持国家自然科学基金 3 项。获得重庆市卫生和计划生育委员会中医药科技成果三等奖（排名第一），重庆市卫生和计划生育委员会科技成果一等奖（排名第二），重庆市卫生局医学科技成果二等奖（排名第五）等。

陈慧 中华医学会计划生育学分会青年委员，贵州省医学会计划生育分会副主任委员。贵州医科大学附属医院计划生育科副主任医师，副教授，硕士，硕士研究生导师。多次承担省级以上科研专项课题，并参与重大国际科研合作项目，参与《贵州省妇产科疾病的普查普治指南》等专著的编写工作，从事妇产科临床及教学工作多年至今。

陈莉 南京总医院生殖医学中心副主任，副主任医师，硕士生导师。江苏省发育生物学会生殖专委会副主任委员，南京医学会计划生育生殖健康专科分会委员。作为共同第一完成人国际上首次研发无创胚胎染色体筛查技术。目前主持国家自然科学基金资助项目 1 项，获江苏省 "六大人才高峰" 高层次人才资助和 "中华医学会临床医学科研专项资金" 支持，获江苏省新技术引进医学奖二等奖 1 次。荣立军区三等功 1 次。发表 SCI 及国家级核心论文 20 余篇。

陈志芳 新疆医科大学第一附属医院妇科主任医师，副教授，博士后，硕士研究生导师。从事妇产科工作 22 年。担任中华医学会计划生育学分会青年委员，新疆医学会妇产科分会青年委员会副主任委员。主要研究方向为妇科内分泌、妇科肿瘤及微创治疗。承担国家自然科学基金 2 项，自治区课题 4 项，厅局级 1 项，参与课题数项。发表论文 30 余篇，其中 SCI 8 篇，国家核心期刊 20 余篇。

程玲慧 安徽医科大学第一附属医院妇产科主任医师，副教授，硕士生导师。从事妇产科临床工作 20 余年。主要专业研究方向：妇科内分泌相关疾病的诊治，妇科各级腔镜手术，计划生育相关疾病诊治，子宫内膜异位症，复发性流产基础研究及临床治疗。

在妇产科核心期刊上发表专业论文 30 余篇。第一负责人承担安徽省科技厅省级重点科研攻关项目 3 项。第一负责人承担院级新技术科研项目 2 项。《中国妇幼保健杂志》《安徽医药》杂志审稿专家。国家四级腔镜培训基地教师。安徽省 PAC 公益项目专家小组成员及秘书。安徽省老年医学学会会员，中国医药卫生文化协会女性健康文化分会委员，中华医学会计划生育学分会青年委员会委员。

邓凯贤　医学博士，主任医师。中华医学会计划生育学分会青年委员、广东省医学教育协会妇产科分会常委、广东省女性生殖道整形委员会委员、广东省妇幼保健院协会下生殖道感染委员会委员、佛山市妇科中西医结合委员会常委、佛山市妇幼保健院妇科副主任。擅长计划生育疑难病症处理及妇科微创手术治疗，参加著名阴式手术专家谢庆煌教授、柳晓春教授带领的团队 12 年，在经阴道系列子宫手术方面有较扎实的理论基础和一定的临床实践经验，参与专著《经阴道系列子宫手术图谱》的编写及多项阴式手术相关课题的研究。以第一作者在中文核心期刊发表论著 18 篇，发表 SCI 论著 1 篇，主持省部级项目 1 项、广东省卫生厅课题 2 项、佛山市科技攻关项目 1 项，获佛山市科技进步奖 5 次。

丁悦虹　硕士，副主任医师。现任浙江省计划生育科研所女性研究室主任，兼任中华医学会计划生育学分会青年委员、女性生育调控学组委员；浙江省医学会生殖医学/计划生育专委会委员兼秘书，计划生育学组副组长，浙江省中西医结合学会生殖医学专委会委员，浙江省医师协会妇幼保健医师专委会委员，浙江省预防医学会更年期疾病预防与控制专委会委员，妇幼健康研究会生育调控学专委会委员。主持和参研国家级及省级课题多项，参编多部专著。

冯颖　妇产科医师、医学硕士、副主任医师。2000 年毕业于同济大学医学院，获得临床医学学士学位，之后在首都医科大学获得妇产科硕士学位。在北京妇产医院工作 17 年，2013 年晋升为副主任医师，2017 年 8 月加入北京和睦家医院妇产科，工作至今。熟练掌握妇产科多发疾病的诊治，尤其对高危妊娠的管理及处置具有丰富的经验，对病理性妊娠、不孕症、复发性流产都有所专长。2012 年在英国伦敦切尔西及西敏医院接受培训半年。在国内外医学期刊发表论文 10 余篇。担任中华医学会计划生育学分会青年委员，同时也是核心期刊《医学创新杂志》的编委。

郭瑞霞　主任医师，教授，医学博士，博士生导师。郑州大学第一附属医院妇产医学部主任，妇科主任，首届中国最美女医师，教育部新世纪优秀人才。擅长腹腔镜、宫腔镜、机器人等微创手术诊治妇科疾病，特别是妇科肿瘤。河南省医学会妇科肿瘤分会候任主任委员，中华医学会妇科肿瘤分会委员，中华医学会计划生育学分会青年委员，中国医师协会妇产科分会委员，《中国妇产科临床杂志》《现代妇产科进展》编委。发表论文 80 余篇，主持国家自然科学基金项目等课题。

胡宗琼 副主任医师，现任四川省绵阳市妇幼保健院妇产科主任，全国计划生育专业委员会青年委员，四川省计划生育专业委员会青年委员，四川省预防医学会妇科肿瘤预防与控制分会委员，四川省预防医学会专业委员会出生缺陷预防与控制分会委员，绵阳市医学会妇产科专业委员会委员，绵阳市医学会妇产科专业委员会委员。

从事临床和教学工作 20 余年，临床专长为产科急危重症处理。组织开展 PAC 协研工作；协助组织国家人口和计划生育委员会科学技术研究所开展手动负压吸引人工流产术（MVA）应用研究；组织开展欧盟第七框架（INPAC）中国流产后计划生育综合干预项目"将人工流产后计划生育服务与中国现有的医院内人工流产医疗服务相结合"协研工作。

江静 河北医科大学第二医院主任医师，硕士生导师，北京大学医学博士。现任中华医学会计划生育学分会第八届委员会青年委员，中国优生科学协会阴道镜和宫颈病理学分会（CSCCP）第一届委员会委员，中国研究型医院学会妇产科学专业委员会第一届委员，河北省医学会计划生育与优生学分会第二届委员会候任主任委员，《中国妇产科临床杂志》中青年审稿专家。承担国家自然科学基金项目 1 项，发表专业论著 30 余篇，主编、参编（译）妇产科专著 5 部，获省部级科技进步奖 3 项。

金丽 博士，副主任医师。上海交通大学医学院附属国际和平妇幼保健院辅助生殖科副主任兼临床负责人。上海医学会生殖医学分会委员兼委员会秘书，妇幼健康研究会生殖内分泌学专业委员会委员，中国医药教育协会生殖内分泌专业委员会委员，中国医疗保健国际交流促进会生殖内分泌专业委员会委员，中华医学会计划生育学分会青年委员，中国医师协会生殖医学专业委员会青年委员。熟悉内分泌临床、生殖调控和生殖健康。主持及作为主要骨干参与国家自然科学基金项目及省部级科研基金多项，作为学术骨干参与 2016 年国家重大研发专项。在国内外重要期刊发表论文多篇。获得 2015 年妇幼健康科学技术奖科技成果一等奖。

金影 首都医科大学附属北京友谊医院妇产生殖中心副主任医师，医学硕士学位，2000 年毕业于首都医科大学临床医学系。主要从事计划生育、不孕不育、优生优育、围产保健及妇科良恶性肿瘤的诊断和治疗。现任中华医学会计划生育学分会青年委员，北京医学会肿瘤学分会青年委员。发表中英文专业论文 20 余篇，参与多项科研课题的研究。

柯妍 新疆维吾尔自治区妇幼保健院妇二科主任，主任医师，毕业于广州南方医科大学，博士学位。从事妇产科临床、教学和科研工作 18 年，目前主攻妇科微创及数字医学技术。主持新疆维吾尔自治区科学基金面上项目 1 项，自治区青年基金 1 项，市科技局基金项目 2 项，发表相关中文核心论文 10 篇。

学术兼职：中华医学会计划生育学分会青年委员，全国生殖外科与输卵管学组常委，中国妇幼保健协会微创分会常委，新疆妇产科学会青年委员会副主任委员，自治区及乌鲁木齐市专家库成员。

　　李红钢　博士，教授，硕士/博士研究生导师。现为华中科技大学同济医学院计划生育研究所副所长；中华医学会计划生育学分会青年委员会常务副主任委员，中国医师协会男科医师分会委员，湖北省性学会、生殖健康学会常务理事，湖北省男科学会委员；《中华男科学杂志》及《生殖医学杂志》等杂志编委。主要从事男性不育和避孕研究及临床工作，相关研究共发表 SCI 论文（第一或通讯作者）26篇，发明专利 1 项。

　　李慧敏　甘肃省妇幼保健院生殖内分泌科副主任，副主任医师，妇产科硕士。中国妇幼保健协会妇科内分泌专家委员会青年学组青年委员，中华医学会计划生育学分会第八届委员会青年委员。2001 年毕业于兰州大学医学院。2010—2011 年在北京协和医院妇科内分泌专业组进修；2012 年赴意大利锡耶纳综合医院妇产科访问学习 3 个月；2013 年赴新加坡国际管理学院学习医疗管理 1 周。擅长普通妇科、各类妇科内分泌疾病的诊治及妇科各类宫腔镜、腹腔镜手术，尤其擅长女性不育、功能失调性子宫出血、反复自然流产、青春期发育异常及围绝经期疾病的规范化诊治。主持及参与科研课题 3 项，在研课题 2 项，发表论文 6 篇。

　　李建华　医学硕士，福建医科大学附属第一医院产科副主任医师。于 2011 年 11 月至 2012 年 9月在香港中文大学威尔斯亲王医院产前诊断中心进修。现任中华医学会第八届计划生育学分会青年委员，第五届福建省医学会计划生育青年委员会副主任委员。在核心期刊上发表多篇论文。学科专长：高危产科、产前诊断及遗传咨询。

　　李立峰　副主任医师，现任浙江省台州市第一人民医院妇科病区主任、生殖中心副主任。中华医学会计划生育学分会青年委员，中国医师协会妇科内分泌培训委员会青年委员，中国妇幼保健协会妇科内分泌与肿瘤学会青年委员，浙江省医学会妇产科学分会妇科内分泌学组委员，浙江省预防医学会更年期疾病预防与控制专业委员会常务委员，浙江省生殖微创技术指导中心专家组委员，浙江省计划生育与生殖医学分会临床学组委员，浙江省中西医结合学会妇产科学分会青年委员，浙江省中西医结合学会生殖医学分会青年委员，台州市医学会计划生育与生殖医学分会副主任委员。曾于北京协和医院、浙江大学附属妇产科医院进修学习妇科内分泌，台湾马偕纪念医院学习医院管理。擅长妇科腔镜手术及妇科内分泌疾病的诊治。

　　林娜　医学硕士，福建省妇幼保健院产前诊断中心副主任医师。福建省产前诊断技术专家组成员，中华医学会计划生育学分会青年委员会委员，中国医师协会医学遗传医师分会青年委员，海峡两岸医药卫生交流协会遗传与生殖专委会青年委员。主要从事临床遗传咨询、产前诊断、优生优育等工作。参与福建省科技厅重大专项、福建省科技厅重点项目等课题的研究，获福建省科学技术奖二等奖 1 项，福建医学科技奖二等奖 1 项。

刘巍　副主任医师，副教授，医学硕士。现任哈尔滨医科大学附属第二医院妇产科二病房副主任，担任中华医学会计划生育学分会青年委员，中华预防医学会生殖健康分会肿瘤化疗和生物治疗学组委员，黑龙江省医师协会妇产科学会委员，黑龙江省医师协会加速康复外科委员会委员，黑龙江省骨质疏松委员会委员。

刘伟信　四川省妇幼保健院，副院长，博士后，研究员。四川省卫生计生领军人才，四川省有突出贡献的优秀专家，四川省卫生和计划生育委员会学术技术带头人，四川省青年科技奖获得者，四川省医学会计划生育专业委员会候任主任委员，生殖医学专委会副主任委员，国家辅助生殖技术管理专家库成员，中华医学会计划生育学分会青年委员会委员。主持国家自然科学基金及省部级科研项目10余项，获省部级科技进步奖4项，发表学术论文56篇，SCI收录8篇。长期从事生殖医学、计划生育相关专业的临床、教学和科研工作。

毛增辉　主任医师。现任湖南省计划生育研究所生殖医学中心主任，中华医学会计划生育学分会青年委员，中国医师协会遗传医师分会妇幼保健专业委员，湖南省医学会生殖医学专业委员会常务委员，湖南省医学会计划生育学专业委员会委员，湖南省妇幼保健协会计划生育与生殖健康专业分会委员，湖南省女医师协会宫颈癌防治专业委员会委员。

从事生殖医学专业17年，擅长不孕不育、反复自然流产、生殖内分泌疑难杂症的诊治和辅助生殖技术的开展，主持省部级课题4项，发表SCI及核心期刊论文10余篇，编著或译著3部。

莫小亮　博士，广西医科大学第一附属医院妇产科副主任医师。现任中华医学会计划生育学分会青年委员，《安徽医药》杂志审稿专家。专长：不孕症和生殖内分泌疾病诊治，擅长计划生育手术操作，妇科疾病的腹腔镜、宫腔镜等手术。主要从事女性计划生育临床研究、生育调控、妇科内分泌、流产及相关并发症、各种避孕方法的实验室及临床研究，承担多项国家级、省级科研课题研究，在国内核心期刊以第一作者发表论文13篇，SCI收录论文2篇。

彭萍　北京协和医院妇产科副教授，中华医学会计划生育学分会青年委员会副主任委员，中华医学会计划生育学分会生育调控学组秘书兼委员，妇幼健康协会生育调控学专业委员会副主任委员，北京医学会计划生育学分会委员，《中国计划生育和妇产科》杂志编委。1994年获北京医科大学临床医学学士学位。2003年获北京协和医院妇产科学博士学位。在核心期刊发表论文30余篇，SCI论文8篇。参与多项国家级科研项目。擅长子宫瘢痕妊娠、胎盘植入、子宫肌瘤等的诊治。

朴曙花　主任医师，医学硕士，中华医学会计划生育学分会青年委员，辽宁省中西医结合学会妇产科分会委员。擅长妇科内分泌疾病及宫颈疾病的诊断及治疗，精通阴道镜检查技术及子宫颈电热圈环切术（LEEP）。擅长宫腔镜及腹腔镜微创手术，尤其是不孕症的宫腔镜和腹腔手术。曾参加妇科四级腔镜基地培训，并于北京协和医院妇产科进修学习1年，在北京大学第一医院进行阴道镜诊断技术的系统培训。参与欧盟第七框架国际合作研究"将人工流产后计划生育与中国现有的医院内人工流产医疗服务相结合"项目。发表学术论文10余篇，SCI论文1篇。

钱金凤　复旦大学附属妇产科医院副主任医师，中华医学会计划生育学分会青年委员，上海医学会妇产科分会计划生育学组秘书，上海预防医学会妇幼保健专委会委员。获得荣誉：上海市五一劳动奖章、上海市青年岗位能手、上海市妇幼健康技能竞赛（计划生育技术服务项目）一等奖、复旦大学"三八"红旗手等。

钱志大　副主任医师，医学博士，浙江省五一劳动奖章获得者。从事医疗、教学、科研工作15年。现任浙江大学医学院附属妇产科医院计划生育科副主任，中华医学会计划生育学分会青年委员，浙江省医学会计划生育与生殖医学分会青年委员、计划生育学组组员兼秘书，浙江省计划生育技术服务质量控制中心委员兼秘书。曾赴美国迈阿密大学米勒医学院进修。主持课题多项，发表SCI论文10余篇。曾获全国妇幼健康技能竞赛一等奖。

沈洁　就职于北京妇产医院北京妇幼保健院。现任中华医学会计划生育学分会青年委员，北京医学会计划生育专科分会常委。一直致力于北京市计划生育技术服务的管理工作。主要负责技术服务质量的管理、检查评估、技术指导及各级各类人员培训工作、信息收集统计分析工作。主持修编充实了《北京市计划生育技术服务工作规范》。独立牵头完成了北京市计划生育医疗文书系列的修订工作。制定了北京市计划生育技术服务督导方案及标准，完善了数据收集系统。

石琨　主任医师，教授。1995年毕业于哈尔滨医科大学，2005年获日本滋贺医科大学医学博士，曾就职于哈尔滨医科大学附属肿瘤医院、哈尔滨医科大学附属第二医院，博士研究生导师。现任广州市妇女儿童医疗中心妇产科部副主任，妇科学术带头人。擅长妇科恶性肿瘤的手术和化疗、宫腔镜和腹腔镜微创技术、妇科疑难杂症的处理及妊娠相关疾病的诊治。荣获第二届"羊城好医生"称号。主持参与多项国家级和省级科研项目，发表论文30余篇。担任广东省妇幼保健协会妇科专业委员会副主任委员等多项学术任职。

孙平　副主任医师，博士研究生。1994年考入山东医科大学临床医学系，2004年获得妇产科博士学位，毕业后进入山东大学齐鲁医院妇产科工作至今。现任中华医学会计划生育学分会青年委员会委员，山东省医学会妇产科分会青年委员会委员，山东省医学会遗传与优生学分会委员，山东省卫生和计划生育委员会产前诊断专家组成员。《现代妇产科进展》常务编辑。研究方向为围生期保健、产前诊断、遗传咨询、遗传病的细胞遗传学和分子遗传学检测。

王仙萍 硕士，副主任医师。中华医学会计划生育学分会第八届委员会青年委员，中国性学会女性生殖医学分会委员，全国卫生产业企业管理协会妇幼健康产业分会生殖外科与输卵管学组委员，山西省性学会第三届辅助生殖专业委员会常委，山西省卫生厅第八批学科带头人。参与发表 SCI 论文 2 篇，完成国家级课题 1 项，参与省级和院级课题数项，发表国家级和省级论文近 10 篇。多年从事生殖外科和辅助生殖工作。

王滟 四川省人民医院妇产科副主任医师，教学副主任。1996 年华西医科大学临床医学院本科毕业，2002 年华西医科大学妇产科生殖内分泌专业硕士研究生毕业。专业方向为计划生育、妇科内分泌。2017 年于德国马哥德堡医学院进修学习生殖内分泌专业。现任中华医学会计划生育学分会青年委员，四川省医学会妇产科专委会常委，四川省性学专业学组常委，中国妇幼保健协会妇科内分泌专业委员会妇幼健康指导学组委员。

王玉 中国医科大学附属盛京医院副教授，副主任医师。临床专业为宫腔镜及计划生育。中华医学会计划生育学分会青年委员，中华医学会计划生育学分会生殖保健学组组员兼秘书，全国卫生产业企业管理协会妇幼健康产业分会女性生育力保护学组委员，中国妇幼保健协会妇科微创分会宫腔镜学组全国青年委员，辽宁省医学会微创妇科分会计划生育学组委员兼秘书，辽宁省中西医结合学会生殖与内分泌分会委员。

魏占荣 副主任医师，天津东丽区计划生育服务站站长。中华医学会计划生育学分会青年委员，天津市医学会计划生育分会委员，天津市性科学协会理事。天津市东丽区计划生育专业学科带头人，从事妇女生殖健康保健及计划生育工作 20 余年。在核心期刊、专业期刊发表论文近 20 篇。

相文佩 医学博士，教授，博士生导师。华中科技大学同济医学院计划生育研究所生殖药理与生殖内分泌研究室主任。2005 年毕业于华中科技大学同济医学院，获得妇产科学博士学位，2011—2013 年在美国匹兹堡大学医学中心做访问学者。中华医学会生殖医学分会青年委员，中华医学会计划生育学分会青年委员，湖北省医学会生殖医学分会常务委员。

致力于卵子发生、女性生育力保存、卵巢衰老及干细胞研究。主持国家自然科学基金项目 2 项，参与国家"十二五"、重点研发等项目研究。在国内外学术期刊发表论著 40 余篇，主编和参编多部专著。

杨丽华 博士后，教授。昆明医科大学第二附属医院妇产科教研室主任，住院医师规范化培训基地主任、妇科副主任，云南省医学学科带头人，硕士生导师。中华医学会计划生育学分会、妇科肿瘤学分会青年委员，云南省医学会妇产科分会、女医师协会妇科内镜学会副主任委员，云南省女医师协会妇科内分泌及女性盆底学主任委员。

专业方向为妇科内分泌、妇科肿瘤，擅长妇科恶性肿瘤、复杂妇科内分泌疾病的综合治疗，熟练开展妇科各类良、恶性肿瘤手术。

杨秀丽　2001年毕业于中国医科大学，获得临床医学学士学位；2006年毕业于北京大学医学部，获得妇产科临床医学博士学位。自2006年至今于北京大学第一医院妇产科工作。目前从事生殖内分泌及辅助生育技术相关工作，擅长不孕症及复发性流产患者的诊治。发表论文10余篇，参编专著及译著4部。现任中华医学会计划生育学分会青年委员，北京医学会内镜学分会青年委员，中国性学会女性生殖医学分会委员等职务。

姚晓英　复旦大学附属妇产科医院计划生育科主任，主任医师，医学博士。副教授，硕士生导师。2010年9月至2012年4月在美国华盛顿大学从事博士后研究。以第一作者或通讯作者在中文及SCI期刊杂志上发表专业论文20余篇，参加多部妇产科专著的编写。先后承担上海市卫生和计划生育委员会课题、国家自然科学基金项目2项、国家"863"科研项目资助1项。获得1项实用新型发明专利。承担临床大课教学，并指导多名研究生。

袁冬　现为天津市河东区妇产科医院院长、副书记，副主任医师。兼任中华医学会计划生育学分会青年委员会副主任委员，天津市性科学协会常务理事。

毕业于天津医科大学，研究生就读于天津医科大学总医院，专业为辅助生殖方向。从事妇产科工作近20年，具有丰富的临床经验，在核心期刊、国家级期刊发表论文数十篇。

张洪炜　主任医师，银川市妇幼保健院妇科副主任。中国妇幼保健协会妇科肿瘤防治专业委员会全国委员，中华医学会计划生育学分会第八届全国青年委员，宁夏医学会计划生育分会副主任委员，宁夏医师协会妇产科分会委员。从事妇产科临床工作22年，在核心期刊发表论文13篇，主持完成宁夏卫生厅科研课题1项，参与省、市级科研课题6项。获"银川市青年岗位能手"称号。擅长治疗妇科肿瘤、子宫盆底疾病。

张洪洋　副主任医师。现任吉林大学第一医院生殖中心/产前诊断中心副主任，超声室负责人。中华医学会计划生育学分会青年委员会委员，中华医学会生殖医学分会青年委员会委员，中国超声医学工程学会生殖健康与优生优育专委会委员，吉林省产前机构评审专家。主要从事妇产科超声和产前诊断超声工作。特别擅长胎儿先天性心脏病及胎儿各种复杂畸形的超声诊断，尤其对于胎儿心脏超声检查更是具有独到的见解，熟练掌握各种产科常见病的超声诊查和胎儿畸形筛查，精通生殖妇科、生殖男科超声诊断工作。

张丽颖 哈尔滨医科大学附属第二医院妇产科主任医师，博士，博士后，硕士研究生导师。中华医学会计划生育学分会青年委员。从事临床工作10余年，自2010年以来，开始重点从事计划生育工作，熟练掌握计划生育疑难手术操作，在黑龙江省率先开展依托孕烯皮下埋植技术。主持课题9项，其中国家自然科学基金1项，省自然科学基金2项，省博士后基金2项，教育厅课题1项，厅级课题1项，院级课题2项。发表第一作者及责任作者文章13篇（SCI收录5篇）。

张庆 教授，医学硕士，在读博士，主任医师，郑州大学第二附属医院产科主任。河南医学会遗传分会委员，中华医学会河南省围产医学分会常务委员，河南省母婴保健协会副主任委员，河南省免疫学会生殖免疫分会委员，河南省妇幼保健协会高危妊娠专业委员会副主任委员，河南省医疗事故鉴定专家库成员。2011年10月至2012年2月赴中南大学家辉遗传医院国家遗传重点实验室研修，2012年3月至6月赴德国拜仁州医院交流学习妇产科临床诊治新技术。多次获郑州大学优秀临床教师称号，获河南省优秀科技成果奖1项。长期从事妇产科临床、教学、科研工作，具有较强的临床诊疗能力，手术技能熟练。擅长临床遗传咨询、危重产科及母胎医学。发表SCI论文2篇，核心期刊论文10余篇。

张欣宗 副主任医师，医学博士，国家人类辅助生殖技术评审专家。广东省计划生育专科医院男性科负责人兼广东省人类精子库主任，国家人类精子库技术培训基地负责人，国家卫生和计划生育委员会男性生殖与遗传重点实验室副主任，中华医学会生殖医学分会精子库管理学组秘书，中华医学会计划生育学分会青年委员及男性生育调控学组秘书，中国性学会妇幼健康男科分会副主任委员及男性生殖医学分会常委，中国医师协会男科学分会委员，海峡两岸医药卫生交流协会遗传与生殖委员会委员，《中华男科学杂志》编委及审稿专家。多年来，一直从事人类精子库技术及男性不育症诊治的临床及研究工作。参与及主持多项国家级和省级科研课题，以第一作者发表论文20余篇，其中SCI文章2篇。《人类精子学》（人民卫生出版社）副主编，并参与编写《精子能量代谢学》《男性疾病的防治》及《男科病》等多部著作。

张艳萍 医学博士，副主任医师。现就职于山东省妇幼保健院，主要从事细胞遗传及相关分子生物学等临床医学遗传学领域的技术服务及相关工作。在科研工作方面，承担山东省自然科学基金及山东省卫生和计划生育委员会课题各1项；参与获得2013年度山东省科技进步奖三等奖及2015年度国家卫生和计划生育委员会妇幼健康自然科学三等奖各1项；以第一发明人获得国家发明专利1项，参与完成国家发明专利1项。

张毅 硕士，海南医学院第一附属医院生殖科副主任医师。从事妇产科工作20余年，2007年开始专注辅助生殖技术领域，现为该科的临床负责人。2012年赴美国得州心脏病研究所研修学习1年。担任中华医学会计划生育学分会青年委员会委员，中国医师协会生殖医学分会青年委员会委员，海南医学会计划生育分会常委兼秘书。主持和参与国家及省级课题多项，发表论文 10 余篇，SCI 文章 5 篇。

周小斐　医学硕士，副主任医师。上海交通大学医学院附属仁济医院南院计划生育门诊负责人，中华医学会计划生育学分会青年委员，宫腔观察吸引手术系统专家组成员。从事妇产科医疗工作 20 年，计划生育工作 7 年；擅长计划生育高危手术、剖宫产瘢痕妊娠的诊断和治疗、妇科计划生育的疑难杂症的诊治。多次负责参与国际和国内的科研项目，负责多项临床药理实验，发表多篇核心期刊论文。

朱元方　医学博士，主任医师，博士生导师，暨南大学医学院附属深圳宝安妇幼保健院副院长、妇产科主任。中华医学会计划生育学分会青年委员会副主任委员，中国优生科学协会妇儿分会常委，中华医学会妇科肿瘤学分会青年委员，中国妇幼保健协会青年工作委员会常委，广东省妇幼保健协会高危妊娠专委会副主任委员，广东省临床学会胎儿医学专委会副主任委员。主持 2 项国家自然科学基金课题，参研 2 项，主持广东省自然科学基金课题 3 项，发表 SCI 7 篇，为多本国际和国内杂志审稿专家。

第三节　国际科研合作项目及部分生殖健康公益活动

一、欧盟第七框架 INPAC 项目实施及其成果简介

自 20 世纪 90 年代以后，我国每年人工流产数量高达 600 万～1400 万，重复流产比例高达 50%以上，给我国妇女的生殖和心理健康带来严重伤害，甚至导致不孕不育，人工流产已经成为我国严重的公共卫生问题。

2009 年，中华医学会计划生育学分会与比利时根特大学国际生殖健康中心合作，共同向欧盟申请第七框架项目，在我国医疗服务机构中开展人工流产后计划生育服务（post abortion family plan，PAFP）干预及政策转化研究（简称 INPAC 项目），以提高流产后高效避孕措施的使用率，降低非意愿妊娠和重复流产率，并通过干预对照试验评价综合干预措施对实现上述目标的有效性。期间，丹麦奥胡思大学、英国利物浦热带医学院、国家卫生和计划生育委员会科学技术研究所、复旦大学和四川大学先后加入了申请者队伍。2011 年该申请终获成功，并于 2012 年 8 月开始实施。

INPAC 项目采用多种研究方法。例如，工作包 2 "中国现有计划生育及流产后计划生育服务政策和实施状况分析"采用文献综述法；工作包 3 "人工流产服务现状调查"在全国 30 个省（自治区、直辖市）298 家人工流产技术服务机构开展了定量调查，在 3 个不同经济发展水平的省市开展了定性调查，包括小组访谈和个人深入访谈；工作包 5 "干预效果评价"在全国 30 个省市随机抽取了 90 家医院，采用整群随机对照临床试验的研究方法，评价干预措施对降低非意愿妊娠和重复流产率的效果；工作包 7

"政策转化"采用文献法、定性访谈和定量调查方法，提出将项目研究成果向政策转化的建议。

针对我国人工流产相关法律、法规和政策的系统综述发现，我国计划生育和人工流产相关法律、法规和政策对未婚和流动人口的计划生育服务，包括流产后计划生育服务尚存在一定的局限性。另一方面，计划生育服务的内容相对有限，不能满足所有育龄群众的需求。流动女性和未婚青少年是流产后计划生育服务的弱势人群，她们通常不是避孕宣教和避孕药具发放的目标人群。

对人工流产服务定性和定量调查发现，我国流产妇女呈现出年轻、未婚和未育比例增大，流动人口比例较高、流产间隔时间短、超半数为重复流产等特点。在获取计划生育服务方面，流动人口比当地居民存在更大困难，流动人口常不知道有获取免费服务的权利。

服务机构提供给服务对象可供选择的现代避孕方法相对有限，适合年轻、未婚和未育的人群使用的避孕方法缺陷尤为突出。服务提供者对流产后计划生育服务意识不足。

服务提供者对开展 PAFP 服务态度积极，但普遍反映存在工作量大、没时间、缺乏宣传和咨询场所、缺乏宣教资料等客观困难，以及对 PAFP 相关知识，特别是技术服务指南了解不够等问题。同时，服务提供者认为，PAFP 服务关键影响因素是政策支持力度、资源（人力和财力）供应、质量控制及管理者的重视程度。

定量调查收集了 79 174 名流产妇女相关数据，其中，65.7%妇女有过 1 次或以上流产史，有 2 次和 3 次以上流产史妇女比例分别为 29.6%和 10.4%。流产妇女中近 1/3 未婚。流产原因中 37.3%为未避孕，38.4%为男用避孕套失败，安全期失败占 8.2%，口服避孕药失败占 5.7%，紧急避孕失败占 5.5%，宫内节育器（intrauterine device，IUD）失败占 4.5%，体外排精失败占 4.2%。

为此，INPAC 项目组针对性地设计了综合干预措施，在全国 30 个省区市 90 家机构开展随机对照干预试验。结果表明，干预后 6 个月，干预组的现代避孕药具使用率达到 80%以上，对照组只有 75.8%；干预组非意愿妊娠率为 1.2%，对照组达 3.2%；干预组重复流产率仅 0.8%~0.9%，对照组为 1.6%。可见 INPAC 项目流产后计划生育综合干预措施能有效降低流产后 6 个月内的非意愿妊娠率和重复流产率。

此外，项目还锻炼了一大批技术服务人员，直接参与 INPAC 项目的服务提供者近千人，受益人工流产妇女达 10 万。

项目实施结果和工作经验表明，要稳定和扩大干预效果，需要进一步开展以下工作。

（1）在国家层面为流产后计划生育服务提供政策支持。

（2）要努力改善医疗服务机构流产后计划生育服务的管理机制。

（3）要加强人工流产服务提供者的能力建设，尤其是流产后计划生育服务咨询技巧，规范咨询内容。

（4）免费避孕药具要进入人工流产服务机构，并确保有多种避孕药具可供选择。要重视长效避孕药具的宣传和使用。

（5）在医护人员工作已满负荷或超负荷的情况下，服务机构应注意分类指导和对重点人群的关注，如年轻、未婚、首次妊娠、未育且多次人工流产的妇女。

（6）建议将流产后计划生育服务咨询经费纳入计划生育工作专项经费，或制定咨询费用标准，向患者收取适当的咨询服务费。

（7）未婚青少年人工流产的预防：要重视青少年家长教育的作用，重视男性参与流产后计划生育服务，加强男性参与的宣传教育工作。

二、PAC 公益项目 5 周年

中国妇女是建设中国特色社会主义的重要力量，保障妇女的身心健康，关系到优生优育工作的贯彻落实，关系到中华民族素质的提高，关系到妇女在我国四个现代化建设中发挥更大的作用。中国妇女发展基金会是专门以女性为主要服务对象的国家 5A 级公益慈善组织，隶属于全国妇联。自 1988 年成立以来，一直坚持团结教育广大妇女，贯彻党的基本路线，在建设富强、民主、文明的社会主义现代化国家中发挥积极作用，坚持维护妇女的合法权益，推进妇女解放事业的工作方针，以公益项目为平台，凝聚社会资源，为提高中国女性健康水平和生活质量提供支持。我们在社会各界的大力支持下，已经形成了妇女健康类的公益品牌项目群，例如"母亲微笑行动""母亲健康快车"等项目，为切实解决妇女群众生产生活困难、改善和提高妇女健康水平、促进社会和谐发展发挥了重要作用，赢得了广泛的社会声誉。

然而，在促进女性健康事业建设的发展进程中仍有许多问题有待解决。现阶段，我国人工流产现象严重，重复流产率高，这是影响我国女性生殖健康的较为突出问题。尤其人工流产呈现 "常态化""年轻化"等特征，给女性身心健康及远期生育能力造成严重损害。为此，中国妇女发展基金会于 2011 年9 月，同中华医学会计划生育学分会、国家卫生和计划生育委员会科研所、人民网等多家单位共同发起了"关爱至伊·流产后关爱公益项目"，并与爱心企业共同设立了"伊爱基金"作为资金支持，支持全国医疗机构开展规范化流产后优质服务，以期在全国范围内的医疗机构中建立一批 PAC 优质服务示范门诊，通过高质量、标准化的流产后服务，为流产后女性提供专业的避孕宣教和咨询服务，促进流产后高效避孕措施的落实，进而使其远离重复流产伤害，保护女性的生育能力。

PAC 公益项目实施 5 年来，以中华医学会计划生育学分会的专家组成的专业指导委员会为学术骨干力量，在社会各方特别是各省妇联、计划生育专业学术组织和科研机构、医疗机构、社会媒体，以及爱心企业的共同支持下，取得了较大成绩，主要表现在以下几个方面。

（一）PAC 项目覆盖范围和受益人群持续扩大

截至 2016 年底，PAC 项目医院从 2011 年的 2 家扩大到全国 30 个省（自治区、直辖市）的 200 多个地级市，共 600 余家医院，5 年累计受益超过 600 万女性。

（二）针对人工流产低龄化趋势，项目加大避孕知识普及力度，将避孕教育延伸至全国高校

在前期扩大覆盖范围的工作基础上，项目在示范医院建立完善的人工流产服务流程。训练有素的专业咨询员从术前宣传落实高效的避孕措施，到术后进行贴心的随访教育，逐步将暖心关爱与避孕知识普及到广大育龄女性，从源头上入手，避免重复流产造成的严重伤害。目前，项目还在持续发展壮大，不

断将 PAC 优质咨询服务的范围加以延伸与扩大，覆盖至更多育龄女性群体。2016 年开始项目尝试针对人工流产日益严重的低龄化趋势，邀请社会知名人士在大学校园开展一系列生殖健康教育讲座，从补救向预防扩展，同时邀请多家媒体，加大避孕知识的社会宣传力度，让年轻人提高避孕意识，学会自我保护，避免人工流产给她们未来的生殖健康带来严重且不可逆、不可弥补的损害。

针对 PAC 公益项目的开展与成果，2012 年 8 月，国际上专门进行了"将人工流产后计划生育服务整合纳入中国医院内现有的人工流产体系（INPAC）"调研。该调研对中国 30 个省（自治区、直辖市）300家各级各类医疗机构人工流产现状进行了调查分析。结果表明：术后即时落实高效避孕措施，国内重复流产率明显降低，不仅节省了不必要的医疗成本，更能使有限的医疗资源发挥更大价值，运用到更广泛育龄群体的生殖健康问题上。这一调研充分印证了在全国推行 PAC 公益项目的社会价值与重要意义。

（三）PAC 示范医院服务水平日益提升，全国 PAC 优质服务示范医院稳步扩增至 254 家

除了深化育龄女性的避孕节育教育，同时，深入推进现有 PAC 医院的规范化建设是我们 2016 年工作的重要落脚点。在中华医学会计划生育学分会权威专家组的专业评审指导下，2016 年共有 62 家医院达到 PAC 规范化优质服务标准，获得了由中国妇女发展基金会和中华医学会计划生育学分会联合颁发的"PAC优质服务医院"称号，使全国获得该称号的医疗机构由 192 家稳步增至 254 家。这些医院的硬件设施和服务水平获得改善，有了良好的软件条件和硬件水平作基础，流产后关爱公益项目能更好地服务于广大女性。

（四）全国 PAC 专业咨询员队伍迅速扩增

咨询员的专业水平和服务水平是落实 PAC 关爱服务的关键环节。作为推动规范化服务的重要配套举措，截至 2016 年，项目依托中华医学会计划生育学分会和国家卫生和计划生育委员会科学技术研究所的专业力量，向 4000 余人次医护人员开展了 PAC 规范化咨询员培训，同时授予 2700 余人初级咨询员证书，授予 800 余人高级咨询员证书及 184 名专业咨询员讲师。此外，项目已连续成功举办 4 届 PAC咨询员知识与技能系列大赛，参与咨询员人数、参与积极性和参赛者整体水平逐年提高，不但锻炼选拔出一批优秀咨询员，也为咨询员们提供了一个互相学习、交流提高的平台。项目在常规系列培训和比赛的基础上，通过线上学习和微信交流等更为灵活、丰富的方式进一步促进了咨询员培养。

5 年来，项目取得如此瞩目的成果离不开每一位 PAC 工作人员的辛勤付出。为此，项目特别举办 5周年感动人物评选活动。获奖者中有的自 PAC 成立之初默默耕耘至今；有的在服务他人的过程中同样治愈了自身因流产导致的不孕疾病，并喜获了健康的宝宝；更有工作者在父亲病危关头仍在一线战斗。正因他们的无私奉献，视女性健康事业为己任，才使得 PAC 的成绩熠熠生辉。

（五）建立电子咨询随访系统，进一步落实对术后女性的避孕教育与身心关爱

人工流产不仅会造成出血、炎症、子宫腔粘连、不孕不育等后遗症的伤害，更会给患者带来精神上的阴影，尤其是未婚女性，将对其结婚和生育带来极大的隐患。尤其很多女性，把人工流产当作常规避孕方法，因工作压力等原因术后得不到及时、有效的休养和恢复，很容易造成终生遗憾。对此，为了加

强对术后女性的身心关爱和避孕教育，避免因避孕意识淡薄造成重复流产的再次伤害，项目开展了 PAC 咨询随访记录和规范化的统计工作，同时还研发了电子咨询随访系统，现已进入免费试用阶段，以此来夯实前期避孕教育的基础，进一步促进高效避孕观念的建立、落实和坚持使用。从项目成果来看，重复流产率逐步得到控制和降低。

（六）加强与地方行政力量和社会组织的合作，建立专家团队，使 PAC 优质服务得以深入推进

中国妇女发展基金会每年定期组织各省妇联通过医院参观和座谈等形式，对 PAC 工作理念和经验进行交流。在各省级妇联和卫生行政部门的积极参与下，2016 年全国有湖南、天津、四川、浙江、海南等省（自治区、直辖市）进行专业 PAC 咨询员培训和 PAC 优质服务示范医院的挂牌仪式。同时，由省级妇联或省级计划生育学分会牵头，利用本区域内现有计划生育学分会的专家力量和政策推进优势，成立了省级 PAC 专家指导委员会。通过下发红头文件、组织推进交流会、组织专家实地考察等形式，有效促进了区域内 PAC 工作的广泛参与和规范化建设；部分省份还首次由区域专家委员会承担 PAC 评审工作。

此外，区域 PAC 专家力量不断壮大，在中华医学会计划生育学分会权威专家的积极带动下，项目实施 5 年来已有上百名区域专家积极参与到项目的推动中来。

（七）充分利用新型社交媒体优势，加大社会群体对人工流产的关注度，从而扩大受众范围，加强避孕知识的普及

新媒体传播如微信、微博、新闻客户端，以其时效性、互动性、多向性等传播特点深受年轻群体的喜爱。对此，在打造"PAC 公益项目官方微信平台"的基础上，2016 年，在爱心企业的大力支持下，项目多次邀请知名人士和专家参加高校避孕知识科普讲座，同时把讲座视频在微信公众号、新闻客户端等广受年轻人喜爱的传播平台上进行宣传推广，从而扩大受众范围，加强避孕知识的广泛传播，收效显著。

三、"空中诊室"创新宣传理念，线上线下全覆盖

随着新媒体的快速发展，广东省江门市妇幼保健院积极打造立体多样的健康教育宣传平台，让线上线下相结合，进一步传播健康知识。2016 年，广东省首创的线上健康咨询项目"空中诊室"开始运行，这是江门日报社与江门市妇幼保健院联合打造的线上健康公益类项目，为医院与市民建立了沟通交流的纽带，让市民足不出户便可轻松享受掌上健康咨询服务。该项目最大的特点是借助微信、APP、网络等互联网技术，更广泛地普及妇幼卫生、保健知识，增强市民的健康意识。每周 2 次主题开播，利用医院、进社区、学校、广场、报社等多种场所开展活动，每次根据群众的需求，组织不同的专家团队及时解答网民的问题，群众也可以在网络上长期与专家沟通，每期访问量约 6 万人次，问诊量 1000 余条；并借助多种媒体平台滚动播放公益广告，积极整合卫生计生与健康宣传阵地，拓展健康教育宣传渠道。

（熊承良　车　焱　王良平）

第二章　生殖健康与生殖健康促进新进展

第一节　生殖健康的概念与内容

一、生殖健康提出的背景

（一）生殖健康的概念和含义最早由世界卫生组织提出

1988 年在巴塞拉托世界卫生组织第一次提出了生殖健康政策四要素：计划生育、母亲健康、婴幼儿健康和性传播疾病的控制。1994 年 9 月，179 个国家出席了联合国在埃及开罗召开的国际人口与发展会议，此次会议通过的《国际人口与发展大会行动纲领》将生育权延伸为生殖健康。

（二）生殖健康的定义

世界卫生组织定义生殖健康是指在生命所有阶段与生殖系统、生殖功能和生殖过程中有关的一切事物中身体、心理和社会适应都处于完好状态，而不仅仅是没有疾病和功能失调。

（三）生殖健康的内容

1994 年通过的《国际人口与发展大会行动纲领》中指出，生殖健康涉及 6 个方面：①人民能够有满意而且安全的性生活。②有生育能力。③可以自由而且负责任地决定生育时间和生育数目。④夫妇有权知道和获取他们所选定的安全、有效、负担得起和可接受的计划生育方法。⑤有权获得生殖健康服务。⑥妇女能够安全地妊娠并生育健康的婴儿。

生殖健康强调"以人为中心"，其内涵不仅包括以避孕节育为核心的计划生育，而且涉及母婴保健、安全流产、对性传播疾病和生殖系统疾病的预防与治疗和性健康等，甚至还包括反对针对女性的性暴力。

二、生殖健康促进

（一）生殖健康促进的定义

生殖健康促进的概念是将健康促进的理解与生殖健康定义结合后而提出的。生殖健康促进是指一切能促进行为和生活条件向有益于性健康和生殖健康改变的教育和生态学支持的综合体。换言之，生殖健康促进就是使人们提高、维护和改善自身的性健康和生殖健康的过程。

（二）生殖健康促进的重要意义

1. 能够促进群众生殖健康权利的行使和政府对生殖健康保健服务的提供。
2. 能使群众对性与性行为有正确的认识和理解，并且能够促进和谐家庭的建立。
3. 能够提高群众整体的生殖健康水平和预防性病与艾滋病的传播。
4. 通过遗传咨询、孕前保健和围生期保健及其他出生缺陷干预措施，能进一步提高婴儿出生的质量。
5. 能够提高妇女的地位，减少妇女因为妊娠和生育而造成的疾病和心理负担，以及社会角色不平等所引起的问题。
6. 有利于计划生育工作的进一步开展，有利于推行以人为本的服务概念、推广知情自主决定获取的避孕方法，有利于推广和深化计划生育优质服务措施，有利于提倡男性主动参与计划生育活动和承担生殖健康义务。

生殖健康促进已成为国际社会的共识和一致行动，在生殖健康促进领域，降低青少年生育率、提高性与生殖健康服务的可及性和保证青少年能够获得避孕措施，是被绝大多数国家或地区优先考虑并采取行动的三大问题。

第二节　我国育龄期人群生殖健康现状

一、育龄期妇女定义

育龄期妇女是指有生育能力、处于生育期的妇女。生育期是卵巢生殖功能与内分泌功能最旺盛的时期，一般自 18 岁左右开始，历时约 30 年。

据《2016 年中国统计年鉴》统计，2015 年我国育龄期妇女（15～49 岁）按照五年一档进行统计，其中女性 20～29 岁生殖能力旺盛、生育率 54‰～75‰，30～35 岁生殖能力开始下降、生育率低于 20‰，近 40 岁卵巢功能逐渐衰竭、生育率低于 6‰，我国女性平均绝经年龄为 49.5 岁。

二、生殖健康现状

据我国统计年鉴发布：2016 年全国梅毒发病率为 31.85/10 万，淋病发病率为 7.36/10 万，艾滋病发病率为 3.69/10 万，艾滋病病死率为 1.03/10 万，产妇死亡率为 19.9/10 万，婴儿死亡率为 7.5‰，5 岁以下儿童死亡率为 10.2‰，每年人工流产数量巨大，性传播疾病发病率逐年上升，生殖健康问题不容乐观，生殖健康的促进开展存在不均衡等情况。

Xu 等对 7 个省（自治区、直辖市）6 个行业的女性进行了有关基本情况、职业史和职业危害接触情况、生殖和生育情况的调查，调查发现工作中接触有害因素的女职工占 40.84%；月经异常的女职工占 28.14%；妇科体检总体异常率为 18.29%；女职工接受生殖健康检查发现妇科疾病者占 49.01%，其中乳腺增生者占 27.11%，生殖系统炎症者占 36.31%；有正常性生活而没有采取避孕措施的情况下，女职工 1 年不孕率为 24.26%，2 年不孕率为 11.88%，3 年不孕率为 8.88%。

Shen 等探讨了 HIV、梅毒的发病率上升因素。此研究发现同性间性行为在我国的一些地方处于较高水平。这其中部分男性通过异性性生活加大了传播 HIV、梅毒的机会，从而使性传播疾病发病率增高。晏艳等对当地孕产妇艾滋病及梅毒的感染情况进行调查，通过回顾性分析法分析发现，HIV 及梅毒感染者职业以农民及待业者为主、文化程度偏低。

女性的生殖健康状况与其获得的基本健康信息与服务和是否采取合理健康方式联系密切，同时也会影响子代的健康。因此，提高妇女健康水平对改善妇女生殖健康（包括母儿健康）具有十分重要的意义。

三、计划生育与生殖健康促进

计划生育（family planning），原本强调的是夫妇双方根据其意愿和家庭利益对生育做出决策与选择，主要是从社会的角度为夫妇提供有关避孕、节育、怀孕、生育等信息的咨询和服务，帮助他们在健康、福利和责任的框架中实现其生育意愿。WHO 指出：计划生育使人们能够得到期望抚养的孩子数量并决定生育间隔，可以通过使用避孕方法和治疗不孕来实现。提倡计划生育、确保妇女及夫妇能够使用良好的避孕方法，对保障妇女幸福和自主权十分重要。

（一）计划生育方式

1. 紧急避孕方式　李静玲等对比米非司酮、左炔诺孕酮、放置含铜宫内节育器（IUD）3 种紧急避孕（emergency contraception，EC）方案的临床效果，结果显示，米非司酮、左炔诺孕酮、含铜 IUD 的 EC 方法均可安全、有效地防止意外妊娠，米非司酮 EC 的不良反应较左炔诺孕酮少，而含铜 IUD 同时可作为一种长效避孕措施。

2. 其他避孕方式　谢莹珊等调查了未婚人工流产女性避孕知识知晓现状及避孕措施现状。通过问卷分析发现：调查对象避孕方法知晓率依次是避孕套、体外射精、安全期避孕、紧急避孕、宫内节育器，知晓率最低的是口服短效避孕药。调查对象获取避孕知识宣教的主要途径依次为媒体、报纸杂志、同事或朋友、性伴侣、医师、父母和学校。63.6%的调查对象希望从医师处接受避孕知识宣教。

虽然避孕知识及避孕措施的获得途径多种多样，但大部分人群还是希望从医务工作者处获得。魏俊秀等探讨了我国女性医务工作者自身避孕方式的选择及对复方口服避孕药（combined oral contraceptive，COC）的认知和使用状态情况，其结果显示：已育人员避孕方式按比例由高至低依次为 IUD、曼月乐（LNG-IUS）、避孕套。同时在调查中发现女性医务人员因未及时更新 COC 相关知识，导致对 COC 益处认识不足、对 COC 副作用的认知尚存在误区。

同时 Lo 等探讨了香港地区育龄期妇女使用避孕措施情况，也佐证了民众同样存在对 COC 认知的误区，造成使用率和续用率低。

同样，阴道环是单纯孕激素或雌、孕激素与具有缓控释能力的高分子化合物（医用硅橡胶、EVA）共同制成的置于阴道内的环状避孕工具，使用者可自行放置和取出，具有安全、可靠、作用可逆等特点。长效如 IUD 在目前的长效避孕药具中避孕时间最长，皮下埋植剂次之，它们是目前 WHO 首推的、也是各国政府大力倡导的长效可逆避孕方法，适合大多数妇女和青少年使用。

大量的临床资料研究证实了 COC 避孕的高效性及安全性，而改变对 COC 错误的认知要先从医务人员开始。我们可以通过继续教育课程、专题讲座和培训等对医务人员进行避孕方式认知培训，增加和更新相关避孕知识，进而从根本上解决民众认知的偏差。

虽然当今避孕节育技术已被广泛认可，但相关材料显示在避孕方法选择上，男性避孕只占一小部分，女性承担着绝大部分的避孕责任。避孕药具形式多样，每一种制剂均具有各自的优势和局限性。现代女性避孕技术如宫内节育器、屏障避孕技术和药物避孕制剂等方面的大力发展，能够更好地保护妇女的生殖健康，提升女性的生活质量。

3. 人工流产 周安莲等通过对社区女性非意愿妊娠后人工流产现状的研究，以及宋艳波等通过对非医学原因人工流产育龄妇女在年龄、户籍、流产次数、间隔时间多方面的调查，结果表明接受流产的人群具有流动人口比例较高、未婚女性比例较高、文化水平低者比例较高、既往有人工流产史者比例较高等特点。

王英等探讨了未婚怀孕女性流产方式选择对性生活的影响。研究将人工流产设为无痛组和传统组，调查问卷通过 6 个方面的心理评估，比较患者手术前后的心理健康差异。调查结果表明：无痛组 1 个月内即恢复性生活、6 个月内再次妊娠的百分比均高于传统组（$P<0.05$），传统组患者的性生活质量及对性生活的焦虑程度显著差于无痛组；传统组患者性功能的影响、患者配偶的性生活质量也显著差于无痛组。

人工流产作为避孕失败的补救措施，虽然安全性较高，但由于人工流产术后近、远期并发症的存在，在不同程度影响着女性的生殖及身心健康，应给予相应的指导或介入性心理治疗，减少给家庭、社会带来诸多不良影响。

（二）流产后即时避孕

国际上，近年一直倡导将长效可逆避孕方法（long-acting reversible contraception，LARC）作为主要推广的避孕选择，随着人工流产后避孕服务在我国的迅速推广，人工流产后即时落实避孕，已得到多数避孕服务提供者的认可和服务对象的接受。

1. 宫内节育器 杨华等探讨了人工流产后即时放置含吲哚美辛固定式宫内节育器和活性 γ 型 IUD 的临床效果。此研究由 4 个省的 5 个协作中心共同完成。试验组为自愿要求放置 IUD 的流产妇女，对照组为未采取放置宫内节育器及甾体激素避孕方法的流产妇女。结果发现，在随访 3 个月内，吉妮致美医疗原因取出率明显高于活性 γ 型 IUD（$P<0.05$）；随访 12 个月时，两种 IUD 带器妊娠率、脱落率和医疗原因取出率已无明显差异（$P>0.05$）。随访 3 个月、12 个月发现，试验组总出血天数明显多于对照组（$P<0.05$），但两类 IUD 的医疗原因取出率并不高。此研究同时按照 WHO 对急性盆腔炎的定义随访 12 个月，发现在 12 个月内试验组均无急性盆腔炎发生。

石亚利等探讨了人工流产术后即时放置吉妮致美、活性 γ 型 IUD、TCu 宫内节育器（IUD）和左炔诺孕酮宫内缓释系统（LNG-IUS）的安全性和有效性。放置后 1、3、6 个月随访发现：放置后 6 个月内，4 种 IUD 带器妊娠率、IUD 相关脱落率、医疗原因取出率和续用率比较，差异均无统计学意义（$P>0.05$）；放置后 3 个月内，4 种 IUD 的月经模式改变（包括出血时间、点滴出血时间及总出血时间）比较，差异有统计学意义（$P<0.05$），其中吉妮致美和活性 γ 型 IUD 组出血时间短于 TCu IUD 组和 LNG-IUS 组（$P<0.05$）；4 种 IUD 月经量改变、经期延长（周期缩短）及疼痛发生率比较，差异有统计学意义（$P<0.05$），其中 LNG-IUS 组痛经改善好于其他各组（$P<0.05$）。

贾华观察早期妊娠高危人工流产术后即时放置 LNG-IUS（曼月乐）与吉妮致美的临床效果，随访 12 个月后结果显示：使用曼月乐无意外妊娠发生，避孕效果明显优于吉妮致美，且因症取出率为 1.7/百妇女年，明显低于吉妮致美的 9.3/百妇女年。曼月乐的副作用主要为月经血量减少，吉妮致美则主要为点滴出血。

吉妮致美、活性 γ 型 IUD、TCu 宫内节育器（IUD）和左炔诺孕酮宫内缓释系统（LNG-IUS）4 种 IUD 在人工流产术后即时放置均安全、可行、有效，LNG-IUS 相对于其他 3 种 IUD 可以有效缓解痛经症状，有助于提高妇女对放置 IUD 的接受性和满意度。但由于宫内节育器随访和宣教的不足，部分患者过分担心短期放置后出现不良反应等个体差异。

2．复方短效避孕药　孙青等进行了复方短效口服避孕药用于人工流产术后避孕效果的研究。此研究试验组于人工流产后当天口服短效口服避孕药（共服用 6 个月），对照组流产后采用短效口服避孕药以外的其他避孕方法。通过对两组人工流产后 1、2、3、6 个月随访发现：试验组流产后出血时间、出血量、转经时间均明显小于对照组（$P<0.05$）；试验组无意外妊娠，对照组 6 例发生意外妊娠，有明显差异（$P<0.05$）。

李英连等探究口服短效避孕药去氧孕烯炔雌醇片在人工流产后的临床应用。通过随机对照研究发现，人工流产后即时应用口服短效避孕药能缩短出血时间，减少阴道出血量，促进月经恢复，减少闭经和重复流产的发生，降低人工流产术后并发症发生率。

虽然复方短效口服避孕药作用模拟内源性雌、孕激素效应，流产后服药，使子宫内膜修复的能力增强，促进蜕膜的排出，是流产后妇女效果满意的避孕措施，但同样由于宣教、个体化指导存在一定不足，患者实际持续使用率仍有差距。

3．皮下埋植剂　汪春芬等探讨了人工流产术后即刻放置依托孕烯植入剂进行避孕的效果。因非意愿妊娠行人工流产术后妇女即刻放置依托孕烯植入剂为研究组，同期征集健康妇女于月经期放置该植入剂作为对照组，分别就阴道出血情况、植入剂取出原因、放置 12 个月满意度进行调查发现：放置 12 个月期间所有对象均未出现意外妊娠，两组在闭经、频繁出血或者出血时间延长方面比较，无明显统计学差异，而且频繁出血或出血时间延长的临床症状会随着使用时间的延长而改善。

人工流产术后即刻放置依托孕烯植入剂与月经期放置效果相同，人工流产术后妇女即刻放置依托孕烯植入剂进行避孕也是一个较合适的放置时机。医务工作者在植入皮下埋植剂前，对使用者进行充分的告知十分必要，从而可降低因不良出血模式而放弃使用的发生率，使患者保持良好的依从性。

4. 产后避孕　李鹏等探讨长效可逆避孕措施（LARC）在产后妇女中的使用现状及影响因素。此研究采用容量比例概率抽样选择观察人群并进行问卷调查。3 岁以下儿童母亲有 68.2% 采取避孕措施，避孕套是最常用的避孕措施，而采用 LARC 者的比例却只有 12.7%，口服避孕药者的比例微乎其微，皮下埋植剂使用率为零。

本研究农村妇女中产后避孕比例较低，其中使用 LARC 避孕者的比例更低。除了提高避孕率，在合适的时机使用合理、有效的避孕方法是我国产后避孕工作重点之一；同时，本研究关于长效可逆避孕方法影响因素的研究结果提示，产后避孕服务需要重点关注初产妇、36 岁以下妇女、母乳喂养妇女和剖宫产妇女。

（三）流产后关爱服务

陈巧素等探讨了对流产女性实施流产后关爱（post-abortion care，PAC）的干预效果，分为观察组、对照组；对照组患者接受人工流产术后常规健康教育；观察组患者人工流产术后给予 PAC 服务。随访 1 年后发现：观察组患者流产后 1 年内有效避孕措施使用率、非意愿妊娠重复流产率与对照组相比，差异均有统计学意义（$P<0.01$）。

林秀红等探讨了个性化避孕指导对重复人工流产妇女避孕效果的影响，此研究由 9 家医疗机构共同参与。干预组受试者采取个性化避孕指导干预措施，对照组仅实施 1 次常规的避孕相关健康知识教育。通过 12 个月随访后发现：重复人工流产术后 1 个月时，干预组受试者口服避孕药使用率显著高于对照组；干预组受试者非意愿妊娠率显著低于对照组。

申志茜等对流产后关爱在人工流产术后的应用效果研究中发现，观察组术后抑郁、焦虑及恐惧发生率分别为 0、0.8%、1.6%，优于对照组的 5.3%、19.9%、10.6%，差异有统计学意义（$P<0.05$）。

高萍等探讨不同健康教育模式对人工流产术后女性保健知识掌握情况及不良情绪的影响，结果发现对人工流产术后女性有组织、有计划的健康教育，可以有效地提高人工流产者术后保健知识的掌握情况，改善其术后的不良情绪。

个性化指导是非常重要的环节，但对于临床工作繁忙的医疗机构，往往存在咨询人员不足和时间紧张等困难。个性化避孕指导干预措施有助于提高重复人工流产术后的避孕率，降低非意愿妊娠的发生率。

（四）加强生殖健康咨询，助推生殖健康促进

1. 非医疗机构避孕咨询服务水平的提升　我国的避孕产品大部分为非处方药，消费者可以通过零售渠道购买，零售药店不仅是已婚育人群购买此类产品的主要途径之一，同时也是青少年、未婚人群购买此类药具的首选。

王晨等探讨了零售药店的避孕产品咨询服务，此探讨对药店经理层面进行横断面调查。调查结果显示，药店经理不仅基本具备从业专业背景，而且也会主动向购买避孕产品的顾客提供咨询服务。

杜晓波对社会药店避孕药咨询服务现状进行了探讨。通过对药店从业人员的问卷调查，结果提示80%药学人员会主动提供避孕咨询服务，但因从业人员专业水平差距而导致药店提供避孕药咨询服务的水平参差不齐。

药店提供避孕咨询服务的需求和潜力巨大，药店从业人员可以通过提高避孕产品的咨询技术、方法和改善流程、咨询环境等来提高避孕咨询服务质量。

2. 加快培养生殖健康咨询师，满足群众需求　我国 2008 年出台的《生殖健康咨询师职业标准（试行）》对生殖健康咨询师职业的定义和标准进行了规定。生殖健康咨询师是指在生殖健康领域为个人、家庭或群体提供优生优育、母婴保健等方面信息，开展生殖健康教育，提高生殖健康水平，帮助人们制订生殖保健促进计划并协助落实的人员。

崔啸天等通过"一对一"面对面的问卷调查形式，发现人们关注的生殖健康咨询服务内容依次为：优生优育、避孕节育、生殖健康、其他、不孕不育。而目前我国生殖健康咨询服务人员存在培训时间相对较短、高学历比例较低、收入较低、咨询内容单一等现象，无法满足居民需求。

建议多部门加大对生殖健康工作的重视程度、给予更多的政策保证、加大继续教育支持力度，使咨询人员可以及早地为公众提供生殖健康、不孕不育等高水平的咨询服务。

3. 加强培训、纠正认识误区、多途径开展避孕宣教和指导　徐丽娜等对服务对象产后避孕知识、产后访视、避孕节育状况与服务需求的调查发现：服务对象产后访视率较高，访视内容不完善；避孕措施的平均落实时间滞后于性生活的恢复时间；产后避孕知识匮乏，在产后访视中有关避孕的宣教和指导不足。因此应该通过加强对产前孕妇学校和产后避孕课程的设置、加强产后访视医务人员避孕指导培训、建立产后避孕指导热线来不断强化女性产后的避孕意识及正确的方式、方法。

付天芳等采用问卷调查分析女性性行为前预防状况及相应对策的研究，调查结果发现，未婚非意愿妊娠女性多同居，未婚意外妊娠女性对避孕方法知晓少，主要通过媒体或日常生活中同学、同事间的交流获取性生理知识和避孕知识，家庭教育和学校教育的作用相对弱；非意愿妊娠的多数女性不经常采用避孕措施，存在侥幸心理；年龄和文化程度越高，对人工流产风险知晓程度越高，男伴避孕知识越充分及其避孕积极性越高，性行为前采取预防措施的概率更大。

由于婚前性行为的普遍增多、性生活年龄减小的趋势，我们需要教育部门、社会及家庭等多方协作，共同加强避孕相关知识教育，扩大宣传力度，性、生殖及避孕相关知识宣传需扩大年龄段，最大限度让未婚女性知晓性知识，帮助女性掌握正确的避孕方式，做好自我保护，避免重复人工流产造成月经紊乱、宫腔粘连等并发症的出现，降低生殖系统感染概率，避免不孕症的发生。同时还要根据女性职业、年龄及文化程度采取个性化教育方式，提高宣传的有效率。

4. 改进生殖健康管理服务模式，鼓励男性参与生殖健康　王慧禹等调查初婚婚前检查男青年文化程度与婚前性行为的关系，采用随机方式调查，发现婚检男青年婚前性行为以非固定性伴发生率高，文化程度高的男青年婚前性行为概率低，各文化程度层次中仍有部分人对性与生殖健康方面的知识了解相对不足。

　　鼓励夫妻双方共同进行咨询，通过充分沟通及个性化的指导，使夫妻双方均了解再次妊娠流产的风险和男性参与计划生育的必要性，从而提高男性参与的责任感。男性的社会性别角色决定了他们在生育和避孕决定中起着支配性的作用。男性在生殖健康中应当承担更多的责任。

　　我们的医务人员要全面走向家庭和社区，主动上门提供服务，并且针对目标家庭依据育龄期不同阶段分别提供出生缺陷干预、避孕节育和生殖保健服务等指导服务；保证服务的家庭成员在育龄期不同阶段及时接受相关服务而不脱节、不重复，同时对筛查异常者及时进行指导，转诊到上级医疗部门接受进一步的诊疗，并对结局进行有效随访。

　　5. 利用互联网等新媒介拓宽生殖健康咨询平台，让生殖健康专家全天候在线服务大众　国家卫生和计划生育委员会科学技术研究所开通全年无休息、全天 24 小时服务的紧急避孕咨询电话，至今已有 20 余年。该所接听来自全国 31 个省（自治区、直辖市）的紧急避孕咨询电话，内容涉及药品名为左炔诺孕酮的紧急避孕药和商品名为米非司酮的紧急避孕药，共两类 3 种；电话咨询内容 13 个方面，其中最常问及的问题依次为禁忌情况、副作用、生育安全、使用指征、使用方法、哺乳等。

　　沈洁等进行青少年性与生殖健康的教育新模式初步探索研究。通过青春期健康微信公众平台的建立，定期推送青春期性与生殖健康相关咨询内容，进行主动宣教。

　　虽然我国育龄人群的生殖健康状况在不断改善，但依然面临着许多问题和挑战，我们将通过多种方式弥补家庭、学校、社会教育力度不强的局面，加强对青少年、育龄男女青年的宣教，推进避孕知识和避孕技术的使用和推广，真正做到生殖健康促进覆盖人生的每个阶段，实现人人享有生殖健康的目标。

（袁　冬）

第三节　妇科疾病的治疗与生殖健康

一、妇科恶性肿瘤与生育能力保护

　　子宫颈癌、卵巢癌和子宫内膜癌是妇科常见的三大恶性肿瘤，可发生于任何年龄段，尤以 20～50 岁最常见，且近年来发病年龄呈年轻化。对于妇科恶性肿瘤的治疗，过去普遍认为手术范围越大预后越好，手术力争最大范围切除肿瘤及其周围相关组织，以求生存期延长。随着医疗技术的不断更新及发展，对年轻的妇科恶性肿瘤患者的治疗理念也有所变化，尤其对于需保留生育功能患者的治疗。如何达到对肿瘤的有效治疗，同时保护患者的生育功能，是每位临床医师面临的挑战。正确理解妇科恶性肿瘤保留生育功能手术的内涵，严格把握手术指征，及时处理治疗过程中出现的各种问题，是保证妇科恶性肿瘤患者在保留生育功能治疗后受益的关键。

（一）子宫颈癌

　　子宫颈癌是女性最常见的生殖系统恶性肿瘤，且发病呈年轻化趋势，40%宫颈癌患者处于育龄期。

目前保留生育功能的手术主要有宫颈锥切术和根治性宫颈切除术。

子宫颈锥切术适用于：①微小浸润癌，即ⅠA1期，无淋巴脉管浸润者首选宫颈锥切术，推荐使用冷刀；如采用宫颈环形电切术（loop electrosurgical excision procedure，LEEP），应尽量完整切除，避免碎片化，同时谨慎操作，以减少电器械对切缘的影响。②ⅠA1期伴淋巴脉管浸润者也可行宫颈锥切术（切缘需阴性），加腹腔镜下盆腔前哨淋巴结显影或盆腔淋巴结切除。如切缘阴性（标本整块切除，病灶边缘距离切缘＞3mm），术后可随访观察；如切缘阳性，需再行宫颈锥切术评估浸润深度，以决定下一步治疗范围或行根治性宫颈切除术。如患者术后液基薄层细胞检测（thinprep cytologic test，TCT）持续异常或人乳头瘤病毒（human papilloma virus，HPV）持续感染，建议其在完成生育后切除子宫。

根治性宫颈切除术要求符合以下条件：①宫颈癌国际妇产科联盟（International Federation of Gynecology and Obstetrics，FIGO）分期ⅠA1期伴淋巴脉管间隙浸润、ⅠA2期和ⅠB1期。②MRI或阴道镜提示肿瘤直径≤2.5cm。③病理类型为鳞癌或腺癌，除外宫颈内分泌小细胞癌。④无盆腔淋巴结转移。手术可采取经阴道、经腹或腹腔镜来完成。ⅠA2期或ⅠB1期病灶直径≤2cm的患者可选择经阴道根治性子宫颈切除术（有或无前哨淋巴结定位）加腹腔镜盆腔淋巴结切除，经阴道手术子宫颈、阴道上段及子宫支持韧带的切除范围同次广泛性子宫切除术，但保留子宫体。经腹或腹腔镜根治性宫颈切除术与经阴道手术相比，能切除更多的宫旁组织，适用于病灶直径2～4cm的ⅠB1期患者，手术范围同广泛性子宫切除术。对于完成生育且持续性HPV阳性或TCT异常、有再次手术意愿的患者可行子宫切除。

子宫颈癌保留生育功能手术使很多未生育的早期子宫颈癌患者从中受益，中期流产和早产是早期子宫颈癌保留生育功能手术妊娠后最常见的不良产科结局，主要原因为术后宫颈缩短、缺乏黏液相关的上行感染和胎膜早破。为改善妊娠结局，妊娠早期尽量避免行宫颈细胞学检查及阴道指检等，妊娠中期可采用宫颈环扎术结合应用孕酮等保胎药物，妊娠20～36周禁止性生活，若出现先兆流产或早产迹象应卧床休息。阴道超声可用于连续监测宫颈长度，妊娠晚期胎儿纤维连接蛋白连续监测可预测早产。

（二）卵巢恶性肿瘤

近年来，卵巢恶性肿瘤的发病也呈年轻化趋势，尤其恶性生殖细胞肿瘤以未生育者占绝大多数，保留生育功能成为年轻卵巢恶性肿瘤患者的迫切愿望。手术方式的改进和化疗方案的优化使卵巢恶性肿瘤患者保留生育功能成为可能。对于有生育要求者，术中需先切除肿物行冷冻切片检查，根据肿瘤的组织学类型及期别等选择个体化治疗方案。对于各期恶性生殖细胞肿瘤和交界性卵巢肿瘤、临床Ⅰ期上皮性卵巢癌或间质肿瘤，如果子宫和对侧附件无肿瘤侵犯，可行保留生育功能的手术。2016版美国国立综合癌症网络（National Comprehensive Cancer Network，NCCN）指南对于保留生育功能的交界性卵巢癌，不强调全面分期手术。卵巢恶性生殖细胞肿瘤保留生育功能治疗不受期别的限制。

卵巢恶性生殖细胞肿瘤保留生育功能的手术指征：子宫和对侧卵巢未受累，保留生育功能治疗不受期别的限制。经全面分期手术，Ⅰ期无性细胞瘤、Ⅰ期G_1未成熟畸胎瘤患者术后可随访，无须化疗；任何期别的胚胎性肿瘤、内胚窦瘤和Ⅱ～Ⅳ期无性细胞瘤、Ⅰ期G_2～G_3或Ⅱ～Ⅳ期未成熟畸胎瘤等患者建议术后接受 3~4 个疗程 BEP 方案（博来霉素＋依托泊苷＋铂类药物）化疗。全面分期手术联合规范的化疗在临床上得到广泛应用，并取得了良好效果。化疗后取得临床完全缓解的患者，治疗结束 2 年内应每 2~4 个月随访 1 次，并行超声、甲胎蛋白和 β-人绒毛膜促性腺激素监测。

卵巢恶性性索间质肿瘤：少见，包括颗粒细胞瘤（最常见）、颗粒卵泡膜细胞瘤和支持-间质细胞瘤。诊断时多处于早期，预后较好。对于希望保留生育功能、肿瘤局限于一侧卵巢者，可行保留生育功能的全面分期手术。保留生育功能患者术后可使用超声进行随访监测，完成生育后考虑接受根治性手术。

交界性上皮性卵巢肿瘤（也称低度恶性潜能的上皮性卵巢癌或交界性卵巢瘤），是一种原发性上皮性卵巢病变。细胞学特征为恶性，但无明显浸润性病变，疾病进展缓慢，预后好，5 年生存率超过 80%。患者较年轻且诊断时多为 I 期。对于有生育要求的患者可在全面分期手术时仅行单侧附件切除术（保留子宫和对侧附件），术后化疗是否有益尚不明确，术后可密切随访观察，待生育完成后应考虑完成全面分期手术。

卵巢恶性上皮肿瘤：对于卵巢恶性上皮肿瘤的患者是否行保留生育功能治疗存在争议。实施保留生育功能手术前需经过全面确定的分期手术，不仅是必需的，而且与预后相关。对于符合以下条件者可以考虑行保留生育功能的手术治疗：①年轻，有生育愿望。② I A 期。③分化 G_1 级。④对侧卵巢外观无异常或活检阴性。⑤腹水细胞学阴性。⑥高危区域探查或活检阴性。对于晚期的卵巢恶性上皮肿瘤（II 期以上）患者，因复发率高、预后差，不建议行保留生育功能治疗。术后辅助化疗对预后很重要，但对于 G_1 的 I A 期患者，术后不一定要化疗，需要严密随访；而对于有高危因素者，术后化疗可降低复发率。大部分放化疗均可引起生殖功能的减退甚至丧失，对卵巢功能的影响程度与化疗药物类型、剂量、用药时间及患者年龄有相关性。对卵巢功能的影响主要体现在月经和妊娠两方面，化疗同时可应用促性腺激素释放激素激动剂（gonadotropin-releasing hormone agonist，GnRH-a）保护卵巢的功能。术后可促排卵或体外受精（in vitro fertilization，IVF）治疗，目前关于卵巢恶性肿瘤术后行辅助生殖技术的研究发现，这并不增加肿瘤复发的风险。

（三）子宫内膜癌

子宫内膜癌的发病率逐渐上升并呈年轻化，25% 发生于绝经前，其中 40 岁以下占 3%~14%。早期子宫内膜癌发生卵巢及输卵管转移的可能性较低，这使得保留生育功能的手术具备可行性及安全性。

保留生育功能的手术只适用于子宫内膜样腺癌，而特殊病理类型的子宫恶性肿瘤不适合保留生育功能，如子宫内膜浆液性癌、透明细胞癌、癌肉瘤和子宫肉瘤。保留生育功能的子宫内膜癌手术需符合以下条件：①分段诊刮标本经病理专家核实，病理类型为子宫内膜样腺癌，G_1 级。②磁共振成像（MRI）检查（首选）或经阴道超声检查发现病灶局限于子宫内膜，无肌层浸润及宫颈受累。③影像学检查未发现可疑的宫外转移病灶。④无药物治疗或妊娠的禁忌证。⑤经充分咨询了解保留生育功能并非子宫内膜癌的标准治疗方式；患者在接受治疗前需咨询生育方面的专家。⑥对合适的患者进行遗传咨询或基因检测。⑦可选择甲地孕酮、醋酸甲羟孕酮和左炔诺孕酮宫内缓释系统，免疫组织化学提示孕激素受体（progesterone receptor，PR）（＋）治疗效果较好。⑧治疗期间每3～6个月行分段诊刮或取子宫内膜活检，若子宫内膜癌持续存在6～9个月，则行子宫内膜癌全面分期手术（全子宫及双侧附件切除术＋盆腔及腹主动脉旁淋巴结切除术）；若6个月后病变完全缓解，鼓励患者受孕，孕前持续每3～6个月行内膜取样检查，若患者暂无生育计划，可行孕激素维持治疗及定期监测。⑨完成生育后或内膜取样发现疾病进展时，则行子宫内膜癌分期手术。

患者需自愿选择保留生育功能治疗并签署知情选择同意书，治疗过程中及生育后必须严密随访，及早发现疗效较差或早期复发病例，并给予恰当的补救性处理。高效孕激素治疗是安全、有效的，但激素治疗有疾病复发及进展风险，所以需要强调，即使病理完全缓解，今后也有复发可能，手术治疗为其最终治疗方案。对于有生育意愿的患者，为了得到更有效的妊娠及避免肿瘤的复发，宜及早妊娠，如3～6个月未妊娠，尽早咨询生殖医学专家，综合考虑患者年龄、卵巢功能、肿瘤类型、治疗方法等因素，制定出最佳的个体化助孕方案。如何提高行保留生育功能手术后子宫内膜癌患者的妊娠率是临床医师所面临的挑战，需多学科共同合作，从而使这些患者得到满意的妊娠结局。

综上所述，随着医学技术的不断发展与进步，对年轻妇科恶性肿瘤患者保留生育功能治疗的适应证也随之拓宽，治疗理念与方法也不断更新，保留生育功能成功的案例不断增多。但同时应意识到如何能做到正确认识癌前病变，以及做到对妇科恶性肿瘤疾病的早期诊断与治疗，将是我们取得治疗成功的关键，这也是临床工作中的重点。

（杨　清　赵万成）

二、妇科良性肿瘤与生殖健康

（一）子宫内膜异位症

子宫内膜异位症（endometriosis，EMs）是育龄期妇女常见的生殖健康疾病之一，该疾病的临床症状主要表现为痛经、月经异常等，对女性患者的健康及生活质量造成严重的影响，因其发病机制复杂且与不孕密切相关，故引起广大医学者高度重视。

1. 子宫内膜异位症对生育的影响　子宫内膜异位症引起不孕的原因较多，大致可以分为以下几个方面。①盆腔解剖结构改变：这是EMs引起不孕最主要的原因。子宫内膜异位症患者大多数会出现盆腔粘连，粘连可造成输卵管与卵巢的解剖关系异常，输卵管粘连使其不利于拾卵、输送卵子。②机体内分泌和卵巢功能异常：卵巢部位子宫内膜异位症，造成激素的合成及排卵障碍，使黄体形成不良或完全不发育而不利于孕卵着床。③机体免疫机制改变和子宫内膜容受性降低：子宫内膜异位症患者会伴随全身或者局部的细胞和体液免疫功能异常，并产生多种抗体。

2. 治疗

（1）子宫腺肌病

1）手术治疗：子宫切除术是根治该病最有效的方法，但许多想保留子宫的年轻女性通常不会接受，对于有生育要求的患者，可采用腹腔镜或开腹子宫腺肌病病灶切除术。古衡芳等对子宫腺肌病术前及术后子宫动脉收缩期血流速度峰值（PSV）、舒张期末血流速度（EDV）、动脉搏动指数（PI）及阻力指数（RI）、子宫体积等指标对比，发现子宫腺肌病肌壁大部切除-子宫重建术（MURU）对子宫血流动力学无明显影响。腹腔镜子宫腺肌病病灶切除术效果显著，安全性高，能避免术后并发症的发生，提高预后效果。

2）子宫动脉栓塞术（uterine arterial embolization，UAE）：是一种新型的微创治疗方式，动脉栓塞后，异位的子宫内膜细胞将因血液、氧气供应不足而发生萎缩坏死，增生的结缔组织及细胞也将相应地发生溶解及吸收，可有效缩小甚至消除异位子宫内膜病灶。蒋政认为 UAE 治疗子宫腺肌病疗效显著，具有保留子宫、创伤小和住院时间短等优点，可推荐作为个体化治疗方案，尤其适用于有生育要求的患者。

3）左炔诺孕酮宫内缓释系统：曼月乐是一种含左炔诺孕酮的新型宫内节育器，放入宫腔后，每天可释放 20μg 左炔诺孕酮，一般可使用长达 5 年。曼月乐是一种无创伤治疗子宫腺肌病的方法，药物能够使宫腔局部孕激素水平显著增加，抑制子宫内膜生长，使子宫内膜形成暂时性萎缩，从而达到减少经量的目的。同时曼月乐环可直接作用于异位内膜的病灶，从而抑制子宫内膜雌激素受体的合成，间接抑制内膜增殖，使异位的子宫内膜逐渐萎缩，引起月经量的减少，因有效避免出血刺激，所以在短时间内可以有效缓解痛经症状。朱天波通过研究认为曼月乐治疗子宫腺肌病是一种安全、高效的治疗方式，对于提高患者生活质量、保留生育能力有重要的临床应用价值。

4）促性腺激素释放激素激动剂（GnRH-a）：GnRH-a 是目前治疗 EMs 较为有效的药物之一，它通过抑制 EMs 患者在位内膜细胞的增殖，促进其凋亡，其机制可能与调节凋亡蛋白的表达有关，从而达到治疗目的。王艳芬通过研究发现，曼月乐联合 GnRH-a 能够有效改善子宫腺肌病患者的临床症状。

（2）卵巢子宫内膜异位囊肿：是最常见的子宫内膜异位症类型之一，约占 40%，临床症状为经期腹痛和不孕等为主，临床治疗以消灭病灶、促进生育和缓解疼痛等为目的。手术治疗是治疗卵巢子宫内膜异位囊肿的首选方式。

皮玉梅研究卵巢子宫内膜异位囊肿采取腹腔镜和开腹手术治疗效果，发现腹腔镜手术组手术出血量、住院时间、手术时间均明显优于开腹手术组，术后复发率无明显差异，其认为对于卵巢子宫内膜异位囊肿采取腹腔镜手术治疗效果显著，应该在临床中大力推广使用。

杨娥探讨腹腔镜卵巢子宫内膜异位囊肿剔除术对患者卵巢储备功能和生育的影响发现，患者在接受腹腔镜卵巢子宫内膜异位囊肿剔除术后，卵巢储备功能在近期会受到一定的影响；从生育影响的角度来看，病灶分布在双侧的患者影响更为明显。导致卵巢功能受到影响的主要原因如下。①疾病本身：部分内膜异位囊肿壁组织有浸润性生长的行为，可向卵巢皮质深处浸润性生长，破坏正常卵巢组织。②止血因素：部分研究认为导致卵巢储备功能下降的主要原因是电凝止血，不恰当的止血将导致卵泡丢失，大部分组织将会出现热损伤。③手术方法：术中不恰当剥离粘连组织、过多切除正常卵巢组织等均可导致卵巢功能的损伤。

彭李珍研究腹腔镜卵巢子宫内膜异位囊肿剔除术对卵巢储备功能的影响，试验组术前给予 GnRH-a 治疗，术后复发率及再妊娠率均明显好于直接行手术治疗组，因此其认为腹腔镜双侧卵巢子宫内膜异位囊肿剔除术术前应用 GnRH-a 治疗可有效减轻对卵巢储备功能的影响，对有生育要求的患者可有效地保护其卵巢功能。

（二）子宫肌瘤

1. 子宫肌瘤对生育的影响　子宫肌瘤是女性生殖系统良性肿瘤中最常见的类型，此类疾病好发于 30～50 岁妇女，40～50 岁发病率为 50%～60%，多数子宫肌瘤患者无明显症状，绝大部分是体检时发现，并且无须治疗，其中 20% 左右的子宫肌瘤是需要进一步治疗的，因为可能会导致月经改变、盆腔疼痛、压迫症状及不孕等，给患者带来痛苦。

子宫肌瘤造成不孕症的原因：①部分肌瘤可能阻塞输卵管入口，阻碍精子通过，妨碍精子与卵子相结合。②肌瘤在宫腔内压迫子宫内膜，可使宫腔变形、变薄、萎缩、发生炎症、血液供应减少，容易导致子宫内膜组织和功能紊乱、内分泌功能失调，并且肌瘤可使子宫收缩的频率、幅度及持续时间高于正常基线，不利于受精卵着床。即使个别孕卵能够着床，也因肌瘤所在的子宫内膜供血不足，胚胎营养不良而易流产。③多发性子宫肌瘤或较大的靠近肌层的浆膜下肌瘤，如肌瘤长在子宫附近的韧带内，可使其表面的输卵管拉长扭曲，挤压管腔，影响其通畅性，或使卵巢变位，使其与输卵管间距增宽，妨碍输卵管伞端的拾卵功能。④肌瘤常伴月经过多或者不规则阴道出血，尤其是黏膜下肌瘤，随着肌瘤的不断增大，经期延长、出血概率几乎达到 100%。异常子宫出血容易导致感染，而大量的炎症渗出物不但可以杀害精子，而且有碍于受精卵着床，甚至可能导致输卵管梗阻，从而导致不孕。

李竹通过分析子宫肌瘤患者和正常健康人群在临床妊娠率、活产率及自然流产率等方面的差异发现，子宫肌瘤患者的临床妊娠率和活产率显著性低于正常健康人，说明子宫肌瘤对女性的生育能力有着潜在的不良影响。

王红梅应用 PubMed 数据库检索系统，以"子宫肌瘤和生育、辅助生殖技术"为检索词检索相关文献，发现黏膜下肌瘤对女性生育能力具有显著影响，可以通过宫腔镜切除；肌壁间肌瘤对女性生育能力的影响尚有争议，其治疗效果尚不明确；浆膜下肌瘤对女性生育能力似乎没有影响，如有需要，可以通过腹腔镜手术治疗。

2. 临床分型　FIGO 将子宫肌瘤分为 8 型：0 型、1 型和 2 型与欧洲妇科内镜学会（European Society for Gynaecological Endoscopy，ESGE）分类相似；3 型为接触子宫内膜、100% 肌壁间肌瘤；4 型为肌壁间肌瘤；5 型为 ≥50% 位于肌壁间的浆膜下肌瘤；6 型为 ≥50% 位于浆膜下的肌瘤；7 型为带蒂的浆膜下肌瘤；8 型为其他类型（宫颈、寄生特殊部位的肌瘤）；2～5 型为混合型。

3. 治疗方案

（1）手术治疗：对于保留生育功能者，子宫肌瘤剔除术是目前最主要的治疗方式。根据肌瘤解剖位置可采用不同的手术方式，主要包括宫腔镜子宫肌瘤切除术、开腹子宫肌瘤剔除术、腹腔镜子宫肌瘤剔除术等。

李琼分析不同类型子宫黏膜下肌瘤对患者生育能力的影响，发现 0 型、1 型、2 型的足月生产率分别为 92.11%、69.23%、61.54%，0 型与 1 型和 2 型比较差异有统计学意义，因此其认为不同类型的子宫黏膜下肌瘤经宫腔镜子宫肌瘤电切术治疗后，患者术后生育能力差异显著，早期诊断和早期治疗对患者正常妊娠具有重要意义。

潘成荣比较腹腔镜及开腹子宫肌瘤剔除术治疗后子宫肌瘤残留、复发、术后并发症及生育情况，发现开腹子宫肌瘤剔除术肌瘤残留率、复发率低，腹腔镜子宫肌瘤剔除术后妊娠率高。

杨小波发现腹腔镜下子宫动脉阻断术辅助子宫肌瘤挖除术治疗子宫肌瘤可减少术中出血量、促进术后胃肠功能恢复，减轻对患者的创伤，降低术后复发率，对卵巢功能影响较小进而提高妊娠率。

（2）介入治疗

1）子宫动脉栓塞术：介入治疗是一种微创疗法，栓塞剂的注入可以使子宫肌瘤的血供受到阻滞，进一步使其缺血并发生坏死，缩小了肌瘤体积，从而得到最有效的治疗。由于这种方式不用对患者子宫进行切除，进一步保留了生育能力，因此在临床中得到普遍应用。

尹燕平对 40 例子宫肌瘤患者使用子宫动脉栓塞术进行治疗，发现介入栓塞术可以有效地降低子宫肌瘤患者的血供情况，不仅保留了子宫，还能良好地保护患者的卵巢功能。

2）高强度聚焦超声：高强度聚焦超声作为一种新的无创肿瘤治疗技术，能有效破坏靶组织，而对周围正常组织无损伤，已广泛用于临床子宫肌瘤的治疗。

高朵发现高强度聚焦超声治疗后子宫肌瘤患者的临床症状均有不同程度的改善，治疗安全、有效，术后 1 例患者成功妊娠并顺利行剖宫产术，但临床数据有限，需要扩大样本后进一步研究。

（3）药物治疗

1）米非司酮：米非司酮发挥效应的主要途径：直接对抗孕酮活性或抑制 PR 基因表达，抑制子宫肌瘤组织中上皮生长因子基因表达，减少子宫动脉血流。在应用米非司酮治疗子宫肌瘤的疗程方面，国内外学者一般认为应连续使用 3 个月，但用药的剂量差别很大，5～50mg/d，多认为 25mg/d 为常规剂量。

高立通过研究发现，米非司酮治疗子宫肌瘤后肌瘤的体积得到不同程度的缩小，雌激素与孕激素水平下降，因此其认为米非司酮药物治疗安全、有效。

2）促性腺激素释放激素激动剂：GnRH-a 是人工合成的促性腺激素释放激素的衍生物，它通过与 GnRH 竞争受体，从而抑制卵泡刺激素（FSH）和黄体生成素（LH）分泌，降低体内雌激素水平，从而抑制肌瘤生长。GnRH-a 虽能有效治疗子宫肌瘤，但长期用药可产生绝经综合征、骨质疏松等不良反应，因此不宜长期使用。

叶青认为术前应用 GnRH-a，可缩小子宫肌瘤体积、减少血流，拓宽了腹腔镜下子宫肌瘤剔除术的适应证，值得临床推广。

（杨　清　张宁宁）

三、畸形子宫与生殖健康

（一）畸形子宫的发病率及对生殖预后的影响

先天性子宫发育异常是女性生殖器官发育异常中最常见的一种类型，随着诊断技术的不断提高，先天性子宫发育异常的检出率逐渐增加。2016 年研究报道，先天性子宫发育异常在一般人群中的发病率为 5.5%，在不孕人群中发病率为 8.0%，在既往有流产史的人群中发病率为 13.3%，在继发性不孕人群中的发病率为 24.5%。既往的文献多数认为子宫畸形中弓状子宫发病率最高，但近年文献多数认为目前子宫纵隔发病率最高。

先天性子宫发育异常可能导致原发性不孕、原发性闭经、子宫内膜异位症、自然流产、早产、臀先露、剖宫产的发生率增加，同时可能合并泌尿系统或下消化道畸形。既往认为畸形子宫影响生殖预后的主要原因是宫腔形态异常，但部分研究结论认为宫腔矫形手术并不能改善生殖预后。进一步针对畸形子宫影响生殖预后的病因学研究，认为子宫发育过程中形成的形态异常合并血管形成的异常，进而造成内膜血管分布的异常，局部供血不足影响了内膜的正常功能，是造成不孕、自然流产、早产等不良妊娠结局的主要原因。还有研究表明，子宫纵隔肌层中平滑肌细胞致密、排列紊乱，与结缔组织比例失调，伴随小动脉分布异常减少，使着床处蜕膜化不完全，影响胎盘的正常形成。子宫纵隔本身可能并非引起不孕的真正原因，不孕症在子宫纵隔患者和总人群中的发生率差异无统计学意义。

（二）子宫畸形的检查手段及经阴道三维子宫输卵管超声造影在宫腔病变诊断中的临床应用

影像学检查是子宫畸形的主要检查方法，包括经阴道超声、子宫输卵管造影、磁共振成像、宫腔镜检查、宫腔镜联合超声检查、宫腹腔镜联合检查等。超声检查是目前临床中最常用的检查方法，操作简单，价格便宜，可以在不受辐射的情况下显示子宫畸形，适于作为筛查手段。但三维超声检查也存在局限性，其无法显示患者阴道的发育情况；三维超声在鉴别单角子宫是否合并残角子宫时，若残角宫腔未发育，在成像时多数无法显示，易漏诊。子宫输卵管造影是子宫畸形的传统检查方法，有助于了解宫腔形态及两侧输卵管通畅情况，但无法显示子宫肌层及外部轮廓。磁共振成像无痛苦、无辐射，可以从轴位、矢状位、冠状位三个平面清楚地显示子宫，比较适合先天性子宫畸形的诊断，但也有一定的缺陷，如不能评价输卵管的通畅情况、宫腔粘连情况等。宫腔镜可直视宫腔内形态，腹腔镜可以直观地观察子宫的外部轮廓，二者联合，不仅可以明确子宫畸形的类型，还可以同时进行输卵管检查及治疗宫腔畸形，目前被认为是诊断子宫畸形的金标准，但二者均为侵入性检查，且价格略贵，临床上不适合作为子宫畸形的常规检查方法。

近年来有研究探讨经阴道三维超声造影对子宫畸形的诊断作用。经阴道三维超声造影是三维阴道检查的进一步发展，对比剂进入宫腔后，与子宫肌层之间形成良好的对比界面，提高宫腔微小病变的检出率。对比剂可良好显示宫腔及宫颈管的形态和结构，了解病变的位置，清晰地观察病变是单发还是多发，局部还是弥漫性的，并可准确定位以帮助活检取材，提高诊断的准确性。经阴道三维输卵管造影还可显示双侧输卵管的形态及开口，对于宫角形状的判断更加准确。

（三）子宫畸形对妊娠的影响及手术相关问题探讨

由于畸形子宫的宫腔形态、血供及宫颈功能与正常子宫有所差异，可引起不良的妊娠结局。有研究认为由于纵隔子宫发育的缺陷导致子宫体积比正常子宫偏小，部分子宫形态异常，对胚胎的着床和发育产生影响，进而导致剖宫产子宫瘢痕部位妊娠的发生，因此建议瘢痕子宫患者再次妊娠前应常规进行宫腔检查。

先天性子宫发育异常患者行矫形手术，生育功能明显提高、妊娠结局得到改善，但存在争议。如弓形子宫，其诊断和治疗均存在争议，所以对于有症状的弓形子宫患者且排除其他对不孕的影响因素，可施行个体化治疗。单角子宫虽然可以妊娠，但是中期、晚期较多出现反复流产、早产，无有效的治疗方法，一般不需行手术矫形，妊娠后可通过宫颈环扎来降低妊娠中、晚期流产率，提高活产率。残角子宫大多数不与对侧的单角子宫相通，一般无症状，所以不需要治疗，若残角子宫的内膜有功能且与对侧单角子宫宫腔不相通，经血潴留出现周期性下腹痛，甚至并发子宫内膜异位症，需要手术切除残角子宫，同时还需切除同侧输卵管，避免将来发生该侧异位妊娠。

子宫纵隔的矫形手术是最常见的子宫畸形矫形手术，关于宫腔镜下纵隔电切术后是否改善妊娠结局尚存在争议。尽管个别研究认为手术并不能改善畸形子宫妇女的妊娠结局，但多数研究结果显示与术前相比早期流产率与总胎儿丢失率显著下降，并且胎位异常、胎儿宫内发育受限、出生低体质量情况得以改善。据观察，纵隔电切术后4～5周即可出现宫腔内膜上皮化。纵隔电切术后不但使宫腔的解剖结构得以恢复，更重要的是恢复了子宫的正常功能，从而改善了妊娠结局。

夏恩兰教授指出，宫腔镜子宫矫形手术可能导致妊娠子宫破裂，原因为：①子宫纵隔肌纤维不规律，结缔组织松弛。②子宫纵隔切割过深，热辐射致深部组织坏死。为降低术后妊娠子宫破裂风险，对有妊娠愿望患者施行宫腔镜子宫矫形术时，切割子宫纵隔宫底保留<1cm的残隔可能有益。此外值得注意的是，无论宫腔镜术中有无子宫穿孔，均有术后妊娠子宫破裂的风险。

子宫纵隔切除术中是否同时切除宫颈纵隔尚存在争议。为避免宫颈纵隔切除导致宫颈功能不全引发流产的风险，有学者建议术中保留宫颈纵隔。但此类患者妊娠后难以阴道顺产，导致剖宫产率显著高于普通人群。也有研究建议子宫畸形患者孕期必须考虑发生宫颈功能不全的可能，于孕16～28周连续超声评估宫颈状态，在宫颈长度<2.5cm或呈漏斗状时及时行宫颈环扎术。

对于早期发现纵隔子宫畸形的患者，还应尽早手术治疗，以期提高妊娠率。杨清等的研究将子宫纵隔患者分为既往无孕产史的原发不孕组，及既往有早产或流产等病史的不良产科结局组，行宫腔镜纵隔电切术后观察妊娠结局。结果发现，不良产科结局组的累计妊娠率高于原发不孕组，表明纵隔子宫畸形并不是导致不孕的唯一原因，且本研究中，宫腔镜治疗术后不孕率仍为30.3%。不孕症与多种因素有关，如盆腔内环境、精子的质量和活动力、卵泡的正常发育和排卵及拾卵、配子在输卵管内的运输、受精、胚胎的质量和子宫内膜的容受性等。对不孕症患者需积极进行其他相关检查,明确导致不孕的主要原因,尽早治疗,提高治疗效果。

子宫纵隔电切术后最佳妊娠时间目前尚无定论。蔡红红的研究中术后首次妊娠的平均时间为 8.67±5.69 个月,在术后最初的 9 个月内患者的妊娠率增长最快,之后仍继续增长但是趋势缓慢,可能由于随着术后时间进展患者年龄偏大,术后子宫纵隔复发,术后宫腔粘连、子宫内膜炎症因素,以及心理因素等各方面因素的共同影响所致。故术后应尽早妊娠,提高术后妊娠率。

四、生殖道感染

(一)生殖道感染与对生殖健康的影响

不孕症患者的阴道微生态失调率高于健康育龄期女性。不孕女性微生态失调的致病微生物主要集中在滴虫、线索细胞、假丝酵母菌、解脲支原体等病原体,其中单一病原体感染解脲支原体居于首位,其次是阴道混合性感染。生殖道感染从多个方面影响生殖健康,如导致不孕、复发性流产、胎膜早破、产褥感染等。女性生殖道感染疾病还对性生活有显著的影响,患生殖道感染的患者较健康女性性生活质量可显著降低,同时表现为不自信和性焦虑。

(二)生殖道解脲支原体及沙眼衣原体感染

近年来生殖道感染研究的热点问题是解脲支原体(ureaplasma urealyticum,UU)及沙眼衣原体(chlamydia trachomatis,CT)感染。研究结果显示,生殖道性病感染患者病原体检出率为 16.37%,男性病原体检出率为 18.79%,女性为 8.17%;UU、CT 检出率分别为 7.81%、5.58%,占前两位;按年龄段分组统计,结果显示,20~30 岁年龄段病原体检出率为 49.55%,高于其他年龄段,其中 UU+CT 混合感染占 8.64%,淋球菌(Neisseria gonorrhoeae,NGH)+UU 混合感染占 2.73%,CT+NGH 混合感染占 1.82%。研究发现,同时感染支原体属和沙眼衣原体的患者中无健康正常生育者,其中 7 例混合感染患者中就有 7 例做过人工流产,也说明人工流产会造成生殖系统机械损伤并引发不孕,而且还会增加支原体属和沙眼衣原体混合感染的概率,导致不孕。目前 UU/CT 被认为是生殖道感染最常见的病原体,CT 主要分 15 种基因型,其中 D~K 型可以通过性接触传播引起泌尿生殖道感染,L1~L3 型可以经性接触传播导致性病性淋巴肉芽肿。UU 和人型支原体(Mh)可定植于人体生殖道黏膜,对人体上皮细胞有较强亲和性,易造成黏膜细胞损伤,特定条件下可引起泌尿生殖道感染。女性感染支原体可诱发生殖道系统病变,如非淋菌性尿道炎、黏液脓性宫颈炎、子宫内膜炎及输卵管性不孕等。沙眼衣原体感染下生殖道往往缺乏明显的临床症状,如果治疗不及时,该病原菌可以上行感染至输卵管及卵巢并引起炎症性损害,最终可以导致严重的并发症如输卵管性不孕。临床及实验室研究发现,有许多因素参与了衣原体所致的输卵管损伤,包括衣原体的免疫病理学损伤、衣原体热休克蛋白 HSP60 及 HSP10、炎性细胞因子、基质金属蛋白酶、活化素、诱导型一氧化氮合酶等。最新的假说认为多个正反馈环路可能也参与了沙眼衣原体所致的输卵管损伤。尽管提出了许多观点，但是沙眼衣原体对输卵管损伤的具体机制仍有待于进一步明确。针对流动人口生殖道感染的多因素分析发现，低学历、低收入、农业户口、工人，以及未婚、有性生活和离婚或丧偶的流动人口生殖道感染发病风险较高，研究结论认为，流动人口普遍缺乏生殖道感染相关知识，上述高危人群是生殖道感染相关知识宣传教育的重点人群。

（三）UU/CT 耐药性研究

随着 UU、CT 感染率明显上升，因临床抗生素的不规范应用，加上抗生素新药的研发使用，UU、CT 对药物的敏感性也不断变化。临床治疗支原体感染主要应用可干扰微生物蛋白质合成的药物，包括四环素类、大环内酯类及喹诺酮类药物，早期治疗可减轻患者症状，缩短病程。但由于 UU 和 Mh 感染株不断增多，临床抗生素滥用或不规范用药和支原体耐药基因的出现，使支原体对常用抗生素有较高耐药率。有研究结果显示，2744 例泌尿生殖道感染患者中，982 例支原体培养阳性，其中 UU 阳性 850 例，该研究药物敏感试验结果显示，米诺环素、交沙霉素、多西环素、四环素对支原体的抗菌活性良好，其次为红霉素、阿奇霉素，而环丙沙星和氧氟沙星的耐药性较高。因此治疗支原体感染，应根据药物敏感试验结果选择适宜抗生素。如果没有条件做药敏检测，可经验性给予米诺环素、多西环素、交沙霉素等本地区敏感性较高的抗生素，提高临床治愈率，减少耐药菌株的产生。CT 对米诺环素、多西环素耐药性较低，对罗红霉素、氧氟沙星、阿奇霉素耐药性较高。CT 感染是全世界范围内的公共健康问题，研制有效的疫苗被认为是控制 CT 感染的最佳方案，疫苗能够刺激免疫系统产生保护性免疫，并能够避免免疫病理带来的不良后果。到目前为止仍然没有成熟的 CT 疫苗问世。

（四）生殖道支原体感染诊治专家共识（2016 版）

针对生殖道支原体阳性患者，中国性学会性医学专业委员会生殖道感染学组于 2016 年发布了专家共识，共识指出，不需要对孕期下生殖道检出 UU 的患者进行干预和治疗。如果怀疑下生殖道支原体上行感染至宫腔导致绒毛膜羊膜炎及早产，需要从上生殖道取样进行评估。男女双方生殖道 UU 培养阳性对 IVF 的受精率、异常受精率、卵裂率、临床妊娠率及流产率均没有明显影响。如果男女双方均无泌尿生殖道感染的相关症状，仅 UU 阳性，考虑为携带者，不必治疗。UU 感染经治疗后症状体征消失，仅 UU 实验室检查结果为阳性时，应考虑是否转为 UU 携带，不必继续进行药物治疗。男性若确诊为 UU 性尿道炎，建议同时治疗性伴侣，期间注意避免无保护性交。男性精液质量异常且有生育需求时，男女双方建议同时治疗 1 个疗程。治疗盆腔炎时，应考虑支原体可能参与盆腔炎的发病，抗菌谱宜覆盖支原体。

（王　玉）

第四节　辅助生殖技术相关的新进展

以体外受精-胚胎移植（in vitro fertilization & embryo transfer，IVF-ET）为主要代表的辅助生殖技术（artificial reproductive technology，ART）在中国大陆已经实施了 30 余年。在过去的 10 年间，发达国家对辅助生殖技术的需求平均每年增长 5%～10%，单单在中国，就有超过 1000 万对夫妇需要接受辅助生殖治疗。纵观生殖医学近年来的发展历程，每一次临床数据的提高都离不开基础医学和实验室技术的变革和支持。在过去的 2016 年，为了进一步提高不孕症的治疗效果，让更多不孕患者能顺利分娩一个健康的婴儿，许多新的技术开始应用于临床，并取得可喜的成果。

一、临床技术研究的新进展

（一）促排卵方案的改变

当下社会越来越多的女性为了得到更好的教育和职业，将生育计划推迟至 30～40 岁，同时随着我国二孩政策的开放，高龄不孕女性成为不孕门诊的主流人群。对于高龄不孕女性，IVF 为其重要的助孕手段，伴随而来的控制性促排卵（controlled ovarian stimulation，COS）是关键步骤，高龄女性常常伴随卵巢低储备（diminished ovarian reserve，DOR）、早发黄体生成素（LH）峰及低质量卵/胚胎等问题。

针对 DOR 患者，秦宁馨等通过回顾性分析 70 例行 IVF/卵胞质单精子注射（intracytoplasmic sperm injection，ICSI）-ET 治疗的患者的临床资料，比较其 73 个月经期取卵和 270 个非月经期取卵的结局，结果发现尽管月经期取卵的获卵数、成熟卵数、可用胚胎数小于非月经期取卵，但获卵率、卵裂率和卵子利用率组间无统计学差异，为反复周期取消、高基础雌激素的 DOR 不孕症患者节约了治疗时间，提供了新的方法。

对于早发 LH 峰，上海刘亚丽、匡延平等发现氯米芬联合高孕激素促排卵方案可以有效抑制早发 LH 峰，促排卵过程中 LH 水平平稳，且可以获得优质发育潜能的胚胎。该方案类似于近年来被尝试的新的促排卵方案——黄体期促排卵，通过高孕激素的外源性给予模拟黄体期状态，用于高龄、卵巢低反应患者能获得较好的临床和实验室结局。叶红娟等将此方案应用于卵巢高反应多囊卵巢综合征（polycystic ovarian syndrome，PCOS）患者，有效预防自发性 LH 峰发生，并且发现基础高 LH 水平未损害 PCOS 患者的卵子及胚胎质量，对其临床结局也无明显影响。因此高孕激素超促排卵方案是一种新的简单、安全、高效的垂体非降调节超促排卵方案，但还需大样本多中心的随机对照试验进一步证实。

（二）中医学的应用

近年来，中医学逐步渗入 ART 的不同阶段中，在提高活产率、降低与治疗并发症方面取得了显著的成果。中医药可以在宏观上调控内分泌的环境，与 IVF-ET 技术相辅相成，调节月经周期，平衡阴阳气血，为 ART 营造一个良好的内分泌环境，改善患者的基础体质状态，从而提高妊娠率。

与中医其他疗法相比，针灸在局部与全身的综合作用方面具有明显优势。针灸既可以通过四肢肘膝关节以下的穴位循经取穴或微针疗法等起到全身调整作用；又可用多种刺激方法专注于局部，直接改善局部组织的痉挛、粘连、血供差等病理现象。针刺与 ART 结合运用提高 ART 成功率、减少促排卵并发症的研究越来越被人们所关注。卵巢过度刺激综合征是临床促排卵过程中最常见的并发症，前期有大量研究显示电针刺可以减少 PCOS 患者促排卵过程卵巢过度刺激综合征的发生率。陈莉等利用电针刺干预卵巢过度刺激模型大鼠，发现电针刺主要通过降低血清雌激素、雄激素、泌乳素水平，显著抑制血清炎症因子 IL-6、TNF-α、MCP-1 的释放，减少血管活性因子 VEGF 的生成，改善血管内皮细胞通透性，最终达到延缓卵巢过度刺激综合征进程的目的。周莉等提出针灸序贯法概念，即采用顺应月经不同期的不同针灸方案辅助治疗，结果显示序贯法可以改善卵巢储备、提高卵子质量，增加子宫内膜厚度、改善子宫内膜容受性，良性调整激素水平、提高卵巢反应性，同时还可有效治疗多种妇科基础疾病，改善患者临床症状。

中医学认为，肾为先天之本，主生殖，生殖之精生成障碍是造成不孕的主要原因，因此在控制性超促排卵阶段多采用补肾疗法。"补肾调周"法应用提示补肾养血活血的重要性，其与促性腺激素配合，能够提高胚胎质量、改善子宫内膜状态。中医药人工周期疗法可降低卵巢低反应患者 IVF-ET 治疗中 Gn 用量，提高临床妊娠率，改善妊娠结局。

此外，对于提高 IVF/ICSI 受精率、胚胎移植后先兆流产保胎、取卵镇痛等方面，中医药均有显著疗效。尽管目前中医药在辅助生殖技术中的应用仍然存在许多问题，诸如研究尚浅、中医方剂和剂型多种多样等，但中医药对生殖技术的辅助疗效使传统医学具有良好的应用前景。

二、实验室技术研究的新进展

（一）胚胎植入前的遗传学诊断/筛查

1990 年，Andyside 等在国际上首创植入前胚胎遗传学诊断（preimplantation genetic diagnosis，PGD）/筛查（preimplantation genetic screening，PGS）技术。近年来随着高通量测序的临床应用，该技术能够为染色体结构或数目异常及更多单基因病的患者提供更优质、高效的服务。然而，目前临床采用的用于 PGD/PGS 分析的标本采集是一种有创伤性的过程，可能会对胚胎质量和发育水平有潜在影响；动物实验表明，有创性的活检可能会造成神经退行性病变、表观遗传修饰的异常、后代卵巢功能异常等，而且，有创活检对仪器设备、操作人员的技术水平和熟练程度要求较高。正因为如此，十分有必要研发一种安全又有效、无须活检的无创胚胎染色体筛查（non-invasive chromosome screening，NICS）技术。

研究发现，胚胎发育过程中代谢产生（如存在于囊胚腔内或者培养液中）的 DNA 同样可以用于胚胎染色体情况的检测。2016 年，Xu 等通过多次退火环状循环扩增（MALBAC）技术结合第二代高通量测序的方法，检测囊胚培养液，得出全 23 对染色体的非整倍体情况，结果显示 NICS 样本与胚胎样本存在高度相关性，敏感度和特异性分别达 88.2% 和 84%。在 NICS 的安全性和有效性得到验证后，应用于临床，对平衡易位家庭的胚胎进行检测，选择检测正常的胚胎移植，患者成功怀孕，于 2016 年 3 月 5 日成功分娩。NICS 技术对样本的提取手段进行了革新，将胚胎植入前诊断技术推向新的高度，或将大幅提升胚胎染色体筛查可及率，有望造福更多存在生育难题的家庭。

除了 NICS 技术，2016 年我国多家生殖中心勇于创新，在 PGD 临床应用方面取得了非凡的成绩。郑州大学第一附属医院应用国际上先进的单细胞"核映射（Karyomapping）及 SNP 芯片"技术，对具有家族性亨廷顿舞蹈症病史的女性进行单基因遗传病胚胎植入前诊断，使该患者诞下一名健康女婴。解放军总医院采用先进的 Mate-Pair 高通量测序的方法，不仅筛查全基因组范围内染色体数目异常，还能检测到染色体的结构异常，诞生首例平衡易位试管婴儿。上海长征医院顺利诞生我国首例利用 MALBACTM 技术成功阻断显性多囊肾的健康婴儿。我国是遗传病大国，单基因遗传病超过 7000 种，PGD/PGS 技术的应用和推广无疑对提高人口素质、减轻社会负担、促进社会和谐具有重大意义。

现有 PGD/PGS 大多应用于对已知基因疾病的诊断，但是对胚胎学家来说，精子、卵子、胚胎的形成发育过程仍存在许多谜团。人类的繁衍起源于卵细胞和精子结合后形成的受精卵，而卵细胞成熟障碍的出现，完全阻碍了受精卵的形成，对人类的繁衍和生殖造成了非常严重的影响。胚胎学家起初对此毫无策略，只能将发育停滞的卵母细胞"丢弃"。而在人类辅助生殖技术临床工作中，反复多个助孕周期出现卵成熟障碍的情况并不少见，这给患者造成了极大的经济和心理负担。2016 年，复旦大学王磊等学者利用外显子组测序技术对具有卵细胞成熟障碍的 24 个患病家系进行研究，在国际上第一次发现人类 TUBB8 基因的突变会导致卵细胞减数分裂阻滞。TUBB8 发生突变后，破坏了微管表达方式，改变了体内微管动力，这对卵母细胞减数分裂中纺锤体的正常组装有非常大的影响，从而造成卵细胞成熟障碍，最终导致女性不孕。对于临床及胚胎实验室而言，TUBB8 为发育停滞的卵细胞提供了新的筛查方向，该研究的发现为卵细胞成熟障碍的病因及后续的分子治疗提供了理论依据，也扩大了 PGD/PGS 的应用范围。

（二）胚胎基因修饰及人造配子研究

近年基因编辑技术迅猛发展，关于人类胚胎基因修饰的问题一直存在很大的争议。这些新技术除了被大家所熟知的 CRISPR 基因修饰技术外，还有线粒体移植技术及人造配子技术。

2015 年，我国中山大学黄军教授就首次利用 CRISPR 技术修改人类胚胎基因，对人类胚胎中有可能导致 β-珠蛋白生成障碍性贫血的一个基因进行了修改，虽然研究所用的胚胎均无法发育成婴儿，且不能正常出生，但在全球学术界引发了道德争议。2016 年 4 月，我国广州医科大学附属第三医院范勇博士团队使用编辑技术对人类胚胎进行基因编辑，精确切除了 CCR5 基因的 32 个碱基，使得部分胚胎获得了艾滋病感染的免疫能力。目前，研究人员似乎已经克服了胚胎嵌合和脱靶效应两大难题，但关于人类胚胎的基因编辑技术，还有许多监管问题亟待解决。期待在不久的将来，在不违背法律和伦理的前提下，该技术能够安全、有效地为更多的不孕症患者服务。

人造配子的概念是近年来生殖领域新技术发展的产物。在不孕症诊治的日常工作中，配子（卵子或精子）捐献-体外受精胚胎移植助孕技术非常普遍。然而，由于卵母细胞本身的一些特殊性，以及我国相关法律的规定，暂时没有卵细胞库可供使用，因此对于卵巢早衰等疾病的患者而言，迅速获得卵源显得十分困难。为了通过诱导干细胞分化得到卵细胞，近年来相关研究对此开展了广泛的研究，但关于卵源干细胞是否存在的争议一直没有定论。另外，虽然精子库的存在为许多无精子症患者提供了生育的可能，但终究难以实现生育和自身有血缘关系的后代。因此，人工制造配子的研究技术显得尤为重要。2016 年初，我国科学家首次实现小鼠胚胎干细胞体外分化并获得具有功能的精子细胞，随后利用这些人工精子可以成功获得健康后代，该成果发表于著名杂志 *Stem Cell* 上。虽然该技术在灵长类动物中尚未得以验证，能否成功应用于人类更是不得而知，其安全性也需更多的研究来支持，但该研究结果提示我们，依赖于配子捐献的人类辅助生殖技术，有被人工配子技术取代的可能。

"人造胚胎"更是吸引全球的新焦点。2016 年 9 月，*Nature Communication* 杂志发表了英国 Anthony Perry 的研究，研究显示，将小鼠精子注入改造过的失活胚胎中，即绕过受精这一关键步骤后，仍然能够产生健康的后代。这项研究颠覆了生殖科学中的传统观点：只有一个卵母细胞和精子结合受精后，才能够形成胚胎并产生后代。该研究为胚胎研究提供新的思路，为临床上胚胎发育阻滞的患者夫妇提供了新的"补救"方案。

三、辅助生殖技术安全性的研究进展

（一）辅助生殖技术与母亲安全性

在 ART 技术实施中，有关母体安全性中讨论最多的即是超促排卵之后出现的中重度卵巢过度刺激综合征（ovarian hyperstimulation syndrome，OHSS）对于女性全身和局部的影响，以及 ART 治疗后多胎妊娠相关的母胎产科并发症。但关于通过 ART 获得妊娠的相关母体妊娠并发症发生情况的报道较少并有争议。有学者认为由于 ART 的妊娠绒毛膜发育起始于体外培养，这种胎盘早期的发育环境改变会导致相关妊娠并发症的发生率增高。但也有学者指出，ART 不增加胎盘相关性妊娠并发症包括子痫前期、胎儿生长受限、胎盘早剥和死产等的发生。因此，目前的结论并不统一，不同人群和不同地区的研究结果存在较大差异。

此外，在 IVF 治疗过程中，大多数的方案均会使用促排卵药物，造成体内超生理雌激素状态的出现，是否会增加乳腺癌的风险是众多学者所关心的话题。2016 年 7 月，来自荷兰的一项大型队列研究表明，IVF 促排卵治疗和乳腺癌之间没有关系。该研究甚至发现和进行 1、2 个 IVF 周期的患者相比，进行 7 次及以上 IVF 周期的女性乳腺癌发病率反而更低。在人类辅助生殖技术不断飞速发展的今天，越来越多的不孕症患者开始接受 IVF 治疗，该研究打消了许多学者对乳腺癌风险增加的担忧，同时也

期待我国相关研究数据的发表。

（二）辅助生殖的子代安全性研究

由于 ART 各项技术的直接临床应用前均无充分的实验室基础研究背景，它的出现在解决人类诸多生育问题的同时，人为地引入了大量非生理性的操作，在生命形成最关键、最易受外界影响的受精和胚胎早期发育阶段对生殖过程进行干预，这一特殊人群与自然妊娠获得的后代相比是否存在更大的健康风险，随着 ART 出生子代人数的增加，已成为全球范围内关注的问题。

动物研究发现 ART 相关配子或胚胎体外操作或培养会引起子代表观遗传修饰改变，主要为印迹基因区甲基化修饰异常导致基因印迹异常。典型的病例为多项研究报道的由基因印迹缺陷导致的 Beckwith-Wiedemann 综合征（BWS）和 Angelman 综合征（AS）患病率升高。导致表观遗传学异常的可能原因有夫妇双方的不孕遗传背景、超促排卵、体外操作及培养。

周琪院士研究组通过将高脂饮食诱导的肥胖小鼠的精子总 RNA 注射进正常的受精卵，发现其出生的子代小鼠在正常饮食下也会出现类似于父代肥胖小鼠的糖代谢紊乱，这提示肥胖小鼠精子 RNA 中携带有传递父代获得性性状的表观遗传信息。进一步分析发现：父代肥胖小鼠模型中精子 tsRNA 的表达谱及 RNA 修饰谱均发生了显著的变化。通过分离肥胖小鼠精子中的 tsRNA 片段并注射到正常受精卵内，发现 tsRNA 能像总 RNA 一样诱导子代代谢紊乱，而注射其他片段的精子 RNA 则不能引发代谢紊乱。本研究从精子 RNA 角度，为研究获得性性状跨代遗传开拓了全新的视角，提出精子 tsRNA 是一类新的父本表观遗传因子，可介导获得性代谢疾病的跨代遗传。

在生命起始时期，精卵结合之后开启了一系列剧烈的染色质重编程事件。染色质的重编程还伴随着许多组蛋白修饰的变化，组蛋白修饰对基因表达与沉默发挥着重要的调控作用。然而由于早期胚胎材料的稀缺性，此前的技术手段都难以开展这些工作。哺乳动物植入前胚胎全基因组水平组蛋白修饰的建立与调控是发育生物学领域一个亟待解决的科学问题。同济大学高绍荣团队首次利用微量细胞染色体免疫共沉淀技术揭示了 H3K4me3 和 H3K27me3 两种重要组蛋白修饰在早期胚胎中的分布特点及对早期胚胎发育独特的调控机制，发现 H3K4me3 修饰在早期胚胎大量存在，并在基因表达调控和胚胎发育第一次细胞命运决定中发挥重要作用，其结果对研究胚胎发育异常、提高辅助生殖技术的成功率具有重要意义。

在 IVF 治疗过程中，多囊卵巢综合征患者通常是典型的高反应人群，极易出现卵巢过度刺激。为了降低取卵周期 PCOS 患者卵巢过度刺激综合征的发生率，通常会选择全胚冷冻，但此类患者冻融胚胎复苏移植的妊娠率及新生儿的健康情况究竟如何并不清楚。我国陈子江教授课题组联合其他中心开展的多中心大样本随机对照临床研究，共纳入 1508 例 PCOS 患者，结果显示：和新鲜胚胎移植相比，冻融胚胎复苏移植周期活产率增高，为 49.3%（对照组为 42.0%）；流产率降低，为 22.0%。另外，两组新生儿并发症差异无统计学意义，但冻融胚胎复苏移植患者妊娠后先兆子痫的发生率略高于新鲜胚胎移植患者。本研究标志着多囊卵巢综合征临床研究在国际上取得重大突破，为临床辅助生殖技术全胚冷冻策略应用的安全性、可靠性提供了科学依据，具有重要里程碑意义。

辅助生殖技术带来的子代安全性问题越来越被人们关注，从临床策略决定临床结局到表观遗传修饰代际遗传，子代安全性相关难题被剖析清楚，为 ART 的广泛应用提供了重要理论依据。

（陈　莉）

第五节　男性生殖健康促进新进展

男性在家庭和社会生活中承担着高强度和高压力的工作，由此更容易产生生殖健康问题。男性的生殖健康并不仅限于是否患有性功能障碍、前列腺增生症等身体疾病，我们需要关注、关爱、关心男性群体完整的身心健康。近年来许多学者在男性生殖健康领域及跨学科开展了大量研究，促进了男性生殖健康基础理论的深入探讨。本文主要介绍 2016 年我国医学在该领域的新进展。

一、男性不育促进新进展

男性不育作为传统男科学主要聚焦的内容，一直都是研究关注的热点。在过去的 50 年里，男性精子数量和质量下降了近 50%，将来不育症的发生率可能高于目前文献报道的 15%。按照美国泌尿学会的男性健康检测表，我们将男性生育评估作为男性生殖健康评估的一个基本要素。最近有学者提出一种新的思路，使睾丸组织培养及睾丸移植等多种体外及体内培养模型的发展及优化，实现了由二维到三维的转变。由于新培养模型能较好地模拟睾丸内环境，完成完整的精子生成过程，为研究睾丸形成及发育、睾丸功能调节等环节提供了重要方法，促进了男性不育症治疗理念的进展。

（一）职业环境

随着我们对男性不育病因的深入研究，许多人意识到过去所研究的环境因素可能已不适用于现今的生育人群。动物模型实验指出，动物的生殖系统对环境污染具有高度敏感性。生殖系统内环境的改变可影响性腺的功能、配子的发生和胚胎生长发育，导致子代出生缺陷。这一结论与人类大数据流行病学调查部分结果相吻合。在世界范围内男性生殖健康现状不容乐观，然而众多男性对如何预防疾病和怎样保护自身生殖系统健康却重视不够。

职业习惯及压力：男性生育能力和职业因素密切相关，国外文献报道的与男性不育关系密切的职业是电焊工、驾驶员、面包师等。这可能与其需要长期暴露在污染物过多的环境中、久坐导致阴囊温度偏高或是长时间待在高温环境等原因有关。李建军等针对长沙地区男性不育相关因素的一项流行病学调查显示，以体力劳动为主的人群不育症发病率低于以脑力劳动为主的人群不育症发病率。其中经商的男性不育症发病率最高，其次为司机，而医务人员发病率最低。这说明医务工作者因为具备医学知识，更加注重生殖保健。另外，研究还发现月收入高的人群不育症发病率较高，说明长时间处于精神和身体压力大的环境下，会出现生殖内分泌紊乱，影响性激素水平，从而对男性生殖系统造成损害。心理压力、抑郁等精神因素与内分泌相关，使精子数量下降，精神因素是占据主导作用的。这种精神因素很常见，会在一定程度上影响生育治疗的男性的心理和身体健康，而提高不育男性的信心可以减少其精神压力和心理障碍，加速病情的好转。还有研究发现，长期大量运动、过度运动，由于睾酮合成酶活性降低，从而影响睾酮合成，会导致机体内血睾酮水平显著下降，不利于男性的生殖健康。因此，在助孕和治疗男性不育过程中应当重视综合考虑各种因素的影响。

（二）环境污染物

随着现代化工业的不断发展，环境中存在多种具有潜在内分泌活性的物质，统称为环境内分泌干扰物（environmental endocrine disrupting chemicals，EDCs）。美国环境保护处将 EDCs 定义为"一种通过改变体内天然激素合成、分泌、转运、解聚、代谢而影响体内稳态修复、生殖、发育和运转的物质"。最近一篇关于 EDCs 和男性生殖健康的特刊，试图阐明 EDCs 在日益广泛的生殖障碍发病机制中所起的作用。事实上，越来越多的证据表明，EDCs 会影响激素的分泌，可能导致男性和女性性腺提前成熟，男性精液质量下降，影响睾丸间质细胞的功能，增加男性生殖疾病的发生。双酚A 作为一类典型的内分泌干扰物，对男性生殖健康危害极大。最近研究指出，它会导致生精障碍小鼠睾丸间质细胞 G 蛋白偶联雌激素变体（GPER）表达上调，引起性激素水平紊乱、精子质量下降，从而造成雄性生殖障碍；也能通过抑制人精子获能相关的酪氨酸磷酸化而影响精子功能。抑制精子功能只需很小浓度的双酚 A，因此，提示环境中双酚 A 污染可能是造成男性生育障碍的一个重要因素。农利灵（乙烯菌核利，Vnz）是一种二羧酸杀菌剂，广泛应用于水果和蔬菜中，在体内和体外都是一种雄激素受体拮抗剂。研究指出，农利灵会干扰雄激素在雄性大鼠从发育到成熟过程中的作用。此外，在性分化的关键时期，暴露于农利灵中会导致成年雄性大鼠出现性发育迟缓的异常情况。持久性有机污染物也是影响男性生殖健康的一个因素，最近的研究发现中国在签署斯德哥尔摩公约后仍长期暴露于持久性有机化合物的明显证据：即便是低浓度的污染暴露也会影响到男性的尿液代谢。学者还发现，EDCs 会引起多种健康问题的隔代遗传效应。利用大鼠睾丸细胞 3D 共培养模型可以建立雄性生殖毒性测试平台，有利于进行雄性生殖毒性评价和机制研究。

为了保障那些长期暴露在污染物中人群的生殖健康，需要找到替代技术，淘汰陈旧方法。更加系统地收集处于职业暴露高危人群的生殖信息，能使我们更详细地了解那些迄今还未被完全认识的、对人类生殖具有潜在危险性的化学物质。在临床工作中，诊断男性不育症和其他男科疾病时，应该将环境污染因素作为常规考虑，尽量进行全面的生殖功能评估。

（三）饮食与生活方式

越来越多的临床研究指出，性病蔓延、吸毒、酗酒、过度吸烟等因素会造成男性生殖器官睾丸的损害，是导致男性不育的最常见原因。张周等的问卷调查研究显示，男性不育的危险因素中涉及个人生活方式层面的因素达 6 个，在这 6 个因素中，肥胖（$OR=12.66$）、睡眠缺乏（$OR=9.56$）和饮酒（$OR=$

7.65）危险度较高。随着人群膳食结构及生活方式发生改变，超重和肥胖的患病率呈急剧上升的趋势。肥胖大多数是个人不良的生活方式所致，与肥胖相关的性腺轴功能异常多在干预肥胖后得到逆转。过度肥胖还可以影响青春期男性一系列的生理变化，包括身高、肌肉、骨骼的增长，第二性征的出现，以及生殖器官的发育。在电磁辐射和男性生殖系统相关性研究中，有多项研究报道了长期暴露于电磁环境中对生殖健康具有不利影响，包括精子浓度活力的下降、活性氧水平升高及精子 DNA 损伤增加。而最近的研究表明，电磁辐射（手机波段）可能通过降低精子运动能力和存活率，以及增加精子头部缺陷和早期凋亡的机制影响精子质量，而且这种负面影响与手机辐射的频率、时长呈显著正相关，并认为高频磁场可能与睾丸疾病中癌的发病率增高相关。少量的酒精引起血管舒张，而大量酒精则引起中枢神经系统抑制。酗酒和滥用酒精会导致勃起功能障碍和射精延迟。不健康的饮食和生活方式已经成为威胁当今男性生殖健康的一个不可忽视的危险因素。

（四）遗传学研究

大数据统计表明，60%～65%男性不育症是特发性的，而大多数特发性男性不育被认为是由尚未查明的遗传缺陷所致。尽管辅助生殖技术让许多不孕不育夫妇"喜得贵子"，但同时也增加了一些遗传疾病传给下一代的风险。因此，临床治疗这些基因缺陷性疾病，尚有赖于对基因遗传学更加深入的研究。

1. 单基因遗传缺陷导致的男性不育和精子功能障碍　精子对人类的繁殖至关重要，精子鞭毛的畸形会导致男性不育。精子鞭毛多发形态异常（multiple morphological abnormalities of sperm flagella，MMAF）常见于以下几种情况：无鞭毛、鞭毛过短、螺旋形鞭毛、弯曲形鞭毛和不规则形态鞭毛，这些异常都会影响精子的活力。研究发现 CFAP43 和 CFAP44 缺乏的雄性小鼠表现出 MMAF 表型，而相应的雌性小鼠则具备正常生育能力。通过人类基础研究和动物模型的实验发现，在 CFAP43 或 CFAP44 中，双等位基因突变可能导致精子鞭毛出现畸形，由此影响精子的活力，可能揭示精子鞭毛多发形态异常形成的新机制。无头精子是精子畸形中的一种比较罕见的类型，致病突变基因还未确定。朱复希等通过对 2 位不相关的不育男性进行全外显子基因测序锁定了 SUN5 基因。后续实验中，在畸形精子的头尾交界处观察到 SUN5 基因的缺失、显著减少或基因片段被删减等突变现象，据此推测，SUN5 双等位基因的突变可能导致常染色体隐性无头精子症的发生，从而造成男性不育。

2. 表观遗传学研究　表观遗传学被认为与性及生殖健康密切相关，因为它们解释了基因组、基因环境和疾病表型之间的相互关系。主要研究内容是在不改变 DNA 序列的前提下，改变基因表达的多个过程，包括 DNA 甲基化、翻译后组蛋白修饰、染色质重塑和 miRNA 的调控，在不同细胞、组织、器官、性别、物种和发育阶段中可以表现得多样化。这些表观遗传信号通过正或负反馈机制对细胞产生影响。对于雄性和雌性生殖细胞生长和发育过程中一系列表观遗传机制的深入研究，是生殖健康研究的一个重要领域，有望由此产生新的诊断方法和治疗技术。Science 杂志报道了中国学者的发现，在高脂饮食诱导的父代肥胖小鼠模型中，存在一类成熟精子中高度富集的小 RNA（tsRNA）。这种小 RNA 可作为一种表观遗传信息的载体，将高脂诱导的父代代谢紊乱表型传递给子代。精子 tsRNA 可能通过转录级联反应影响早期胚胎及出生后 F1 代代谢相关基因的表达，并且这种转录级联反应的逆调节可以影响 F1 代的表型。另外，有学者发现补肾中药生精方可以上调少弱精子症患者精子印迹基因 *H19* 表达。表明补肾类中药可能具有防护生精细胞表观遗传改变的作用，推测可以应用中医药防护环境污染物导致的精子表观遗传的改变。

（五）内分泌紊乱和其他疾病

在进行非生殖系统疾病诊疗时，临床医师常常只关注疾病本身而忽视了男性患者的生殖健康问题。非睾丸性疾病可以从不同水平破坏下丘脑-垂体-睾丸这一传导通路。因此，在治疗过程中要仔细考虑患者的生殖健康。滥用激素类药物、神经系统药物和心血管系统药物均影响睾丸产生精子，若超剂量长期服用，可损害睾丸生精功能。众所周知，糖尿病、心脏病、高血压等疾病常伴有男性不育，但是随着研究的深入，人们发现许多疾病都可能对男性生殖健康造成不利影响。最近的一项研究指出，男性不育和将来患睾丸癌、糖尿病及心脏疾病的风险之间存在相关性。通过多年的研究，进一步阐明了男性不育的病因，对未来新治疗方法的研究做出了贡献。

二、男性性功能障碍研究新进展

随着生活水平的提高，人类对于性生活质量的要求也随之升高，不再仅仅局限于以生育为目的。虽然性功能障碍这种疾病不会危害患者生命，但会极大地影响患者的生活质量，打击患者的信心，危害到患者的家庭稳定。男性性功能障碍有多种表现形式，包括勃起功能障碍和射精功能障碍等。在治疗患者性功能障碍疾病时，应先积极进行基础疾病治疗，如心血管疾病、糖尿病、高脂血症、抑郁症等。因为在治疗这些疾病时应用的部分降压药、降脂药、抗抑郁药可能会引起勃起功能障碍。

（一）手术及物理治疗

勃起功能障碍（erectile dysfunction，ED）的患者，常口服选择性 5 型磷酸二酯酶抑制药如西地那非、伐地那非、他达那非。因使用方便、安全、有效，易被多数患者接受，已成为治疗 ED 的首选方式。阴茎海绵体注射疗法目前作为第二线治疗方法。该方法通过海绵体注射各种药物来改善不同状态下的 ED。一般注射物选择作用于 VIP/PGE1-cAMP 信号通路的血管活性药物，但最近的基础研究表明，由于移植干细胞具有再生能力，通过海绵体注射干细胞在治疗糖尿病或神经损伤导致的 ED 方面具有巨大的潜力。目前应用较多的有骨髓间充质干细胞（BMMSCs）、脂肪干细胞（adipose-derived stem cells，ADSCs）、肌源性干细胞（MDSCs）等。有报道称，在对链脲佐菌素诱导的糖尿病大鼠 ED 模型的研究中发现，注射 ADSCs 的微量组织比注射 ADSCs 的保留率高，能改善海绵体内压和神经元一氧化氮合酶的表达，能提高大鼠的勃起功能和组织病理学变化。这一方法可能会成为新的治疗方法，比传统注射 ADSCs 更有前途。阴茎海绵体结构的改变是各种原因所致 ED 最终的共同病理机制，针对阴茎海绵体结构重塑的研究有可能为 ED 的彻底治愈提供新的手段。

（二）心理治疗

男性性功能障碍疾病与心理因素密切相关。一项针对上海 20～85 岁 1366 名男性的生殖健康（更年期症状、前列腺症状和性功能）与焦虑、抑郁关系的研究显示，男性生殖健康状况与焦虑、抑郁等心理问题相互影响。焦虑、抑郁加重男性生殖健康状况；同时，生殖健康状况出现问题，易造成焦虑和抑郁。

（三）中医和中药治疗

中医药治疗男性性功能障碍有几千年的历史。例如房中书就包含许多有效且安全的性技巧和治疗方法，是前人经验的总结，类似于现在的行为疗法和心理疗法。对于这些古书中描写的内容可以批判性地分析、总结，将科学、有益的部分与现代医学实践结合，既有利于帮助受性功能障碍困扰的患者，又有利于促进中国传统文化的发展。淫羊藿苷（icariin，$C_{33}H_{40}O_{15}$）是来源于传统中药淫羊藿的有效成分，具有选择性 PDE5 抑制作用而改善勃起功能。最近的报道称，将小鼠分为对照组、低剂量实验组、中剂量实验组和高剂量实验组，分别给不同剂量淫羊藿苷进行实验。所有的实验组都呈现更短的射精潜伏期，相同时间里射精次数明显增加，睾丸和前列腺指数与对照组相比明显提高。而淫羊藿苷能改善雄性老鼠的性功能，可能与下丘脑-垂体-性腺轴和 PI3K/AKT/eNOS/NO 信号通路有关。中医的深入研究将会给男性性功能障碍的治疗开辟一条新思路。

三、男性终身性健康研究新进展

前面的篇幅着重提及的都是成年男性生殖健康面临的考验和挑战，这部分内容集中讨论一下其他时期男性的生殖健康情况及相关的研究进展。

（一）儿童期及青春期生殖健康

青春期生长缓慢，性发育迟缓，性腺功能减退等儿童期的慢性病会严重影响青少年及成年男性的生育能力。人们往往忽视患慢性病儿童和青少年的生殖健康，这样的忽视将导致这些患者在成年后面临着不孕不育的风险，各方面的生活质量堪忧，承受着巨大的生活压力。因此，对所有在儿童期患有严重/长期慢性疾病的年轻成年患者，都应在具有适当专业知识的专业中心提供生殖保健，涉及包括内分泌学家、泌尿科医师、遗传学家、心理学家和专科护士在内的多学科团队。目前我国性教育的内容单一，深度不够，没有提供需要的信息和技能，而且大部分跟学生的生活没有太大联系。进入青春期的年轻人往往通过手机和互联网了解学习性知识，但是大多数信息是被扭曲的、带有误导性质的、错误的。目前我国的性教育现状，除了青春期性教育的严重不足，儿童期性教育这部分基本是空白的。而儿童关于性的问题应该在合适的年龄段以一种积极的、愉快的方式得到解答，这不仅有助于儿童正确认识自己的性别、性器官及其功能，树立正确的性别意识，也有助于儿童抵制性侵犯，为儿童以后的性教育和生殖健康成长打下良好的基础。

（二）更年期及老年期生殖健康

研究表明，睾酮水平在 20 岁左右达到最高点，由于睾丸中 Leydig 细胞的减少，开始随着年龄增长每年下降，成为影响男性生殖健康的因素之一。最近的研究表明，男性从生殖功能旺盛期过渡到后生殖期也可视为"更年期"。男性更年期会出现一系列相关的临床症状，诸如精子质量下降、性功能下降、睡眠障碍、性功能障碍、乏力及肌肉萎缩等。研究还发现，男性年龄的增长会影响妊娠率，此外，父亲年龄的增加也增加了自发性流产风险，以及异常细胞凋亡和活性氧造成的 DNA 损伤所致的后代遗传异常和出生缺陷的风险。男性所经历的激素水平的下降，不像更年期女性那样有一个明显的时间点，但下降本身是真实的且反映出很明显的效果。

随着"二孩"政策的放开，产生了"高龄生育趋势"这个新问题，越来越多高龄夫妇需要孕育自己的后代。因此，为了拥有一个健康的孩子，高龄夫妇对于相关风险的产前咨询非常重要。对于需要借助辅助生殖技术生育后代的高龄夫妇，进行咨询的医师必须充分了解高龄父亲对生殖成功的潜在影响。对老年男性，了解其完整的医疗史，特别是既往用药史和手术经历是至关重要的。胚胎植入前遗传学筛查也是必须具备的，尤其是关注胎儿的健康风险问题。如果具有家族病史、遗传缺陷的存在，这对夫妇应该进行遗传咨询，了解他们继续妊娠可能出现的风险。现代的医疗水平和对男性更年期的认识，使中老年男性的生殖健康能够获得一定程度的保障，使其免于遭受太多的痛苦。

四、男性避孕的研究新进展

与女性避孕研究的广泛应用相比，男性避孕方法的相关研究远远落后于女性避孕法，成效不尽如人意。但随着男科学的发展，男性避孕方法也得到了极大提高。除了常规的男性避孕方法（包括体外排精、阴茎套、安全期避孕法、输精管栓堵和输精管结扎等）外，男性避孕药也渐渐出现。

免疫避孕具有高效、特异、可逆、不良反应小、长效、安全、廉价的特点，是一种理想的避孕方法，也是近年男性避孕领域的研究热点，主要在作用于生殖激素与精子相关蛋白等方面发挥作用。对于免疫避孕而言，所有妊娠必备要素和妊娠特异性要素都可以当作潜在的避孕靶标。基于精子抗原和白血病抑制因子（LIF）的疫苗都处于不同实验阶段，并在实验室动物模型上显示效果，尤其是鼠类模型。最近的研究发现，尿激酶型纤溶酶原激活因子（uPA）与男性生殖密切相关，通过精子功能测试发现，在免疫接种组中，精子浓度、精子活力和体外受精率均低于对照组（$P<0.05$）。对雄鼠进行人类 uPA 皮下注射可以有效地降低它们的生育能力，因此，这可以作为免疫避孕研究中的一个新靶点。人类免疫避孕的要求有其特殊性，与动物避孕的要求不同。随着生物信息学技术和分子生物学技术的发展，以及基因敲除技术的普及，免疫避孕疫苗的研究难点必将会被逐一攻克，人类的免疫避孕疫苗正在开发和临床试验中。

现有证据表明，声能具有男性避孕的潜力。使用超声波来实现有效且安全的避孕仍是一种未经证实的假设，但是现在对动物物种的研究表明，利用改进的超声波技术可以抑制睾丸中精子的形成，干扰成熟精子的活性，且不影响雄激素产生。为了获得足够的证据来了解这一假设的机制和临床治疗效果，对其可靠性检验需要进一步的人类基础研究和大规模随机试验。

五、男性优生优育的研究新进展

我国多个省、市、县的监测结果表明，我国出生缺陷发生率处于世界高位，并呈增高趋势。过去谈到优生，认为与男性无关。然而，优生并不仅仅是妇女的事，生出体质差、智力低、有先天性或遗传性缺陷的后代，其责任也不完全在妇女。因此男性优生优育也成为近期研究的一大热点。

（一）孕前检查

孕前优生检查非常重要，它能有针对性地加强孕前干预，提高人口质量。为了减少孕前风险因素，提倡计划怀孕的育龄夫妇积极参加孕前优生健康检查。影响优生优育的因素一般有家族疾病史、自身患有疾病、不良生活方式及不良工作环境等。最近一项出生队列研究表明，在妊娠前 6 个月，夫妇双方生活在嘈杂的环境、女方接触过杀虫剂、男方接触金属铅暴露等因素，可能会出现学龄前儿童的执行力较差。因此，孕前检查中男性参与的重要性应予以重视，以促进优生优育。

（二）生育力保存

生殖保险的适用范围很广，担心罹患重大疾病从而导致生育力受损，是使育龄男性选择进行生殖保险最直接的原因。生殖保险是为了预防男性生精功能可能出现的不可逆损害，预先将精子储存于精子库中，当需要的时候再复苏，使冻存者能利用冻存精子借助辅助生殖技术手段孕育后代。当然，也有一部分育龄男性选择生殖保险是为了保存其优良的精子，降低因精子质量下降造成的后代缺陷比例增加的情况。那些因为年龄、疾病或环境造成自身精子出现异常的男性，可以利用之前冷冻的精子来助孕。针对无精子症患者，可以利用微量精子或单精子冷冻技术来实现冻存精子保存生育力的目的。这种技术通过冻融穿刺活检手术从患者附睾或睾丸中取出精子来行 ICSI 助孕。研究结果表明，附睾和睾丸精子冻融前后对 ICSI 助孕结局并无显著影响。然而，传统取精术只能使少部分的患者成功取精。近 2 年睾丸显微取精技术日趋成熟，睾丸显微取精术主要用于非梗阻性无精子症患者，取出来的精子可以作为精源来助孕。现有文献趋向于认为睾丸显微取精术的精子获得率更高，对生殖系统的损伤性更小，并发症的发生率更低。除了冷冻精子，对于一些特殊人群还可以选择冷冻睾丸组织来保存生育力。研究报道称，睾丸组织快速低温保存对精子减数分裂的联会重组几乎没有影响，是一种有效、安全的保存男性生育力的方法。生殖保险能有效保存男性生育力，也能获得比较满意的临床妊娠率，降低出生缺陷的比例，是育龄男性优生优育的有效手段之一。但是现状是生殖保险影响力小，参与人数少，应该利用广播电视、互联网等媒体进行更广泛的推广。

在我国，传统的生殖健康工作的重点主要放在女性方面，不仅将妇女纳入特殊保健人群中，而且建立了专门针对女性健康保健的卫生服务保健机构。但是相对地，各种医疗机构中对男性生殖保健很少或是几乎没有涉及，也很少有专门的男性健康有关的卫生机构，男科医师相对而言也比较少。呵护男性生殖健康，要加强育龄期夫妇管理，做好随访。通过收集整合多个机构的数据，能更好地了解影响男性生殖健康的因素，进而改进治疗方法。通过深入基层，深入社区，深入学校，经常组织科普讲堂，开展男性生殖健康学习班，可以加强男性的生殖保健意识，加强职业防护。积极组织倡导保护男性生殖健康的公益活动，让公众提高认识、积极参与，从源头上避免或者减少影响生育的不利因素。

（毛增辉）

参考文献

[1] Xu M, Yu WL ,Xing ZL，et al. An investigation of reproductive health and related influencing factors in female staff in six industries in seven provinces in China. Zhonghua Lao Dong Wei Sheng Zhi Ye Bing Za Zhi, 2016，34（12）：924-927.

[2] Shen H, Zheng H, Yang B, et al. Depression and HIV risk behaviors among female sex workers in Guangdong, China: a multicenter cross-sectional study. BioMed Res Int, 2016,（20）：116-124.

[3] 晏艳，许学伟，李汪清. 2011－2014 年滁州地区孕产妇艾滋病及梅毒的感染状况.中国妇幼保健，2016，31（7）：1393-1395.

[4] 李静玲，赵仁峰. 三种紧急避孕方案临床效果的比较分析.广西医科大学学报，2016，33（2）：308-309.

[5] 陈湘华，袁金燕. 长沙市社区育龄女性避孕及重复流产现状调查分析.国际医药卫生导报，2016，22（16）：2415-2418.

[6] 谢莹珊，夏爽，李力. 重庆市大学城地区未婚人工流产女性避孕现况研究. 检验医学与临床，2016，13（1）：85-86.

[7] 魏俊秀，杨欣，朱晔. 女性医务工作者避孕方式的选择及对口服避孕药的认知. 中国计划生育学杂志，2016，24（9）：588-593.

[8] Lo SS, Fan SY. Acceptability of the combined oral contraceptive pill among Hong Kong women. Hong Kong Medical Journal，2016，22（3）：231-236.

[9] 周安莲，陈冀莹. 社区女性人工流产现状及流产后关爱服务模式探讨. 中国冶金工业医学杂志，2015，32（4）：479-480.

[10] 宋艳波，段仙芝，王少明，等. 北京社区医院非医学原因人工流产现状调查. 内蒙古医学杂志，2016，48（2）：200-203.

[11] 王英,任洁宁, 安晓娜.未婚怀孕女性流产方式选择对性生活的影响调查.中国性科学, 2016, 25（12）:121-124.

[12] 杨华，江静，吴尚纯，等. 人工流产术后即时放置含吲哚美辛固定式宫内节育器和活性 γ 型宫内节育器的临床效果观察.中华妇产科杂志，2016，51（3）：198-203.

[13] 石亚利，马营营，尹向梅，等.人工流产术后即时放置 4 种宫内节育器的临床效果观察.中国妇产科临床杂志，2016，17（6），512-515.

[14] 贾华.高危人工流产术后即时放置曼月乐与吉妮致美的临床观察.中国计划生育学杂志，2016，24（11）：753-759.

[15] 孙青.优思明用于人工流产后避孕的临床效果观察.中国计划生育学杂志，2016，24（9）：638-639.

[16] 李英连，谢洁玲，杨志，等.人工流产后口服短效避孕药的临床研究.中国现代药物应用，2016，10（23）：9-11.

[17] 汪春芬，朱丽华，黄丽丽.人工流产术后即刻放置依托孕烯植入剂避孕的可行性研究.生殖与避孕，2016，36（5）：388-391，399.

[18] 李鹏，康楚云，庞汝彦，等.产后妇女长效可逆避孕措施的使用现状及影响因素.中国计划生育学杂志，2016，24（9）：594-597.

[19] 陈巧素，江丽华，叶珍花，等.流产后关爱服务对流产术后患者生殖健康的影响.解放军护理杂志，2016，33（22）：70-72.

[20] 林秀红，邵豪，郭悦慈，等.个性化避孕指导对避孕效果的影响.中华妇幼临床医学杂志（电子版），2016，12（5）：571-575.

[21] 申志茜，陈凤霞，任保辉，等.流产后关爱应用于 500 例人工流产患者临床效果分析.生殖医学杂志，2016，25（11）：1018-1020.

[22] 高萍，王南，栾玲.不同健康教育模式对人工流产术后妇女保健知识掌握及不良情绪的影响.中国妇幼保健，2016，31（13）：2612-2613.

[23] 王晨，李园园，张文，等.药店提供避孕产品咨询服务的现状——药店经理层面的调查.中国计划生育学杂志，2016，24（5）：312-315.

[24] 杜晓波.社会药店开展避孕药品咨询服务的调查.中国卫生产业，2016，13（20）：63-65.

[25] 崔啸天，陈云，朱俊利.北京市两区县基层生殖健康咨询能力现状的调查.中国计划生育学杂志，2016，9（24）：624-626.

[26] 徐丽娜，吴尚纯，李晶，等.产后服务对象避孕节育现状与需求相关调查研究.中国计划生育学杂志，2016，24（8）：517-520，525.

[27] 付天芳，李冰.女性性行为前预防状况调查分析及对策研究.中国性科学，2016，25（7）：158-160.

[28] 王慧禹，邵长辉.北京初婚男青年文化程度对婚前性行为影响的研究.中国计划生育学杂志，2016，24（8）：526-528，533.

[29] 沈洁，陆梅，陆珍，等.新媒体平台对青少年性与生殖健康教育需求识别的探索研究.中国性科学，2016，25（10）：147-149.

[30] Li X, Li J, Wen H, et al. The survival rate and surgical morbidity of abdominal radical trachelectomy versus abdominal radical hysterectomy for stage IB1 cervical cancer. Ann Surg Oncol, 2016, 23（9）：2953-2958.

［31］ Yan H, Liu Z, Fu X, et al. Long-term outcomes of radical vaginal trachelectomy and laparoscopic pelvic lymphadenectomy after neoadjuvant chemotherapy for the IB1 cervical cancer: a series of 60 cases. Int J Surg, 2016, 29: 38-42.

［32］ Sun YX, Liu Q, Liu KJ, et al. A retrospective study on the outcomes of the oncology, fertility and pregnancy in patients with early stage cervical cancer after undergoing the fertility-sparing treatments. Zhonghua Fu Chan Ke Za Zhi, 2016, 51（6）：442-447.

［33］ He Y, Wu YM, Zhao Q, et al. Clinical value of cold knife conization as conservative management in patients with microinvasive cervical squamous cell cancer（stage ⅠA1）. Int J Gynecol Cancer, 2014, 24（7）：1306-1311.

［34］ Li J, Wu X. Current strategy for the treatment of ovarian germ cell tumors: role of extensive surgery. Curr Treat Options Oncol, 2016, 17（8）：44.

［35］ Lian C, Chen X, Ni Y, et al. Pregnancy after fertility-sparing surgery for borderline ovarian tumors. Int J Gynaecol Obstet, 2016, 134（3）：282-285.

［36］ Huang Y, Zhang W, Wang Y. The feasibility of fertility-sparing surgery in treating advanced-stage borderline ovarian tumors: a meta-analysis. Taiwan J Obstet Gynecol, 2016, 55（3）：319-325.

［37］ Chen RF, Li J, Zhu TT, et al. Fertility-sparing surgery for young patients with borderline ovarian tumors（BOTs）: single institution experience. J Ovarian Res, 2016, 9（1）：16.

［38］ 卢淮武，谢玲玲，林仲秋.《2016-NCCN 卵巢癌临床实践指南（第 1 版）》解读. 中国实用妇科与产科杂志, 2016，32（8）：761-768.

［39］ Shen YW, Zhang XM, Lv M, et al. Utility of gonadotropin-releasing hormone agonists for prevention of chemotherapy induced ovarian damage in premenopausal women with breast cancer: a systematic review and meta-analysis. Onco Targets Ther, 2015, 8: 3349-3359.

［40］ Wang Q, Guo Q, Gao S, et al. Fertility-conservation combined therapy with hysteroscopic resection and oral progesterone for local early stage endometrial carcinoma in young women. Int J Clin Exp Med, 2015, 8（8）：13804-13810.

［41］ Liu CY, Li HJ, Lin H, et al. Fertility-preserving treatments in patients with gynecological cancers: Chinese experience and literature review. Asian Pac J Cancer Prev, 2015, 16（12）：4839-4841.

［42］ 古衡芳，梁志刚，牟萌，等. 子宫腺肌症肌壁大部切除-子宫重建术对子宫血流动力学的影响. 实用妇产科杂志，2016，32（3）：193-195.

［43］ 蒋政，谭伟，胡浩，等. 子宫动脉栓塞术治疗子宫腺肌病的临床疗效观察. 数理医药学杂志，2016，29（6）：799-801.

［44］ 朱天波，吕燕玲，容俊，等. 曼月乐治疗子宫腺肌症的临床应用研究. 中国医学创新，2016，13（9）：120-123.

［45］ 王艳芬. 左炔诺孕酮宫内节育系统联合 GnRH-a 口服避孕药对子宫腺肌症的影响. 山西医药杂志，2016，45（4）：434-436.

[46] 皮玉梅. 腹腔镜用于卵巢子宫内膜异位囊肿治疗的疗效探讨. 中外女性健康研究, 2016, (24): 57, 61.

[47] 杨娥. 腹腔镜卵巢子宫内膜异位囊肿剥除手术对卵巢储备功能及生育的影响. 实用妇科内分泌杂志, 2016, 3 (5): 131-132.

[48] 彭李珍, 欧少玲. GnRH-a 辅助下腹腔镜卵巢子宫内膜异位囊肿剥除对卵巢储备功能的影响. 辽宁医学院学报, 2015, 36 (3): 39-41.

[49] 李竹, 李丽. 子宫肌瘤对女性生育能力的临床影响分析. 中国性科学, 2016, 25 (12): 98-101.

[50] 王红梅, 代荫梅. 子宫肌瘤对女性生育能力的影响. 中国妇幼保健, 2015, 30 (13): 2130-2132.

[51] 李琼, 刘喻, 王晓萍, 等. 宫腔镜治疗不同类型黏膜下子宫肌瘤患者妊娠结局分析. 实用临床医学, 2016, 17 (12): 48-50.

[52] 潘成荣, 王静娴, 刘凤莲, 等. 子宫肌瘤剥除术后生育状况及影响妊娠因素的分析. 中国医学创新, 2016, 13 (33): 100-102.

[53] 杨小波. 腹腔镜下子宫动脉阻断术辅助子宫肌瘤挖除术对患者生育功能及肌瘤复发率的影响. 中国现代手术学杂志, 2016, 20 (2): 137-140.

[54] 尹燕平, 刘文英. 介入栓塞术对子宫肌瘤患者子宫血供及卵巢功能的影响. 中国性科学, 2016, 25 (8): 48-51.

[55] 高朵, 邹建中, 陈骊, 等. 高强度聚焦超声治疗巨大子宫肌瘤的安全性及有效性研究. 现代医药卫生, 2016, 32 (5): 642-644.

[56] 高立, 刘妍. 小剂量米非司酮治疗子宫肌瘤的临床效果分析. 解放军预防医学杂志, 2016, 34 (4): 220-221.

[57] 叶青, 史晶晶, 郭莹. 促性腺激素释放激素激动剂联合腹腔镜治疗巨大子宫肌瘤的疗效观察. 实用妇科内分泌电子杂志, 2016, 3 (2): 145-145.

[58] 王轩轩, 付旷, 周丽, 等. 先天性子宫畸形的磁共振诊断研究进展. 实用医学杂志, 2016, 32 (5): 844-846.

[59] 孟跃进, 杨金金. 宫腔疾病与不孕症. 国际生殖健康/计划生育杂志, 2016, 35 (3): 261-264.

[60] 刘奇志, 高瑞花, 曾志华, 等. 不同类型子宫畸形及手术治疗对生育能力及妊娠结局的影响. 生殖与避孕, 2015, 12 (35): 840-845.

[61] 聂明月, 段华. 宫腔镜联合腹腔镜手术治疗完全纵隔子宫伴阴道纵隔的临床疗效. 生殖与避孕, 2016, 36 (12): 1036-1039.

[62] 闫丽, 周晓东, 郑瑜, 等. 经阴道三维超声对先天性子宫畸形患者临床诊断价值分析. 中国医学前沿杂志 (电子版), 2016, 8 (6): 141-144.

[63] 陈梅, 张盛敏, 薛念余. 经阴道三维子宫输卵管超声造影在宫腔病变诊断中的临床应用. 现代实用医学, 2016, 28 (3): 296-298.

[64] 于晓明, 关菁, 樊俊华, 等. 宫腔异常与剖宫产瘢痕妊娠的相关性分析. 中国妇产科临床杂志, 2016, 17 (1): 44-46.

[65] 夏恩兰. 宫腔镜手术并发症的过往及现状. 中华妇幼临床医学杂志 (电子版), 2016, 12 (3): 249-254.

[66] 周巧云. 宫腹腔镜完全双角子宫成形术后宫颈环扎成功分娩一例. 国际妇产科学杂志, 2016, 43（6）: 650-651.

[67] 王贺, 杨清, 毕芳芳, 等. 宫腔镜治疗子宫纵隔的产科结局分析. 国际妇产科学杂志, 2016, 43（2）: 207-210.

[68] 蔡红红, 陈友国. 先天性子宫畸形的微创手术矫正. 苏州大学: 硕士学位论文, 2016.

[69] 谭文举, 吴文琪, 韩雯雯. 女性不孕症患者阴道微生态状况研究. 安徽医学, 2016, 37（11）: 1340-1343.

[70] 程英祝, 王爱敏. 女性生殖道感染疾病对其性功能的影响分析. 中国性科学, 2016, 25（11）: 51-53.

[71] 卢大乔, 熊冰, 周长春, 等. 泌尿生殖道性病感染病原体分布与耐药性分析. 中华医院感染学杂志, 2016, 26（2）: 363-365.

[72] 王琦, 张红云, 陈蔚清, 等. 继发性不孕不育女性生殖道支原体与沙眼衣原体的感染分析. 中华医院感染学杂志, 2016, 26（10）: 2348-2350.

[73] 侯淑萍, 李东宁. 沙眼衣原体对输卵管致病性的研究进展. 中国医学文摘皮肤科学, 2016, 33（3）: 286-290.

[74] 武俊青, 杨宏琳, 李玉艳, 等. 流动人口生殖道感染相关知识及相关因素研究. 中国妇幼保健, 2016, 31（16）: 3326-3310.

[75] 陈浩宇, 郭海波, 吴晓蔓, 等. 2744 例泌尿生殖道感染患者解脲支原体和人型支原体分布及耐药性分析. 中华实用诊断与治疗杂志, 2016, 30（4）: 415-416.

[76] 秦宁馨, 陈秋菊, 匡延平. 月经期取卵在卵巢低储备患者 IVF-ET 中的应用. 生殖与避孕, 2016, 36（5）: 365-371.

[77] 刘亚丽, 于莎, 陈秋菊, 等. 克罗米芬联合高孕激素促排卵抑制早发 LH 峰的临床结局研究. 生殖与避孕, 2016, 36（4）: 263-269.

[78] 叶红娟, 陈秋菊, 匡延平. 多囊卵巢综合征患者在高孕激素超促排卵中 LH 与 IVF/ICSI 临床结局的相关性分析. 生殖与避孕, 2016, 36（3）: 177-184.

[79] Chen L, Sun HX, Xia YB, et al. Electroacupuncture decreases the progression of ovarian hyperstimulation syndrome in a rat model. Reprod Biomed Online, 2016, 32（5）: 538.

[80] 周莉, 夏有兵, 马翔, 等. 针灸序贯疗法在辅助生殖中的应用、优势与展望. 中华中医药杂志, 2016,（7）: 2476-2478.

[81] Xu J, Fang R, Chen L, et al. Noninvasive chromosome screening of human embryos by genome sequencing of embryo culture medium for in vitro fertilization. Proc Natl Acad Sci USA, 2016, 113（42）: 11907-11912.

[82] Feng R, Sang Q, Kuang Y, et al. Mutations in TUBB8 cause human oocyte meiotic arrest. N Engl J Med, 2016, 374（3）: 223-232.

[83] Kang X, He W, Huang Y, et al. Erratum to: Introducing precise genetic modifications into human 3PN embryos by CRISPR/Cas-mediated genome editing. J Assist Reprod Genet, 2016, 33（5）: 581-588.

[84] Chen Q, Yan M, Cao Z, et al. Sperm tsRNAs contribute to intergenerational inheritance of an acquired metabolic disorder. Science, 2016, 351（6271）: 397-400.

[85] Liu X, Wang C, Liu W, et al. Distinct features of H3K4me3 and H3K27me3 chromatin domains in pre-implantation

embryos. Nature, 2016, 537（7621）: 558-562.

［86］ Chen ZJ, Shi Y, Sun Y, et al. Fresh versus frozen embryos for infertility in the polycystic ovary syndrome. N Engl J Med, 2016, 375（6）: 523-533.

［87］ Rolland M, Le Moal J, Wagner V, et al. Decline in semen concentration and morphology in a sample of 26609 men close to general population between 1989 and 2005 in France. Hum Reprod, 2013, 28（2）: 462-470.

［88］ 张连栋, 李和程, 张同殿, 等. 由二维到三维——睾丸发育及精子生成研究方法的新选择. 中华男科学杂志, 2016, 22（3）: 258-263.

［89］ 李建军, 温利锋, 张艳青, 等. 长沙地区男性不育相关因素流行病学分析. 中国妇幼保健, 2016, 31（24）: 5466-5470.

［90］ 任婕. 职业紧张对男女生殖系统的影响. 职业与健康, 2016, 32（16）: 2292-2294.

［91］ 韦秀霞, 李崎. 运动对男性睾酮及其合成分泌的影响研究进展. 当代体育科技, 2016, 6（23）: 6-7, 9.

［92］ 董海军. 双酚 A 对雄性小鼠生殖和睾丸 GPER 表达的影响及与肾虚不育的相关性研究. 第四军医大学, 硕士学位论文, 2016.

［93］ 蒋志惠, 谢文艳, 张小莺, 等. 环境雌激素双酚 A 暴露现状及其雄性生殖毒性研究概况. 生态毒理学报, 2016, 11（4）: 1-9.

［94］ Liu LY, Ma WL, Li YF, et al. Research on persistent organic pollutants in China on a national scale: 10 years after the enforcement of the Stockholm Convention. Environ Pollut, 2016, 217: 70-81.

［95］ Zhang J, Liu L, Shen H, et al. Low-level environmental phthalate exposure associates with urine metabolome alteration in a Chinese male cohort. Environ Sci Technol, 2016, 50（11）: 5953-5960.

［96］ 张晓芳. 基于大鼠睾丸细胞 3D 共培养模型的雄性生殖毒性测试系统建立. 2016 年第六届全国药物毒理学年会论文集.

［97］ 张周, 张延欢, 石理华, 等. 132 例男性不育患者影响因素病例对照研究. 武警后勤学院学报（医学版）, 2016, 25（11）: 877-881.

［98］ 贾艳飞, 郭颖, 谷翊群, 等. 肥胖对男性生殖功能影响的研究进展. 生殖医学杂志, 2016, 25（1）: 88-92.

［99］ 包家立, 胡亚楠. 射频电磁场的健康效应. 高电压技术, 2016, 42（8）: 2465-2478.

［100］ Tang S, Wang X, Liu W, et al. Biallelic mutations in CFAP43 and CFAP44 cause male infertility with multiple morphological abnormalities of the sperm flagella. Am J Hum Genet, 2017, 100（6）: 854-864.

［101］ Zhu F, Wang F, Zhang Z, et al. Biallelic SUN5 mutations cause autosomal-recessive acephalic spermatozoa syndrome. Am J Hum Gent, 2016, 99（4）: 942-949.

［102］ Chen Q, Yan M, Cao Z, et al. Sperm tsRNAs contribute to intergenerational inheritance of an acquired metabolic disorder. Science, 2016, 351（6271）: 397-400.

［103］ 张宸铭, 孙自学, 门波. 应用中医药防护环境污染物致精子表观遗传改变的思路. 中华男科学杂志, 2016, 22（3）: 264-267.

［104］ Xin ZC, Lin G, Lue TF，et al. Recruiting endogenous stem cells: a novel therapeutic approach for erectile dysfunction. Asian J Androl, 2016, 18（1）：10-15.

［105］ Zhou F, Hui Y, Yang BC, et al. Therapeutic effects of adipose-derived stem cells-based microtissues on erectile dysfunction in streptozotocin- induced diabetic rats. Asian J Androl, 2017, 19（1）：91-97.

［106］ 邓吉坤，谭艳. 缺氧性 ED 模型阴茎海绵体微结构改变的研究进展. 中华男科学杂志，2016，22（10）：932-937.

［107］ 朱艳雯，高华，狄文，等. 上海社区男性生殖健康与焦虑抑郁关系的调查分析. 上海交通大学学报（医学版），2016，36（5）：737-741.

［108］ 李春燕，唐昆. 青少年性与生殖健康促进措施. 中国计划生育学杂志，2016，24（9）：580-583.

［109］ Wen Q, Cheng CY, Liu YX. Development, function and fate of fetal Leydig cells. Semin Cell Dev Biol, 2016, 59: 89-98.

［110］ Wang Z, Li L, Mi HY, et al. Effect of advanced maternal age on birth defects and postnatal complications of neonates.Chinese Journal of Contemporary Pediatrics, 2016, 18（11）：1084-1089.

［111］ 严俨，赵冉，丁之德，等. 男性避孕药研究及其进展. 国际生殖健康/计划生育杂志，2016，35（6）：519-523.

［112］ 徐萍萍，毛克杰，杨利华，等. 免疫避孕疫苗的最新研究进展. 免疫学杂志，2016，32（2）：168-172.

［113］ Ni L, Shao T, Gu C，et al. Effect of parents' occupational and life environment exposure during six months before pregnancy on executive function of preschool children. Chinese Journal of Preventive Medicine, 2016, 50（2）：136-142.

［114］ 敖磊，麦选诚，李永刚，等. 应用新鲜和冻融睾丸精子对无精症患者行卵胞浆内单精子注射的比较. 实用医学杂志，2016，32（8）：1283-1285.

［115］ 史海跃，陈慧，胡巨伟，等. 睾丸精子冷冻复苏对 ICSI 助孕结局的影响. 生殖医学杂志，2016，25（8）：731-733.

［116］ 唐金鑫，宋乐彬，秦超. 睾丸显微取精术在非梗阻性无精子症中的应用. 中华男科学杂志，2016，22（8）：730-734.

［117］ Song W, Zhao W, Sun Y，et al. Effect of rapid cryopreservation on meiotic recombination in human spermatocytes. Microsc Res Tech, 2016, 79（10）：923-928.

第三章 宫内节育器的研究进展

第一节 宫内节育器避孕效果

宫内节育器（intrauterine device，IUD）是一种长效、可逆的避孕方法，是我国育龄期妇女的主要避孕措施，其使用率占世界总人数的 80%，主要以农村为主，也包括城市。IUD 抗生育作用主要是局部组织对异物的组织反应而影响受精卵着床。活性含铜 IUD 是我国应用最广泛的 IUD，不同类型的含铜 IUD 有效时间各不相同，最长达 10 余年。

一、IUD 形态与避孕效果

IUD 种类繁多，各种类型的 IUD 其避孕效果及不良反应各有差异。目前活性 IUD 包括无支架 IUD（吉妮 IUD、GyneFix330 等）、T 形环、TCu380A、爱母环、元宫 Cu270、活性 γ 型 IUD Ⅱ、TCu220C IUD、元宫铜 300IUD、MCu375 IUD 等。有作者为了寻找避孕效果好、安全及更经济的 IUD，将各种类型的 IUD 进行比较研究。周丽萍将无支架的吉妮 IUD 与 T 形环进行比较，认为吉妮式 IUD 固定在子宫肌层，不易脱落；同时避孕效果好，续用率达 98.16%，明显高于 T 形环；由于其对宫腔机械刺激小，可有效减少术后不良反应。王丽珍比较了 TCu380A、爱母环及 GyneFix330 三种宫内 IUD 的避孕效果和安全性，选取 2012 年 4 月至 2015 年 4 月放置 IUD 的 326 例女性作为研究对象，分别分 3 组观察和 12 个月的随访，放置 GyneFix330 IUD 女性 104 例为观察组 1，放置 TCu380A IUD 女性 119 例为观察组 2，放置爱母环 103 例为观察组 3，对比分析各组避孕效果发现，观察组 1、2、3 三组的终止率（分别为 2.88%、9.24%、8.74%）、带器妊娠率（分别为 0，0.84%，2.91%）、IUD 脱落率（分别为 1.92%、2.52%、5.83%）差异均有统计学意义（$P<0.05$），研究认为 GyneFix330 节育器的带器妊娠率、终止率明显降低，且不良反应少。马玉霞探讨应用新型无支架活性 IUD（英文名称：fix-Cu intra-uterine devices）的临床应用效果是否优于元宫 Cu270 型 IUD、活性 γ 型 IUD Ⅱ。研究收集 200 例自愿要求放置 IUD、身体健康而无放置禁忌证及铜过敏史者的受试者进行随访，发现无支架 IUD 较其他两种 IUD 具有机械性压迫小、不易移位、脱落率低、不良反应少、累计续用率高的优点，尤其出血及腰酸、疼痛等不良反应明显减少，建议在基层进一步普及应用。

二、含铜 IUD 的避孕效果

IUD 经历了从第一代惰性 IUD 到第二代活性 IUD 的发展，惰性 IUD 由于脱落率、妊娠率高已停止生产使用，目前临床应用的均为活性 IUD，内含活性物质如铜离子、激素及药物等。含铜 IUD 是我国使用最广泛的节育器，其避孕作用可能与以下机制有关：IUD 压迫子宫内膜局部产生炎症反应，导致宫腔内炎性细胞增多，吞噬精子，毒害受精卵及囊胚；铜离子具有杀精子作用；铜离子可进入细胞核和线粒体，干扰细胞正常代谢，导致宫腔环境改变，干扰受精卵着床和胚胎发育等。

含铜 IUD 的含铜表面积和避孕效果呈正比，临床使用的节育器含铜表面积多在 200mm^2 以上。含铜 IUD 的使用年限则和铜的形式有关，铜丝易断裂，使用年限 5～7 年，铜套可达 10～15 年。

李静玲、孙青、朱允娟等认为正常情况下受精卵 4d 入宫、5d 植入，含铜 IUD 放置的时间可延至性交后 5～10d，同时可作为一种长效避孕措施，特别适于希望长期避孕且无放置 IUD 禁忌证的妇女。含铜无支架 IUD 的铜套在宫腔呈线形，通过吉妮小结并置入宫底部肌层内 1.0cm。钟柳育等对自愿要求放置吉妮 IUD 的 800 例已婚育龄妇女手术随访分析，根据 B 超测量宫腔深度和常规手术操作，结果显示放入吉妮 IUD 后不同宫腔大小的带器妊娠率和并发症发生率差异无显著意义，提示吉妮 IUD 适用于不同宫腔大小的妇女，对于宫腔大、宫口松、反复脱落的妇女，也是一种安全、有效、便捷的避孕选择。带铜 IUD 其含铜量不一、形状不一，效果有所差异。邱劼等对 TCu380IUD 6 个月和 12 个月随访中发现，带器妊娠率、脱落率、因症取出率均高于元宫 Cu365 IUD，差异显著。元宫 Cu365 设计合理（形状与子宫呈顺应性），属于高铜表面积的 IUD；同时加载吲哚美辛硅橡胶，有效保护子宫角，减少摩擦出血；缓慢释放吲哚美辛减少出血和疼痛。元宫 Cu365 IUD 放置简便、脱落率低、避孕效果好，放置时间长达 10 年，是一种有效、安全和可接受性高的 IUD。孙素琴对元宫 Cu365 IUD 和 TCu220C IUD 的效果和安全性进行比较，180 例自愿要求放置 IUD 的育龄期健康妇女为研究对象，分为 Cu365 IUD 组和 TCu220C IUD 两组，各 90 例。观察两组放置 1 年后的使用效果、不良反应发生率、脱落移位率、因症取器率、带器妊娠率和续用率等。Cu365 IUD 明显优于 TCu220C，差异均有统计学意义。显示 Cu365 IUD 值得临床推广应用。但含铜 IUD 的铜离子释放过程中可出现大量的沉积物，对女性产生不良反应，邓婷等对铜/低密度聚乙烯复合材料 IUD 引起子宫异常出血与铜离子浓度和血管生成的相关性分析发现，含铜 IUD 的高溶蚀量可能导致子宫内膜组织铜离子含量的增加，造成子宫内膜血管内皮生长因子分泌增多，微血管密度增加，进而发生子宫异常出血。许多学者在 IUD 中加入各种药物，来降低放置 IUD 所引起的不良反应。我国研制的含吲哚美辛的含药 IUD 为其中之一，已经纳入了行业标准，于 2017 年 1 月起实施。

随着 IUD 用于避孕的普及，各种类别的节育器不断推陈出新，避孕效果和不良反应不尽相同，临床可根据妇女意愿、子宫的大小，选择放置适宜的 IUD，做到安全、合理、有效且个体化选择才能提高避孕效果，降低不良反应，改善女性的生活质量。

（黄紫蓉　白昌民）

第二节　宫内节育器材料及其机制的进展

IUD 通过作用于子宫局部而发挥避孕作用，对全身干扰较少，但是 IUD 的真正避孕机制尚未明确，近年来的研究除了改变铜表面积、IUD 形状、添加孕激素等多方面的改进，值得一提的是纳米技术在 IUD 的使用已经成为一个非常热门的研究领域。关文芳选用了一种纳米铜/低密度聚乙烯复合材料进行避孕，与铜 T 形 220C 节育器对照，对所在医院的 550 例女性进行随机对照研究发现，所有纳米铜/低密度聚乙烯复合材料节育器避孕效果优良，该组女性均成功避孕，且避孕后出血率为 1.8%，不良反应明显少于对照组。已报道的 Cu/低密度聚乙烯（copper/low-density polyethylene，Cu/LDPE）纳米复合材料 IUD（已于 2013 年获得注册许可），在其内部的复合物中均匀分布着较薄的纳米铜颗粒物，同时，聚乙烯基体包含了很多的空隙，聚乙烯本身的密度也相对较低。这种情况下，腐蚀介质与铜离子具备了渗透的通道，有利于防控过快的铜离子释放，基体阻断了腐蚀性物质的渗入，以此来保护纳米铜物质。因此，纳米技术也最大程度地防止了节育器断裂的发生。纳米金属/聚合物复合材料的应用前景广阔。

生物陶瓷材料是研究 IUD 材质的又一方向。生物陶瓷是一种新型的生物材料，化学性能稳定，具有良好的生物相容性，其主要成分是氧化铝。目前关于生物陶瓷的优良性能及其生物相容性等方面的研究较多，但关于其应用于临床的研究少见报道。杨爱芹等的动物实验研究表明，生物陶瓷 IUD 可以获得理想的避孕效果，不会对大鼠的肾、肝组织产生异常影响。相对于金属裸铜 IUD，生物陶瓷 IUD 对恢复生育功能具有更好的可逆性。生物陶瓷组可观察到子宫内膜腺体存在轻度扩张现象，腔内外均可观察到一定的中性粒细胞浸润，但程度较金属裸铜组相对较轻，为 IUD 应用于临床减少不良反应奠定了理论基础。

（黄紫蓉　李立峰）

第三节　宫内节育器的并发症

IUD 作为长效、可逆、简便、经济的避孕措施被育龄期女性广泛使用。宫内放置节育器避孕效果虽不错，但其不良反应也不容忽视。任金霞对 150 例放置 IUD 妇女进行了术后随访并统计分析，结果显示 IUD 继续使用率为 87.3%，失败率为 12.7%，副作用发生率为 16.7%。IUD 的常见并发症主要有出血（指放置术时及术后 24h 内出血量超过 100ml，或术后流血 7～14d，出血量超过 100ml）、疼痛、子宫穿孔、感染、IUD 嵌顿、IUD 异位、带器妊娠，IUD 断裂、变形及脱落，月经异常，下腹或腰骶部疼痛，白带增多，这些并发症的发生与 IUD 大小、形态与子宫是否匹配有关，若放置不适合宫腔的 IUD，会破坏子宫内膜血管内皮细胞，致子宫内膜溃疡，促进子宫收缩，增加子宫排斥功能，致节育器下移、脱落或带器妊娠，影响女性避孕效果。还有比较严重或罕见的并发症如子宫穿孔、过敏等。

一、放置 IUD 后各种并发症的发生率

不同的作者结论不一。杨增芳等对 1408 例放置 IUD 的女性进行分析发现，前三位的并发症是不规则阴道出血（55.0%）、节育器下移（22.9%）和带器妊娠（7.7%）。张霞等对 205 例放置 IUD 的女性进行临床资料分析，带器妊娠率为 6.83%，感染率为 5.37%，白带增多的发生率为 6.34%，节育器下移的发生率为 24.4%，月经异常的发生率为 8.8%，腰背痛的发生率为 42.9%。黄芳等报道 IUD 不良反应发生率为 24.0%，其中出血疼痛的发生率为 14.2%，子宫穿孔的发生率为 0.4%，感染的发生率为 0.8%，异位的发生率为 3.3%，下移脱落的发生率为 4.1%，带器妊娠的发生率为 1.2%。而丁国文等对 80 例放置 IUD 的女性进行回顾性分析发现，出血与疼痛的发生率为 37.5%，子宫穿孔的发生率为 25.0%，感染的发生率为 12.5%，节育器嵌顿和异位的发生率为 10.0%，带器妊娠的发生率为 8.8%，该文献报道中子宫穿孔发生率高，子宫穿孔和子宫本身情况（如哺乳子宫柔软、瘢痕子宫、子宫畸形等因素）有关，也与操作者的经验水平密切相关，因此全面提高操作者的专业技术水平、规范手术操作，有利于降低 IUD 的并发症发生率。陈莉等发现，在放置 IUD 前后进行规范的服务如术前宣教和心理咨询、术后健康教育、规范随访等有利于减少放置 IUD 的不良反应，随访期间进行规范化服务组的总终止率、因症取出率低于对照组、续用率高于对照组，差异有统计学意义。因此放置 IUD 前后的规范服务有助于患者的早期适应，提高依从性，降低因症取出率，提高续用率。

二、IUD 与带器妊娠和异位妊娠

IUD 是高效的避孕方法，但不能避免带器妊娠，甚至异位妊娠的风险。王娜等对 149 例带器妊娠患者进行了回顾性分析，发现 70.5%的患者带器妊娠发生在放置后的 1～5 年，56.4%为惰性不锈钢单环，22.8%为 T 形环，15.4%为母体乐，其中 73.3%的患者有 IUD 移位（65.2%）、嵌顿（5.3%）及异位（2.8%）等。惰性 IUD 因为避孕效果较差，目前已经退出临床应用。含铜 IUD 含有活性铜离子，避孕效果显著优于惰性 IUD。带器妊娠除了与节育器的种类有关，还与技术服务人员放置 IUD 的技巧有关。有作者报道，带器妊娠在县区级医院占 35.6%，乡镇医院为 47.0%，可能和乡镇医院医疗水平相对低下有关。因此，IUD 放置的技巧、节育器的选择、术后的随访可能有利于降低带器妊娠率。周健等分析了 IUD 合并异位妊娠的病例，发现不同类型的含铜 IUD 和异位妊娠发生风险无明显相关性，而妊娠次数增多则显著增加异位妊娠的发生风险。

三、IUD 下移、脱落与嵌顿

IUD 的下移是比较常见的并发症，总体下移风险为 5%～20%。韩璐等对基层妇女 IUD 下移的影响因素分析发现，有流产史者和母体乐铜环下移风险较高。6 个月内发生下移脱落的主要影响因素是 IUD 的种类，母体乐的脱落率在 6 个月内和 2 年内均高于 T 形环。人工流产史和 IUD 下移相关，半年内有

终止妊娠或 1 年内有≥2 次人工流产史或总计≥3 次人工流产史者下移风险较高。IUD 的异位会增加其他不良反应的发生。孙志明等研究发现，节育器异位的妇女总的不良反应发生率和疼痛发生率（分别为 28.9% 和 16.4%）均显著高于对照组（分别为 10.6% 和 1.9%），而出血、分泌物异常等不良反应发生率无明显差异。疼痛可能是 IUD 刺激子宫引起不适的一种症状，说明节育器与子宫适应性较差，子宫对节育器排斥会更强烈，增加了节育器异位的风险。IUD 异位的危险因素包括子宫位置及子宫大小判断错误、节育器种类及大小不合适、节育器置入宫内时机不合适、置入过久和医师经验不足等。因此，医师的熟练操作、合适节育器的选择、规范随访等有利于降低 IUD 异位的发生率。

目前临床上对 IUD 下移、嵌顿、旋转等的诊断主要依赖超声，二维超声诊断符合率为 61.1%，结合二维超声、三维超声诊断符合率可提高至 100%。肖晓君等获得 IUD 三维图像并作出诊断的 820 例中，IUD 异常 118 例，单纯位置下移 58 例，下移并嵌顿 26 例，下移合并妊娠 8 例，节育器旋转 15 例，型号明显不符 3 例，位置移位到膀胱 2 例，研究认为三维表面成像和三维声影成像在诊断 IUD 异常方面具有重要价值。韩颖等研究了经阴道三维超声检查在复杂型 IUD 异位诊断中的价值，选取临床疑诊 IUD 异位患者 380 例，以手术结果和病理为标准，比较经阴道二维和三维超声的准确率，单纯性下移二维超声和三维超声诊断准确率分别为 96.5%、100%，差异无统计学意义。复杂性异位（断裂、变形、部分嵌顿肌层及合并子宫畸形等）诊断准确率分别为 66.7%、98.9%，三维超声诊断复杂性 IUD 异位的准确率显著高于二维超声。

嵌顿 IUD 的取出是临床工作中的难点。黄泓等报道了 168 例 IUD 嵌顿的患者分别在超声引导的宫腔镜下手术和直接宫腔镜下取出，结果发现超声引导的宫腔镜组手术时间、出血量及手术并发症发生率均低于宫腔镜组，说明在嵌顿环的取出中，超声引导下行宫腔镜更有优势。吴文也报道了对于嵌顿节育器的取出，超声引导下宫腔镜取出优势明显，尤其可对断裂后完全嵌入肌层而不显露的 IUD 精准定位，提高取出的准确性和安全性。

四、IUD 过敏

另外一个不容忽视的 IUD 并发症是节育器过敏。目前临床使用的 IUD 主要分为含铜和含药两种，含铜 IUD 通常由不锈钢支架或硅胶支架和铜丝或铜套组成，其中所含铜、镍等金属是主要的过敏原。杨月华等对国内文献报道的 38 例 IUD 过敏情况进行了分析，38 例个案中有 4 例经过敏试验明确为铜过敏，其余 34 例未行过敏试验，过敏原不明确。过敏发生时间长短不一，10min 到 1 个月，大多在放置后 1d 内发生，临床表现不一、轻重不一，如瘙痒、皮疹、眼结膜充血、胸闷、头晕、全身麻木、恶心、呕吐、发热、寒战，甚至过敏性休克等。取出 IUD 后症状消失，恢复时间长短不一，最短者取器后立即好转，最长者 1 个月痊愈。因此，女性放置 IUD 后短时间内出现不适反应需考虑节育器过敏可能，对于初次放置者需详细询问过敏史、告知对象发生过敏的可能，放置前需备好抢救药品等。刘书改报道对 3306 例妇女放置金属环，若有金属过敏史者不放铜环，10 例发生过敏症状，发生时间最早 15min，最晚 1 个月，大多表现为头晕、恶心、四肢麻木、呕吐等症状，少数出现腰痛、蛋白尿，甚至酸胀疼痛、憋气窒息感等。过敏时间不一、症状不一，临床表现涉及多个器官系统，因此放置 IUD 术前应充分沟通问诊、术后严密观察，延长留院时间，充分告知离院后注意事项等，以免忽略节育器过敏造成严重后果。

五、不同 IUD 的并发症的比较

不同类型 IUD 的并发症的发生不尽相同。詹黎霞观察 3 种常用 IUD（爱母环、母体乐和宫形环）术后 6 个月的并发症发生情况，发现宫形环组的环下移、脱落、带器妊娠、环嵌顿、异位等发生情况少于母体乐组和爱母环组（$P<0.05$）。爱母环组发生月经过多、经期延长、白带增多、下腹疼痛、不规则出血等情况多于宫形环组和母体乐组（$P<0.05$），宫形环组的不良反应发生最少。张敏等对宫铜 300 和 MCu 功能型 IUD 有效性和安全性进行系统评估，纳入文献 3 篇，分析发现随访第 12 个月和第 24 个月宫铜 300 妊娠率高于 MCu 功能型（$RR=3.33$，$RR=3.00$）；第 6 个月、12 个月、24 个月宫铜 300 脱落率高于 MCu 功能型（$RR=6.00$，$RR=5.55$）；随访第 6、12、24 个月宫铜 300 不良反应发生率（包括白带增多、出血、疼痛）均高于 MCu 功能型 IUD；随访第 6、12、24 个月宫铜 300 因症取出率高于 MCu 功能型 IUD（$RR=3.33$，$RR=2.31$）；随访第 3、6、12、24 个月宫铜 300 续用率低于 MCu 功能型 IUD（RR 分别为 0.12、0.21、0.27、0.32）。研究者认为 MCu 功能型 IUD 可能优于宫铜 300，但由于两者比较的多中心随机对照临床试验较少，尤其缺乏长期随访研究，故仍需进一步研究。

杨月华等对 19 篇中英文文献进行分析，发现与 TCu220C IUD 相比，2 年随访时宫铜 300 脱落率显著增高（$RR=2.33$）；与 MCu 功能型 IUD 相比，6 个月、1 年、2 年随访时宫铜 300 IUD 脱落率显著增高（RR 分别为 5.86、5.46 和 4.00）；与 TCu380A、元宫 220、活性 γ 型、HCu280 IUD 相比，宫铜 300 IUD 脱落率差异无统计学意义。因此，脱落率方面，宫铜 300 IUD 和 TCu380A、元宫 220、活性 γ 型、HCu280 IUD 效果相近，高于 TCu220C 和 MCu 功能型 IUD，临床使用中需综合其他评价指标，如患者健康状况、使用需求等综合考量、选择。

IUD 作为高效的避孕方法，为女性免于意外妊娠、保护生殖健康发挥了重要的作用。其不良反应发生主要还是与 IUD 选择的大小与子宫是否匹配及手术操作人员的技术有关。若放置不适应宫腔的 IUD 或操作不当，会导致子宫内膜溃疡，以及节育器下移、脱落、损伤等，影响女性避孕效果和生殖健康。但通过加强医护人员培训，手术医师规范操作，切实把握适应证、禁忌证，合理选择节育器种类，做好术前术后咨询服务，定期术后随访等，将有利于减少 IUD 的并发症，更好地为广大育龄期女性服务。

（钱金凤）

第四节　特殊人群放置宫内节育器

IUD 是适合大多数健康育龄期女性的避孕方式，通常于健康女性月经干净后放置。在一些特殊时

期和特殊群体（如人工流产后、产后、宫腔手术后等）根据不同的状况可以选择不同的 IUD，从而达到避孕目的。IUD 避孕以外的健康益处也是临床广泛关注的问题。现有的含药 IUD，左炔诺孕酮宫内节育系统（levonorgestrel intrauterine system，LNG-IUS）避孕效果好，而且在治疗痛经、月经过多等方面有很好的效果。

一、流产后/产后放置 IUD

国际上，近年一直倡导将长效可逆避孕方法（long-acting reversible contraception，LARC）作为主要推广的避孕选择。我国目前所指的 LARC 包括 IUD 和皮下埋植避孕方法，其中以 IUD 为主。与经间期放置相比，人工流产术后即时放置宫内节育系统可以避免对患者进行二次宫腔操作，防止人工流产术后短期内再次妊娠，与正常经期放置的避孕效果相当，是人工流产患者术后理想的避孕方案，有临床实践与推广价值。研究进一步明确人工流产手术同时放置 IUD 可行，避孕效果可靠。

（一）人工流产术后即时放置含铜 IUD

随着非意愿妊娠率不断升高，人工流产率呈抬头趋势，对女性的身心健康造成巨大的伤害，因此提倡人工流产术后放置 IUD 进行避孕。陈静对重庆市妇幼保健院 2014—2015 年人工流产术后放置 IUD 的女性进行对照研究，以术后即时放环为观察组，月经干净 3～7d 放置为对照分析，发现人工流产术后即时放置吉妮 IUD 避孕效果好，脱落率和妊娠率低。另有作者对比高危人工流产术后立即放置 IUD、口服短效避孕药及避孕套的临床疗效。使用 V 形含铜含吲哚美辛 IUD，发现术后 12 个月内重复流产人数明显少于使用避孕套组，认为高危人工流产术后立即落实 IUD 有利于降低重复流产率，降低对生殖健康的不利影响。但我国人工流产后即时放置 IUD 的落实率并不高，主要源于部分医务人员认为人工流产术后 IUD 的规格不易确定，IUD 的型号选择不合适易导致带器妊娠、脱落或嵌顿等术后并发症的发生。目前的大部分研究是观察人工流产后即刻放置不同种类的 IUD，观察相关临床指标。有研究观察人工流产术后即时放置含吲哚美辛固定式 IUD 和活性 γ 型 IUD，以未使用避孕方法的妇女作为对照组。人工流产术后 12 个月随访，固定式组的续用率为 91.79/100 妇女年，活性 γ 型组的续用率为 88.97/100 妇女年。脱落是两种 IUD 最主要的终止原因，固定式组和活性 γ 型组的脱落相关终止率分别为 2.48/100 妇女年和 3.12/100 妇女年，两组比较差异无统计学意义（$P>0.05$）。随访 12 个月时固定式组和活性 γ 型组的与 IUD 使用相关的终止率分别为 3.91/100 妇女年和 4.35/100 妇女年，两组间比较差异无统计学意义（$P>0.05$）。人工流产术后 1 个参考时限内（90d），固定式组和活性 γ 型组的总出血天数（包括出血天数和滴血天数）分别比对照组增加了 3.9d 和 2.6d，3 组间比较差异有统计学意义（$P<0.05$），主要表现为滴血天数的增加，固定式组和活性 γ 型组的滴血天数分别为（9.2±5.9）d 和（8.5±4.6）d，明显多于对照组的（5.2±4.0）d，组间比较差异有统计学意义（$P<0.05$），固定式组比活性 γ 型组总出血天数长（$P<0.05$）。作者认为人工流产术后即时放置含吲哚美辛固定式 IUD 和活性 γ 型 IUD 均安全、可行，避孕效果可靠，不良反应轻微。这两组 IUD 的滴血天数延长可能与 IUD 对子宫内膜的刺激有关。

目前文献显示，尚无有效的方案解决与 IUD 有关的点滴出血问题，有效的咨询可使服务对象了解点滴出血发生的机制及其对健康并无损害，提高服务对象对点滴出血的耐受性。有研究发现人工流产术后即时放置 IUD，TCu220 不良反应的发生率明显高于元宫 Cu220，认为 TCu220 下移及脱落主要考虑是因为 T 形 IUD 塑料支架弹性差、可塑性差，而元宫 Cu220 含有吲哚美辛，减少了上环后的不良反应。

（二）人工流产术后即时放置左炔诺孕酮宫内节育系统（LNG-IUS）

有作者通过人工流产术后即时放置 LNG-IUS（32 例）与月经后第 3～7d 放置 LNG-IUS（32 例）的临床效果比较，随访 1 年时间内人工流产即时放置 LNG-IUS 组妊娠率为 0，脱环率为 3.13%（1/32），续用率为 94%（30/32），与对照组比较差异均无统计学意义。研究认为 LNG-IUS 适于人工流产后即时放置以减少重复流产的发生。也有作者将人工流产后即时放置 LNG-IUS 与含铜 IUD 作比较。将人工流产同时自愿要求放置 IUD 的 116 例妇女，随机分为 LNG-IUS 组和含铜 IUD 组，发现 LNG-IUS 组第 6、12 个月带器妊娠率，第 12 个月脱落或下移率，第 1、3、6、12 个月经期延长发生率、月经量增多发生率均显著低于含铜 IUD 组（$P<0.05$），闭经或月经稀发的发生率均显著高于含铜 IUD 组（$P<0.05$）。两组腰腹疼痛发生率比较差异无统计学意义（$P>0.05$）。结果显示人工流产术后即刻放置 LNG-IUS 与含铜 IUD 均有良好的避孕效果，LNG-IUS 避孕效果及不良反应要优于含铜 IUD。需要注意的是，放置前需向患者及家属做好充分的解释和咨询工作，这可大大提高育龄期妇女使用 LNG-IUS 的依从性和满意度。文献报道，对比吉妮致美、活性 γ 型、TCu 和 LNG-IUS 4 种 IUD 在人工流产术后即时放置的安全性和有效性，共纳入 215 例女性观察 6 个月发现 4 组带器妊娠率、IUD 脱落率、因症取出率和续用率差异无统计学意义。吉妮致美和活性 γ 型组出血时间短，LNG-IUS 痛经改善优于其他各组。因此作者认为 4 种 IUD 在人工流产术后即时放置安全、可行、有效；吉妮致美和活性 γ 型组月经时间短于 TCu 组，LNG-IUS 相对于其他 3 种 IUD 可以有效缓解痛经症状，有助于提高妇女对放置 IUD 的接受性和满意度。另有研究也显示 LNG-IUS 避孕效果明显优于吉妮致美，因症取出率明显低于吉妮致美（1.7/100 妇女年 vs. 9.3/100 妇女年）；LNG-IUS 主要不良反应为月经量减少，吉妮致美则主要为点滴出血；认为高危人工流产术后即时放置 IUD 避孕效果较好。总之，人工流产术后即刻放置 LNG-IUD 不但避孕效果好，不良反应小，而且体现了流产后关爱及计划生育优质服务理念，落实高效避孕措施，减少非意愿妊娠，降低重复流产率，使广大妇女的生殖健康水平得到提高。

（三）产后即刻放置 IUD

为探讨剖宫产术中即时放置 IUD 的可行性，以加强剖宫产术后计划生育服务、促进生殖健康，有作者研究剖宫产术中即时放置 IUD 与未放置相比，发现出血量、恶露持续时间、术后感染情况、对产褥期的影响等差异均无统计学意义，由此认为剖宫产术中即时放置 IUD 是安全、有效的避孕方法，值得临床推广。针对瘢痕子宫妇女，为寻求一种较好的避孕措施，任卫娟等研究了重复性剖宫产术中放置吉娜固定式 IUD（GyneFix PP IUD）的可行性及安全性。其中 80 例重复性剖宫产女性术中放置吉娜固定式 IUD，同期重复性剖宫产术中未放置节育器者 80 例作为对照组。观察两组手术时间、产后 24h 出血量、产褥期病率、抗生素使用时间、血性恶露持续时间及 42d 复查子宫复旧情况，并进行 1 年随访，观察 GyneFix PP IUD 的续用率。结果显示，两组手术时间、产后 24h 出血量、产褥期病率、抗生素使用时间、血性恶露持续时间比较，差异均无统计学意义（$P > 0.05$）。观察组随访期间 IUD 脱落 2 例，IUD 下移 1 例，带器妊娠 1 例，异位妊娠 2 例，月经异常终止使用 1 例，1 年后续用率为 92.5%。作者认为，重复性剖宫产术中放置 GyneFix PP IUD 是一种简便、安全的避孕措施。

产后即刻放置 IUD 的优点是方便、避免非意愿妊娠、减少重复流产，缺点是脱落率高。总之，IUD 用于产后避孕，避孕效果可靠，依从性好，是一种安全、有效的避孕方法。除了 IUD，皮下埋植剂也可用于产后避孕，哺乳女性可在产后 6 周放置，对乳汁的质、量及婴儿的生长发育无明显影响。无哺乳计划的女性可产后即刻放置。

二、宫腔粘连分解/子宫纵隔切除术后放置 IUD

为减少宫腔镜手术后的宫腔粘连，临床上有不同的处理方法，术后放置 IUD 为较常使用的方法。但多数研究显示 IUD 与其他措施相比并无优势。有作者研究发现重度宫腔粘连宫腔镜术后放置球囊导尿管与放置 IUD 相比，能够有效提高治疗有效率、减少术后出血量和宫腔粘连的复发，差异有统计学意义。也有作者研究显示宫腔粘连分离术（transcervical resection of adhesion，TCRA）后予以 IUD 与 Foley 球囊导尿管结合透明质酸钠凝胶同时口服戊酸雌二醇治疗比较，IUD 放置后总有效率低，粘连复发率高，效果不如放置球囊导尿管。对比宫腔镜分解粘连术后放置 IUD 联合雌、孕激素周期治疗与术后宫腔镜复查并注入透明质酸钠联合术后雌、孕激素周期治疗，显示后者宫腔粘连改善率明显高于前者。因此作者认为，宫腔镜粘连分离术后宫腔镜检查、注入透明质酸钠可明显预防再粘连的发生，同时采取雌、孕激素周期治疗可明显提高妊娠率。宫腔粘连分离术后球囊放置 3d 更换为 IUD，与术后直接放置 IUD 相比，术后均给口服戊酸雌二醇，观察 3 个月，发现子宫内膜厚度、宫腔形态恢复正常率及月经恢复正常率前者均高于直接放置 IUD 组，再粘连率明显降低。该文结论为行宫腔粘连分离术后采用球囊加 IUD 方法防止再粘连临床效果更佳，患者生活质量大大提高。也有作者经过观察后认为，宫腔镜下粘连分离术联合术后放置 IUD 及雌、孕激素序贯治疗对人工流产术后宫腔粘连的治疗效果良好，轻中度粘连预后明显好于重度粘连。

文献报道，宫腔镜下子宫纵隔电切术（transcervical resection of septum，TCRS）后用雌激素治疗、IUD 和宫腔气囊预防宫腔粘连，将 238 例行 TCRS 患者分为 4 个组。1 组（50 例）术后接受雌激素治疗。2 组（59 例）手术结束时，将 IUD 放置于宫腔内。3 组（75 例）用 4ml 生理盐水充气囊导尿管置入宫腔，5d 后取出。4 组（54 例）没有作任何治疗，为对照组。所有受试者均在术后 1 个月和 3 个月接受宫腔镜检查。结果发现，四组术后 1 个月内宫腔粘连率分别为 22%、28.81%、26.7% 和 24.1%（$P > 0.05$），第 3 个月时分别为 0、1.7%、1.3% 和 3.4%（$P > 0.05$）。因此作者得出结论，术后使用雌激素疗法、IUD 或宫内球囊并未对减少 TCRS 术后宫腔粘连有任何益处。

三、异位妊娠与 IUD

有研究纳入 554 例有异位妊娠史妇女，其中有 181 例女性纳入时发生重复异位妊娠，184 例妇女纳入时发生宫内妊娠，另外 189 例为非妊娠妇女。三组按当前年龄、初始异位妊娠年龄和初始异位妊娠孕周匹配 1：1 的比例。比较三组对象的社会人口学特征、生育史、妇科外科史和避孕经验。结果显示：与纳入时发生宫内妊娠妇女对比，有不孕史的妇女重复异位妊娠危险增加（$OR=3.84$，95% CI 2.16～6.86）。与纳入时未妊娠妇女相比，上次异位妊娠行输卵管切开术是重复异位妊娠的危险因子（$AOR=3.04$，95% CI 1.21～36.51）。分娩次数多的妇女发生重复异位妊娠的可能性减小。与未使用任何避孕方法的妇女相比，当前使用 IUD 和避孕套可以显著减少重复异位妊娠的危险（重复异位妊娠与未妊娠使用 IUD 比较，$OR=0.02$，95% CI 0.00～0.08；重复异位妊娠与未妊娠使用避孕套比较，$OR=0.16$，95% CI 0.07～0.38）。有不孕或输卵管切开史的女性应警惕重复异位妊娠的发生。多产的妇女不太可能发生重复异位妊娠。使用 IUD 或避孕套可以有效预防重复异位妊娠。该研究提示，有异位妊娠史的妇女仍可以使用 IUD，因其避孕效果高，可有效预防重复异位妊娠。

四、妇科疾病与 LNG-IUS

左炔诺孕酮宫内节育系统在妇科领域的治疗作用逐渐被专业人员和患者所接受，越来越多的研究也证实了这些治疗效果。

（一）治疗子宫腺肌病

一项观察 LNG-IUS 与孕三烯酮治疗子宫腺肌病的临床疗效对比研究发现，经过 6 个月的治疗，两组痛经缓解程度、月经过多发生率、子宫内膜厚度及子宫体积均明显降低，但使用 LNG-IUD 治疗的各项指标均明显更低；不良反应发生率两组无显著差异。因此作者认为，在子宫腺肌病的临床治疗中，采用孕三烯酮、LNG-IUS 治疗均能有效改善子宫腺肌病患者的临床症状，且安全性较高。尤其是 LNG-IUS 的效果不仅显著，还可维持较长时间。另一项关于 LNG-IUS 治疗子宫腺肌病长期疗效观察的研究，纳入了 60 例子宫腺肌病患者为研究对象，采用 LNG-IUS 治疗，定期随访 12 个月。比较治疗前与治疗后第 1、3、6、12 个月的月经量、子宫体积、子宫内膜厚度、血清 CA125 水平、血红蛋白水平、痛经、不良反应及临床效果。结果发现，放置 LNG-IUS 后患者相关临床症状均有明显改善，与放置前比较差异有统计学意义（$P<0.05$）；放置 LNG-IUS 后第 3、6、12 个月患者临床症状改善情况明显优于放置后 1 个月，差异有统计学意义（$P<0.05$）；放置后第 6、12 个月治疗总有效率明显高于放置后第 1、3 个月，差异有统计学意义（$P<0.05$）。作者认为 LNG-IUS 治疗子宫腺肌病可改善患者临床症状，随着治疗时间延长改善效果越明显，治疗总有效率越高，临床中长期治疗可获得显著治疗效果且安全性较高。

（二）其他

观察 LNG-IUS 预防子宫内膜息肉摘除术后复发的临床效果发现，子宫内膜息肉摘除术后放置 LNG-IUS，复发率明显低于对照组。对子宫肌瘤伴月经过多的患者，给予 LNG-IUS 治疗可显著提高临床疗效，效果优于米非司酮联合小剂量雌、孕激素治疗。一项研究探讨促性腺激素释放激素激动剂（gonadotropin-releasing hormone agonist，GnRHa）与 LNG-IUS 联合治疗子宫内膜不典型增生（atypical hyperplasia of endometrium，AEH）的临床疗效。对 32 例 AEH 患者给予 GnRHa 与 LNG-IUS 联合治疗。每隔 4 周皮下注射一次 GnRHa，共用药 3 个周期。于第 1 次注射后月经第 3～5d 放置 LNG-IUS。比较治疗前及治疗第 4、7、13 个月内膜厚度及月经量变化。13 个月后取出 LNG-IUS 并行子宫诊断性刮宫，观察子宫内膜病理学形态，结果显示 GnRHa 与 LNG-IUS 联合应用能逆转 AEH，有效减少月经量，对有生育要求或者要求保留子宫的患者是一种较为有效的非手术治疗方式。

五、放置 IUD 的额外获益

（一）IUD 的使用可减少绝经后女性生殖道良性疾病的风险

一项关于妇女使用 IUD 对绝经后生殖系统良性疾病危险性的研究，通过病例对照研究探讨使用 IUD 对绝经后女性生殖系统健康的影响。调查上海 2744 例绝经后妇女，IUD 组 2253 例，输卵管结扎术组 202 例，以及对照组（体外排精）289 例。所有的对象年龄都≥45 岁并且已经绝经至少 1 年。单因素分析表明，IUD 可以减少绝经后妇女良性生殖系统疾病的风险（至少 50%）。IUD 组和对照组之间的生殖系统良性疾病（包括卵巢囊肿、输卵管妊娠史、子宫肌瘤、宫颈上皮内瘤变、外阴囊肿、盆腔囊肿）发病率具有显著性差异，IUD 组显著降低（$P<0.001$），但输卵管结扎组和对照组之间差异无统计学意义（$P=0.16$）。多因素分析表明，避孕失败和由此产生的妊娠会增加患生殖系统疾病的风险。妊娠次数多、输卵管结扎、避孕失败是发生生殖系统良性疾病的危险因素；生育史、使用 IUD、避孕时间长是生殖系统良性疾病发生的保护因素；分娩可以减少生殖系统疾病风险（OR 为 0.31～0.88）。结果显示，使用 IUD 可以降低绝经后妇女患良性生殖系统疾病的风险。此外，节育时间、妊娠/生育史、避孕失败史和计划生育手术史也可能影响绝经后妇女的健康。作者认为 IUD 也许能有效降低绝经后女性的生殖道良性疾病的风险。

（二）IUD 的使用可降低老年女性认知功能障碍的风险

一项有关生育史和老年女性认知功能损害的相关性研究中，对 4796 例绝经后妇女通过简易精神状态检查表的应用、评估认知障碍状态，以检验妇女生殖史与晚年生活中认知功能障碍风险之间的关系。结果发现生殖期时间长者认知功能障碍风险小（$P=0.001$）。≥5 次的足月妊娠者与 1～4 次足月妊娠者相比，认知功能障碍风险 OR 为 1.316。无流产史者比 1～2 次流产史者的认知功能障碍风险高，$OR=$ 1.194。曾经使用口服避孕药显著降低认知障碍的风险，$OR=0.489$。曾使用 IUD 也显著降低认知障碍的风险，$OR=0.684$。研究结果表明，生育期短、足月妊娠次数多（≥5 次）、无流产史与认知功能障碍的危险性增加有关。口服避孕药和 IUD 的使用可降低认知功能障碍的危险。

（姚晓英）

参考文献

[1] 周丽萍. 吉妮节育器与 T 型节育器的应用效果对比观察. 中国医药指南, 2016, 14（15）: 101.

[2] 王丽珍. 3 种宫内节育器临床使用 12 个月的避孕效果比较. 实用妇科内分泌杂志, 2016, 3（8）: 53-54.

[3] 马玉霞, 丁玲. 3 种宫内节育器临床应用效果对比分析. 世界最新医学信息文摘杂志, 2016, 16（51）: 30-31.

[4] 李静玲, 赵仁峰. 3 种紧急避孕方案临床效果的比较分析. 广西医科大学学报, 2016, 33（2）: 208-309.

[5] 孙青. 紧急避孕的临床研究. 临床合理用药, 2017, 10（3）: 172-173.

[6] 朱允娟. 4 种不同方法用于紧急避孕的临床效果分析. 中国医药指南, 2017, 15（11）: 24-25.

[7] 钟柳育, 孙青, 徐意玲, 等. 不同大小宫腔的育龄妇女放置吉妮宫内节育器的临床效果对比分析. 广西医学, 2016, 38（5）: 734-736.

[8] 邱劼, 万晏求, 区绮文. 元宫 Cu365 与 TCu380 宫内节育器临床应用效果对比研究. 白求恩医学杂志, 2016, 14（3）: 290-291.

[9] 孙素琴. 元宫 365 型和元宫 220 型 IUD 的效果和安全性比较. 实用妇科内分泌杂志, 2016, 3（17）: 32-33.

[10] 邓婷, 李晴, 陈丹, 等. 铜/低密度聚乙烯复合材料宫内节育器引起子宫异常出血与铜离子浓度和血管生成的相关性. 中国组织工程研究, 2016, 20（34）: 5057-5063.

[11] 关文芳. 不同节育器的放置对避孕效果及子宫出血的影响分析. 中外女性健康研究, 2017, （5）: 83-88.

[12] Qi C, Xia X, Zhang W, et al. Indomethacin/Cu/LDPE porous composite for medicated copper intrauterine devices with controlled release performances. Composites Science & Technology, 2012, 72（3）: 428-434.

[13] 杨爱芹, 柴玉珍, 宋敏. 生物陶瓷宫内节育器的应用与安全性. 中国组织工程研究, 2016, 20（43）: 6409-6415.

[14] 任金霞. 宫内节育器的临床效果及副作用的观察. 世界最新医学信息文摘杂志, 2016, 16（65）: 209-220.

[15] 杨增芳. 对 1408 例放置宫内节育器的女性发生不良反应的情况及相关因素的分析. 当代医药论丛, 2016, 14（19）: 120-122.

[16] 张霞. 宫内节育器避孕效果分析及不良反应监测. 中国卫生标准管理, 2016, 7（11）: 25-26.

[17] 黄芳. 宫内节育器放置所致不良事件对策. 临床合理用药, 2016, 9（6）: 152-153.

[18] 丁国文, 杜株梅. 放置宫内节育器的常见并发症及其防治措施. 中国继续医学教育, 2016, 8（6）: 53-54.

[19] 陈莉. 放置 IUD 前后规范服务对 IUD 使用效果及其副作用影响的临床观察. 中国计划生育学杂志, 2016, 24（7）: 464-467.

[20] 王娜, 满玮平, 题玉红. 带器妊娠原因分析与临床干预措施探究. 当代医学, 2016, 22（419）: 30-31.

[21] 周健, 杨月华, 孙志明. 宫内节育器合并异位妊娠的影响因素研究. 中国妇幼保健, 2016, 31（15）: 3108-3111.

［22］韩璐，黄江涛．基层育龄妇女宫内节育器下移影响因素分析．中国计划生育学杂志，2016，24（6）：415-416.

［23］孙志明，王冠融，施雯慧．宫内节育器放置后副反应与异位发生风险的1∶1病例对照研究．中国计划生育学杂志，2016，24（6）：384-387.

［24］岑福柱，李晶晶．宫内节育器异位病因危险因素的病例对照研究．吉林医学，2016，37（10）：2555-2556.

［25］肖晓君，张玉娟，林琪．三维声影成像联合三维表面成像对宫内节育器异常的超声诊断．实用医学影像杂志，2016，17（4）：341-342.

［26］韩颖，李清．经阴三维超声检查在复杂型宫内节育器异位诊断中的价值．山东医药，2016，56（41）：69-70.

［27］黄泓，刘灵霞，张璇，等．超声引导在宫内节育器嵌顿取出术中的应用．护理实践与研究，2016，13（13）：56-57.

［28］吴文．宫腔镜直视与超声引导在宫内节育器嵌顿取出术中的对比研究．中国医学前沿杂志（电子版），2016，8（3）：86-88.

［29］杨月华，许豪勤，孙志明，等．38例含铜宫内节育器过敏反应文献分析．中国药物警戒，2016，13（6）：374-377.

［30］刘书改．节育环过敏的临床观察及对策分析．当代医学，2016，22（14）：18-19.

［31］詹黎霞．3种宫内节育器并发症比较．包头医学院学报，2016，32（12）：84-85.

［32］张敏，孙志明，张学宁，等．宫铜300和MCu功能型宫内节育器有效性、安全性的系统评估．国际生殖健康/计划生育杂志，2016，35（5）：375-382.

［33］杨月华，张学宁，孙志明，等．宫铜300宫内节育器脱落情况的系统评价．实用妇产科杂志，2016，32（10）：782-786.

［34］Fan G, Kang S, Ren M, et al. A single-arm phase Ⅲ study exploring the efficacy and safety of LNG-IUS 8, a low-dose levonorgestrel intrauterine contraceptive system（total content 13.5 mg），in an Asia-Pacific population. Contraception, 2017, 95（4）：371-377.

［35］朱明艳．人工流产后即时放置左炔诺孕酮宫内节育系统的临床观察．中国现代医生，2016，54（29）：53-55.

［36］陈静．人工流产后不同时间放置宫内节育器的避孕效果．中国妇幼健康研究，2016，27（1）：414.

［37］陈海萍，周婧君．高危人工流产术后即时落实不同避孕方法的临床应用分析．中国当代医药，2016，23（34）：82-84.

［38］王琨，程莹，杨华，等．人工流产术后即时放置含吲哚美辛固定式宫内节育器和活性γ型宫内节育器的临床效果观察．中华妇产科杂志，2016，51（3）：198-203.

［39］秦坤，李玉兰，朱丽娟，等．人工流产术后即时放置元宫Cu220及TCu220宫内节育器的临床观察．当代医学，2016，22（28）：77-78.

［40］剧蕴慧，冯园园，刘素巧，等．人工流产术后即刻放置左炔诺孕酮宫内节育系统与含铜节育器临床效果对比研究．现代中西医结合杂志，2017，26（5）：494-496.

［41］石亚利，马营营，尹向梅，等．人工流产术后即时放置4种宫内节育器的临床效果观察．中国妇产科临床

杂志，2016，17（6）：512-515.

[42] 贾华. 高危人工流产术后即时放置左炔诺孕酮宫内节育系统与吉妮致美的临床效果观察. 中国计划生育学杂志，2016，（11）：753-755，759.

[43] 郭雁青，刘芬，刘双萍. 剖宫产术中即时放置宫内节育器99例临床分析. 山西职工医学院学报，2016，26（6）：39-41.

[44] 任卫娟，陈灿明，徐扬，等. 重复性剖宫产术中放置吉娜宫内节育器80例的临床分析. 中国医药导报，2016，13（15）：112-115.

[45] 陈燕斐，孙广范. 宫腔镜术治疗重度宫颈粘连患者后放置球囊导尿管的临床疗效. 深圳中西医结合杂志，2016，26（24）：87-88.

[46] 章艳玲，况玉兰. 宫腔粘连相关影响因素分析及术后再粘连的预防措施探讨. 临床医学工程，2016，23（12）：1613-1614.

[47] 杨江华，张丹丹，高琴，等. 宫腔镜粘连分离术后两种不同治疗方法预防再粘连的效果比较. 中国性科学，2016，25（12）：53-56.

[48] 孙芳，王晓红. 宫腔粘连术后防止再粘连方法的临床比较. 中国处方药，2016，14（12）：159-160.

[49] 冯颖，陈素文，李长东，等. 宫腔镜在人工流产术后宫腔粘连诊治中的效果评价. 生殖医学杂志，2016，25（12）：1079-1082.

[50] Yu X, Yuhan L, Dongmei S, et al. The incidence of post-operative adhesion following transection of uterine septum: a cohort study comparing three different adjuvant therapies. Eur J Obstet Gynecol Reprod Biol，2016, 201: 61-64.

[51] Zhang D, Shi W, Li C, et al. Risk factors for recurrent ectopic pregnancy: a case-control study. BJOG，2016, 123 Suppl 3:82-89.

[52] 曾超益，全珍，郭伟娣. 左炔诺孕酮宫内节育器与孕三烯酮治疗子宫腺肌病临床观察. 深圳中西医结合杂志，2016，26（23）：107-109.

[53] 彭锦燕，伍春丽，吕佩. 左炔诺孕酮宫内节育系统宫内节育器治疗子宫腺肌症的长期随访调查结果分析. 国际医药卫生导报，2016，22（9）：1262-1264.

[54] 周涛. 左炔诺孕酮宫内节育系统宫内节育器预防子宫内膜息肉术后复发的临床观察. 医药前沿，2016，6（33）：91-92.

[55] 朱晓慧. 米非司酮联合小剂量雌孕激素对比左炔诺孕酮宫内节育系统治疗子宫肌瘤伴月经过多临床研究. 海峡药学，2016，28（11）：94-95.

[56] 张纯溪，岳慧敏，张萍，等. 促性腺激素释放激素激动剂与左炔诺孕酮宫内节育器联合治疗子宫内膜不典型增生的临床疗效研究. 中国计划生育和妇产科，2016，8（6）：56-58.

[57] Zhang X, Xiao L, Zhu H, et al. The risk of using intrauterine devices to benign reproductive system conditions in postmenopausal women: a case control study. J Res Med Sci, 2016, 15（21）：17.

[58] Li FD, He F, Chen TR, et al. Reproductive history and risk of cognitive impairment in elderly women: a cross-sectional study in eastern China. J Alzheimers Dis，2016, 49（1）：139-147.

第四章　甾体避孕药的研究进展

第一节　复方口服避孕药的研究进展

复方口服避孕药（combined oral contraceptives，COC）是含有低剂量雌激素和孕激素的复合甾体激素制剂，应用开始于 20 世纪 60 年代初，其主要通过抑制排卵而发挥避孕作用。目前，大量的基础和临床研究证实，COC 除了显著的避孕效果以外，健康获益也远远大于其可能存在的风险。

一、COC 在避孕领域的应用现状

（一）内地女性对 COC 的认知和接受性

COC 是目前国际上广泛使用的高效可逆避孕方法之一，但其应用率在不同国家和地区间有很大差异，相对于欧美地区，我国的使用率很低，育龄期妇女采用 COC 避孕者不足 3％。造成目前我国 COC 使用率低的原因很多：很多育龄期女性存在认识误区，过于担忧 COC 的风险，对激素类药物存在恐惧心理，对 COC 的了解不足或存在偏见，COC 提供者态度消极，COC 知识宣传普及力度不够等。

龙彩媛等对 560 名高校女大学生进行针对 COC 认知的调查发现：女大学生对 COC 不良反应的认知存在一定的误区，仅 1.66％被调查者认为 COC 安全、有效，60.01％被调查者认为 COC 可导致不孕，34.41％被调查者认为 COC 有不良反应而不去使用，72.93％被调查者认为 COC 弊大于利，81.25％被调查者认为不可以经常服用，可见应重视和加强女性对 COC 的正确认识。

医务人员是否能正确认识 COC 呢？魏俊秀等调查 3500 位女性医务工作者后发现，女性医务人员选择 COC 避孕的比例很低，对 COC 认知错误率较高。该调查发现：仅有 42.6％的被调查者知晓 COC 避孕以外的益处，43.5％认为现代低剂量 COC 需停药 3～6 个月后才能妊娠，30.8％认为长期服用 COC 对身体有害、应间断服用以减少并发症，未生育女性医务人员中仅 2.2％选择 COC 避孕。由此可见，女性医务人员对 COC 的获益和风险认知不足，对如何应用 COC 存在一些顾虑和误区，作为 COC 提供者应更积极地加强相关知识的学习，重视 COC 宣传工作，普及避孕知识，保证 COC 供给，以帮助提高 COC 使用率。

（二）香港女性对 COC 的认知和接受性

香港计划生育委员会在近期发起的 COC 接受性在线调查纳入了平均年龄 32 岁（18～45 岁）、

过去 12 个月使用过避孕方法的 1295 名女性。调查内容包括避孕方法的选择、COC 使用的优势及顾虑等情况。结果显示：与西方国家妇女相比，COC 在香港女性中未得到充分利用。被调查者采取的避孕方法中有 76.1% 使用男用避孕套，20.9% 采用体外射精，16.2% 采用安全期避孕，仅 12.6% 被调查女性因为 COC 方便、高效、能调整月经周期而使用 COC，但采用 COC 避孕者中又有 60.9% 由于担心不良反应、经历过不良反应或者经常断断续续漏服而停用 COC。有不少女性由于担心 COC 的不良反应、对现在的避孕方法很满意、感觉服药不方便等种种原因，根本不愿尝试使用 COC 避孕。大多数受调查者对 COC 现有或预期的不良反应有所顾虑，医师仍需加强宣教消除对 COC 的误解。

（三）生育政策调整对 COC 使用和销售带来的影响

随着我国生育政策的调整，不同孩次育龄妇女避孕知识的知晓情况、避孕现状及需求均有所变化。目前在我国已婚妇女中 COC 使用率普遍较低，据调查，生育一孩及二孩后的育龄期女性中选择 COC 的女性比例仅为 6.05% 和 4.24%。尽管 COC 高效、可逆，其不良反应非常小，但由于广大妇女对其不良反应的认识存在误区，特别是在农村等信息不发达地区，存在夸大甚至捏造其不良反应的现象，严重影响 COC 的推广，因此计划生育机构今后要不断更新和加强育龄妇女避孕知识的宣传教育，使育龄妇女能及时和正确掌握各种避孕措施，有效提高妇女避孕节育水平，为新时期、新政策下如何开展计划生育优质服务提供指导，为农村育龄妇女推荐选择合适的避孕措施提供科学依据。

生育政策的调整也影响着避孕药的市场需求，国内避孕药零售市场将迎来更严峻的考验，市场销售量的增长速度明显放缓。通过 22 个样本城市避孕药市场的调查发现：紧急避孕药仍然是女性首选的避孕药，近年来紧急避孕药在零售市场的份额均接近七成；其次是 COC，占据约三成的避孕药零售市场份额。COC 兼具安全、有效、舒适等优点，但价格相对较高。随着经济水平的提高及避孕保健意识的增强，COC 在上海、广州、北京、杭州和石家庄等发达城市更容易为女性所接受。

二、COC 在流产后及产后避孕中的应用

（一）屈螺酮炔雌醇片在避孕领域的应用

屈螺酮炔雌醇片含有 30μg 炔雌醇和 3mg 屈螺酮，屈螺酮炔雌醇片（Ⅱ）是新一代 COC，含有 20μg 炔雌醇和 3mg 屈螺酮。屈螺酮是一种作用独特的孕酮，其生化和药理特性比其他合成孕酮更接近天然孕酮，对盐皮质激素受体有较高亲和力，能竞争盐皮质激素受体，具有抗盐皮质激素活性，3mg 屈螺酮的抗盐皮质激素活性相当于 20～25mg 螺内酯（安体舒通）的抗盐皮质激素活性，可导致尿钠增多和血压下降。屈螺酮对雄激素受体亲和力低，并能抑制雄激素活性，具有抗雄激素活性。此外，屈螺酮为甾体类 17α-螺内酯衍生物，和其他 19-去甲睾酮衍生的孕酮不一样，其不具有雄激素样作用。有作者选取健康育龄妇女进行研究，观察组采用屈螺酮炔雌醇片进行避孕，其避孕效果优于对照组的

复方左炔诺孕酮片；另外，观察组患者的出血情况、皮肤状况、体重变化改善情况也比对照组好，不良反应发生率较低。

（二）COC 在流产后关爱服务中的应用

随着妇产科学的飞速发展，人工流产术也随之成为一种相对简单、安全而又十分成熟的终止妊娠技术。我国人工流产人数居高不下，其对妇女生殖健康造成的直接损伤及潜在危害越来越令人关注，且不少女性因各种原因流产后 1 个月内即有无保护性生活，或者后续未及时采用高效的避孕措施，导致再次非意愿妊娠而再次选择人工流产，重复人工流产尤其是短期内重复人工流产大大增加各种近期与远期并发症的发生率。2012 年 WHO 推荐，人工流产后可立即使用皮下埋植、COC、宫内节育器具三种安全、高效的避孕方法。根据 WHO《避孕方法选用的医学标准》：早、中期妊娠终止后，女性均可立即使用短效口服避孕药避孕，不受流产方式和并发症的限制。

流产后关爱服务（post-abortion care，PAC）是 WHO 推荐的一种标准化的人工流产服务综合项目，其重点是为流产后患者提供有效避孕措施。2012 年 5 月，由中国妇女发展基金会、中华医学会计划生育学分会等单位组织在我国启动了 PAC 公益项目。PAC 对于提高生育妇女流产术后选择高效、可逆的避孕方法有着非常重要的影响，同时能提高宫内节育器（IUC）和 COC 的续用率，能有效降低重复流产率，保障女性生殖健康和身心健康。不少研究也发现，早孕人工流产术后和中孕引产后使用 COC 可缩短术后出血时间，减少出血量，并降低感染发生率，促进月经恢复并起到高效避孕作用，降低重复流产率，值得推广应用。但也有研究发现，流产后 COC 的续用率较 IUC 普遍偏低，可能有以下几个原因。①COC 需每日坚持服用且不能漏服，较烦琐；IUC 一次性放置，较方便。②COC 受服用者主观因素影响多，能随意停用，依从性差；IUC 不能随意取出，需医师介入，依从性强。③COC 需服用者定期到医院或者药店取药，较麻烦，且长期使用总体费用较高；IUC 总体长期费用相比 COC 便宜。所以，如何改进并采取相应措施，对育龄期女性最担心和因此而出现的不良反应进行逐一解释、从科学的角度让其能真正消除顾虑、提高 COC 的可及性和续用率的意义重大。

（三）COC 在产后避孕中的应用

我国女性产后 1 年内非意愿妊娠率显著高于欧美发达国家，且多为高危人工流产，严重危害女性生殖健康，因此促进产后避孕工作十分紧迫，指导女性产后避孕在降低产后意外妊娠率、提高妇女生殖健康水平方面具有重要意义。有调查发现，女性产后避孕相关知识总正确率为 26.8%，其中有关宫内节育器、单纯孕激素避孕法、复方口服避孕药（COC）、哺乳闭经避孕法的正确率分别是 31.1%、18.6%、23.7%、44.9%。该调查中产后女性关于高效、长效、可逆避孕方法知之甚少，仅有 1.2% 的被调查者使用 COC，无人使用单纯孕激素避孕法。这可能是由于：①女性受到传统避孕理念的影响，大多数人对激素类避孕方法尚存在误解。②产后避孕方法推广力度仍然不足，产后避孕的宣教和指导不充分，且形式大部分是仅仅告知产后需要注意避孕，并未针对性讨论具体避孕方法。

（四）COC 在剖宫产瘢痕妊娠终止后的应用

子宫剖宫产瘢痕妊娠（cesarean scar pregnancy，CSP）是指孕囊种植于剖宫产后子宫瘢痕处的一种少见的特殊部位的异位妊娠，是剖宫产手术后严重的远期并发症之一。CSP 一旦发生，处理不及时或不当导致严重出血、子宫破裂，甚至危及生命。顺利治疗并保留了生育功能的 CSP 女性，为了再生育安全和保护其生育能力，有学者建议在手术 2 年后再妊娠，但 80%左右的患者于术后 2 个月经周期后已经恢复排卵，若不采取及时有效的避孕措施，可能发生意外妊娠和再发 CSP。还有研究发现，CSP 患者经过治疗后仍有不少女性在术后 1~6 年内意外妊娠或再次发生 CSP，给女性带来再次伤害，CSP 治愈后如何进行有效避孕十分重要，必须在 CSP 治疗后落实安全、有效且可逆的高效避孕措施。有学者研究发现，子宫动脉栓塞联合清宫术后 CSP 患者可采取 COC 或宫内放置左炔诺孕酮宫内节育系统避孕，可使患者获益更多，安全、可靠，更好地保护女性的生殖健康。

三、COC 应用于避孕的安全性

（一）COC 与乳腺疾病

COC 与乳腺疾病是否存在关联，一直有不同观点。徐水芳等随机选取 4755 例妇女，共发现乳房肿块患者 889 例，发病率为 18.61%，对乳房肿块的影响因素进行多因素回归分析发现，流产次数、经济状况和文化程度均与乳房肿块呈正相关；而避孕方式与乳房肿块无相关性，虽然服用 COC 组女性乳房肿块患病率略高，但差异无统计学意义。该研究还指出：乳腺增生症与流产次数呈正相关，主要原因是妊娠早期大量雌激素、孕激素可以加快乳腺细胞增生、增大，在妊娠第 3 个月，激素平衡可促使这些细胞成熟和分化，如果这一过程被人为破坏，未能成熟分化的细胞极易复旧不全，而人工流产大多在早孕期进行，破坏了正常的激素水平，故早期流产次数增多可能增加患乳腺疾病的危险。对育龄妇女采取有效避孕措施，尽量减少意外妊娠，从而减少人工流产，避免终止妊娠带来的激素水平急剧波动，对于减少乳房肿块的发生有重大意义。

COC 与乳腺癌是否存在关联也有不同观点。有学者针对 COC 和我国女性乳腺癌的发病风险是否相关展开了 Meta 分析，共纳入 28 篇病例对照研究，包括 8677 例乳腺癌患者和 12 150 例对照，结果显示，服用 COC 可能会增加中国女性乳腺癌的发病风险。但 COC 与乳腺癌发病之间更为确切的关系仍需要更多样本量更大、设计更严密的前瞻性队列研究及随机对照试验来进一步证明。此外，国内关于口服 COC 的年龄段、时间及剂型和剂量对乳腺癌的发病可能存在的影响的研究还很少，如何科学、合理地使用 COC 以降低乳腺癌的发病风险等，均值得进一步研究。

（二）COC 与宫颈疾病

COC 能否增加宫颈癌及癌前病变的发病率，目前尚存在争议。服用 COC 的妇女很少用避孕套等工具避孕，从而使宫颈感染人类乳头瘤病毒及各种病原体的风险增加。WHO 权衡 COC 的利弊后，不推荐停止采用 COC 避孕，但建议长期口服 COC 的患者应常规行宫颈防癌检查。也有学者对我国妇女宫颈癌及宫颈癌前病变发生的危险因素进行单因素及多因素 Logistic 回归分析。结果表明：COC 和其他因素如人乳头瘤病毒感染、初次性交年龄小、多次流产史等可能是宫颈癌发生的独立危险因素，但是样本量均较小，还需进一步研究。

（三）COC 与绝经年龄及卵巢早衰

COC 对卵巢功能及绝经年龄的影响一直存在争议。多数研究认为 COC 抑制排卵，起保护卵巢功能的作用可能性大，COC 推迟绝经年龄，降低提前绝经的风险。但也有大量研究未发现 COC 影响绝经年龄，与卵巢早衰也无显著相关性。也有文献提示长期应用 COC 或高剂量 COC 可能损伤卵巢功能，导致绝经提前，服用 COC 可能是卵巢早衰的危险因素之一（$OR=3.96$）。目前还不能完全明确这一问题，尚需要更大样本量、更高级别的研究证据。但总的来说，无论 COC 导致绝经延迟还是提前，其影响都不是很大，仅为 1 年左右，因此，临床上不具有本质的意义。

（四）COC 与脑卒中

COC 可能增加血栓形成风险，为了综合评价我国女性脑卒中发生的危险因素，有学者对国内有关女性脑卒中发病危险因素的研究结果进行定量综合分析发现：被动吸烟、肥胖及服用 COC（$OR=1.64$，95% CI 为 1.18～2.28）是中国女性脑卒中发病的危险因素。

（五）避孕方法对生殖道炎症发生风险的影响

有学者抽样调查了中国安徽省农村 52 481 例已婚女性，通过问卷、妇科检查及实验室检查等方法进行检测评估，49 790 例使用避孕方法的女性中的结果显示：宫内节育器、避孕套、女性绝育术、女性安全期避孕及 COC 都与生殖道感染相关，其中 COC 主要和宫颈管炎的发生相关。

（六）COC 与青光眼及高眼压

长期服用 COC 可能与青光眼及高眼压的发生有关。有研究通过对参加全国健康和营养调查并且年龄≥40 岁的 3406 例女性进行随访发现，服用 COC≥3 年的女性其发生青光眼及高眼压的风险可能增加（$OR=1.94$，95% CI 为 1.22～3.07）。

（七）复方左炔诺孕酮片的避孕有效性与安全性

复方左炔诺孕酮片（LNG/EE 100/20μg）已在国外上市并使用多年，但在国内仍未注册上市。我国学者杨敏等对国外 7 项临床研究或观察（共 1786 例患者）分析发现：复方左炔诺孕酮片（LNG/EE 100/20μg）避孕有效率和不良事件发生率与复方左炔诺孕酮片（LNG/EE 150/30μg）等几种 COC 相当，但其周期控制有效率更优。由于纳入的随机对照试验样本量小，部分文献质量偏低，该评价结果还需通过严格设计的大样本临床试验加以验证。

四、COC 的非避孕作用

复方短效口服避孕药除具有避孕作用外，非避孕用途也很广泛，2016 年文献中有关其非避孕作用的研究主要集中于治疗功能失调性子宫出血（简称功血）、多囊卵巢综合征等妇科疾病方面。

（一）治疗功能失调性子宫出血

复方短效口服避孕药是青春期功血的一线治疗药物。蒋秀琼等探讨了炔雌醇环丙孕酮（达英-35）、雌孕激素治疗青春期功血的临床效果，对照组和观察组分别采用雌孕激素序贯治疗和炔雌醇环丙孕酮口服治疗。结果显示，观察组的临床总有效率（97.4%）显著高于对照组（76.3%），且观察组患者的控制出血时间及完全止血时间也明显短于对照组。故认为，炔雌醇环丙孕酮、雌孕激素在青春期功血的临床治疗中均能起到很好的作用，但炔雌醇环丙孕酮止血更为迅速，效果更为显著。张文愚分析了复方短效口服避孕药去氧孕烯炔雌醇片（妈富隆）治疗青春期功能失调性子宫出血的临床效果。对照组给予雌孕激素（戊酸雌二醇和安宫黄体酮）进行治疗，观察组予去氧孕烯炔雌醇片治疗，对比两组的临床疗效。结果发现，观察组临床治疗总有效率为 93.33%，高于对照组的 66.67%，观察组控制出血时间、完全止血时间也显著短于对照组。杨玉环回顾性分析去氧孕烯炔雌醇片与雌激素对青春期功能失调性子宫出血患者的疗效。结果显示，去氧孕烯炔雌醇片组青春期功能失调性子宫出血患者的出血控制时间、完全止血时间及出院时间均低于雌激素组（苯甲酸雌二醇、己烯雌酚及甲羟孕酮），总有效率也高于雌激素组。因此认为，去氧孕烯炔雌醇片治疗青春期功能失调性子宫出血的疗效较雌孕激素（苯甲酸雌二醇、己烯雌酚及甲羟孕酮）更显著。李磊探讨了炔雌醇环丙孕酮片联合戊酸雌二醇片治疗功能失调性子宫出血的疗效。对照组给予戊酸雌二醇片治疗，研究组则给予炔雌醇环丙孕酮片联合戊酸雌二醇片治疗，比较两组患者的疗效。结果显示，研究组总有效率显著高于对照组，研究组平均出血控制时间及完全止血时间均低于对照组。研究显示，炔雌醇环丙孕酮片联合戊酸雌二醇片治疗功能失调性子宫出血，疗效显著高于单纯使用雌激素。

复方短效口服避孕药也常用于治疗围绝经期功能失调性子宫出血。刘芳探讨了去氧孕烯炔雌醇片治疗围绝经期功能失调性子宫出血的临床疗效。对采用去氧孕烯炔雌醇片治疗围绝经期功能失调性子宫出血的患者，观察患者的临床治疗效果及治疗前、后性激素水平并进行比较。结果显示，围绝经期功能失调性子宫出血应用去氧孕烯炔雌醇治疗能够有效调节血清性激素水平。漆小霞研究了屈螺酮炔雌醇片（优思明）治疗围绝经期功能失调性子宫出血的临床疗效。观察组给予屈螺酮炔雌醇片治疗，对照组给予米非司酮治疗。观察两组患者出血控制时间和出血停止时间、子宫内膜厚度、药物不良反应发生情况。结果发现，观察组总有效率高于对照组，出血控制时间和出血停止时间均短于对照组，子宫内膜厚度小于对照组，两组患者均无明显不良反应发生。因此认为，屈螺酮炔雌醇片治疗围绝经期功血的临床疗效确切，不良反应少。

（二）治疗多囊卵巢综合征

多囊卵巢综合征是临床常见的生殖功能障碍性疾病。2016 年的研究多认为胰岛素增敏剂二甲双胍和避孕药炔雌醇环丙孕酮片可分别通过不同的机制缓解多囊卵巢综合征患者的临床症状，故将二甲双胍联合炔雌醇环丙孕酮片同时服用，对多囊卵巢综合征的治疗有很好的增强效果，能很好地取长补短，更有利于多囊卵巢综合征的治疗。

王昌菊探讨了对多囊卵巢综合征导致不孕症的患者使用二甲双胍与炔雌醇环丙孕酮片联合用药后的体内激素改变及患者在排卵后的受孕率改变。对试验组患者进行二甲双胍联合炔雌醇环丙孕酮片口服给药的方式进行治疗，对照组患者采用炔雌醇环丙孕酮片口服给药的方式进行治疗，在患者接受治疗的6个月后对其进行随访，对两组患者的激素水平、排卵数量与妊娠比例进行分析。结果发现，试验组患者的血清黄体生成素（luteinizing hormone，LH）水平、卵泡刺激素（follicle stimulating hormone，FSH）水平、LH/FSH、睾酮及胰岛素的水平都较对照组有明显改善，而且试验组的血清 LH、FSH 水平及 LH/FSH、睾酮、胰岛素的水平与治疗前相比具有明显的差异。试验组患者的排卵次数及妊娠人数比例高于对照组，试验组患者的流产概率也低于对照组，因此认为，在多囊卵巢综合征引发的不孕症患者的治疗中，使用二甲双胍联合炔雌醇环丙孕酮片治疗可使疗效增强。李艳琼观察了二甲双胍联合炔雌醇环丙孕酮片治疗多囊卵巢综合征后促排卵药物的效果。观察组患者采用二甲双胍联合炔雌醇环丙孕酮片进行治疗，对照组患者单纯予以炔雌醇环丙孕酮片进行治疗，对比治疗后两组患者的体质量、腰臀比（waist-to-hip ratio，WHR）、体质量指数（body mass index，BMI）、性激素及促排卵率、妊娠率的变化。结果发现，观察组和对照组患者在治疗3个月后体质量、BMI、WHR 均有所下降，观察组下降程度比对照组更明显；与治疗前比较，两组性激素水平均有所降低，观察组比对照组下降更明显。因此认为，采用二甲双胍联合炔雌醇环丙孕酮片治疗多囊卵巢综合征可降低患者性激素水平，增强多囊卵巢综合征对促排卵药物的敏感性，改善患者内分泌状况，从而达到治疗疾病的效果。

孟晓燕等观察了炔雌醇环丙孕酮片与二甲双胍联合应用于肥胖型多囊卵巢综合征的效果。对照组给予炔雌醇环丙孕酮片治疗，观察组在此基础上联合二甲双胍进行治疗，观察两组患者的性激素、BMI、血脂水平等指标。结果显示，治疗前两组患者的性激素、BMI、血脂水平等指标差异无统计学意义，治疗后观察组性激素、BMI、血脂水平等指标明显优于对照组，观察组总有效率明显高于对照组。故认为，炔雌醇环丙孕酮片与二甲双胍联合应用在肥胖型多囊卵巢综合征患者治疗中，可以有效地控制性激素和血脂水平，使 BMI 下降程度良好，联合用药疗效显著，综合药物治疗方法值得临床借鉴和推广使用。

多囊卵巢综合征患者常伴有高雄激素血症。王靖雯等探讨了炔雌醇环丙孕酮片（达英-35）与屈螺酮炔雌醇片（优思明）对多囊卵巢综合征患者高雄激素血症的影响。研究中分别采用炔雌醇环丙孕酮片和屈螺酮炔雌醇片连续治疗3个月，停药后月经复潮的第2～5天复诊，评价患者治疗前、后BMI、腰臀比、多毛、痤疮症状，以及血胰岛素、胰岛素抵抗指数、性激素水平的变化。结果显示，治疗3个月，两组毛发评分、痤疮评分及血液 LH、睾酮水平较治疗前降低；治疗后比较，炔雌醇环丙孕酮片组血液孕酮水平低于屈螺酮炔雌醇片组。两组治疗前、后比较血胰岛素水平及胰岛素抵抗指数无统计学意义。研究中，两组多毛和痤疮的临床症状治疗后均有明显好转，说明两种药物都能纠正患者高雄激素血症及 LH 异常释放的内分泌紊乱，改善患者高雄激素的临床症状，对多囊卵巢综合征起到了较好的治疗作用。但是，炔雌醇环丙孕酮片治疗后血孕酮水平下降程度较屈螺酮炔雌醇片明显，这说明炔雌醇环丙孕酮片较屈螺酮炔雌醇片抑制体内孕激素水平升高的作用更强，可能与炔雌醇环丙孕酮片雌激素含量较高，可以使下丘脑-垂体轴持续、稳定地抑制体内孕激素的产生有关。两组治疗前、后空腹胰岛素水平及胰岛素抵抗指数未见明显变化，说明炔雌醇环丙孕酮片和屈螺酮炔雌醇片短时间用药对患者胰岛功能无影响。

第二节　阴道避孕环的研究进展

阴道避孕环是一种新型的避孕药物，每月阴道放置一次，使用方便。避孕环中的避孕药释放后经阴道黏膜吸收，吸收后的避孕药绝大部分不通过肝而直接进入体循环，从而减少对肝的影响。阴道避孕环的避孕效果及安全性与复方口服避孕药相当，可以提供更好的周期控制，生物利用率高，耐受性好，是一种安全、有效的避孕选择。

范光升等在 18～40 岁健康中国女性中，比较了口服避孕药（含 30μg 乙炔雌二醇和 3mg 屈螺酮）与阴道避孕环（NuvaRing：每天释放 15μg 乙炔雌二醇和 120μg 依托孕烯）的疗效和耐受性。这个研究是在中国开展的随机、开放、多中心 III 期临床试验，共有 946 例女性参与，参与者随机参加阴道避孕环组（$n=732$）或口服避孕药组（$n=214$），两组女性分别应用阴道避孕环或者口服避孕药，共应用 13 个周期，每个周期应用阴道避孕环或口服避孕药 3 周，停用 1 周。通过用药期间的妊娠率评估避孕功效，通过周期的控制评估耐受性。妊娠率由 Pearl 指数（PI 指数指每 100 名妇女妊娠的数目）表示。周期的控制通过不定期突破性出血和无预期撤退性出血评估。统计结果发现，阴道避孕环组和口服避孕药组分别有 588 例（82.4%）和 182 例（78.4%）女性完成了研究。阴道避孕环组有 10 例妊娠，PI 指数为 1.92。口服避孕药组有 5 例妊娠，PI 指数为 3.12。阴道避孕环组突破性或点状出血的发生率第 1 个周期为 18.6%，第 11 个周期降到 4.2%；口服避孕药组突破性或点状出血的发生率第 1 个周期为 21.6%，第 11 个周期降到 7.9%。无预期撤退性出血的发生率在阴道避孕环组第 1 个周期为 8.6%，第 11 个周期降到 3.0%；在口服避孕药组第 1 个周期为 14.6%，第 5 个周期为 6.4%。用药相关的不良事件在阴道避孕环组和口服避孕药组分别为 26.6% 和 25.0%。因此认为，中国女性使用每月一次的阴道避孕环是有效、安全的。

孕二烯酮（gestodene，GEST）为第三代孕激素，是迄今为止孕激素活性最强的甾体类激素。同时，孕二烯酮不具有雌激素活性，表现为较强的抗雌激素活性及极弱的雄激素作用，以单用或与雌激素联用的形式被广泛用于女性避孕。李春晓等分析研究了孕二烯酮阴道内环的制备及体内外生物相容性。李春晓等通过高效液相色谱法测定释放到培养基中 GEST 的浓度，在沉淀条件下进行实验，发现与第 0 天相比，第 5 天和第 10 天聚合物中 GEST 没有显著降解。这表明，GEST 在硅橡胶弹性体中稳定，可以配制成硅胶弹性体阴道环，持续控制释放 21 天。累积释放时间方程为 $Y=64.76x+5.44$（$r=0.9998$），在

21 天内以约 60μg/d 的目标剂量进行零级释放。升温实验结果显示，药物释放随温度升高而升高。李春晓等同时应用家兔研究 GEST 阴道内环的生物相容性。家兔分为 3 个组，对照组、空白组、实验组，对照组为正常饮食未手术的家兔，空白组为阴道内植入不含 GEST 的阴道内环的家兔，实验组为阴道内植入 GEST 阴道内环的家兔。通过 LC-MS/MS 分析血浆中的 GEST，21 天后手术取各组家兔阴道组织，观察阴道组织结构。发现家兔血浆中 GEST 浓度在观察日保持不变，GEST 阴道内环硅橡胶核心载体不与药物相互作用。植入 GEST 阴道内环后，与对照组比较，空白组和实验组无明显炎症或坏死，阴道内环没有改变阴道黏膜的形态，表明阴道内环装置具有良好的生物相容性。阴道内环大多使用硅橡胶作为药物载体，尤其是弹性体，这源于其很好的生物相容性和生物耐受性。硅橡胶弹性体环通常是通过聚合反应或添加化学固化剂经过高温反应注塑而成，对于甾体类药物分子具有良好的释放性。GEST 阴道内环在动物体内外显示了很好的生物相容性，值得进一步研究。

第三节　避孕注射针剂的研究进展

避孕注射针剂为育龄妇女提供了一种相对安全、高效和简便的避孕方式，目前全球有超过 4000 万女性使用该类制剂。2016 年对避孕注射针剂的主要研究内容为中国妇女对这一避孕方法的认知和使用情况的调查。

一、避孕注射针剂的认识和使用情况

郭冬梅等利用产后访视的时机对上海市徐汇区分娩出院后的 198 例产妇进行问卷调查发现，对哺乳期避孕方法知晓率最高的是避孕套（92.81%），最低的是狄波普维拉注射剂（1.31%）。

高玉珠调查了北京市密云地区 715 例住院产妇，被调查的产妇既往采取过的避孕措施分别是：安全套（78.1%），安全期（20.6%），放置 IUD（14.4%），体外排精（13.8%），紧急避孕法（5.8%），口服避孕药（5.3%），哺乳闭经避孕法（4.0%），避孕针（1.0%），其他（0.9%），皮下埋植（0.6%）。被调查人群选择避孕措施时最优先考虑的是不良反应少。该研究认为，由于人们对激素类药品存在恐惧心理，担心不良反应，担心激素类避孕药影响泌乳和婴儿的生长发育，因此难以接受激素类避孕药品，导致避孕药和避孕注射针剂在这一人群的使用率较低。

潘灵芝等调查了应用避孕药具失败的 150 例育龄妇女，统计避孕药具使用失败的原因。150 例避孕失败的育龄妇女中，使用避孕注射针失败有 12 例，所占比例为 8.0%。分析避孕失败原因发现，夫妻自行停用所占比例为 50.0%，但是没有对为何停用及其他失败的原因进行具体分析。

作为一种高效和长效的避孕方法，避孕注射针剂在我国的使用率仍较低，这也需要通过加大对各种不同避孕方法的宣教工作，让中国育龄妇女能更好地选择适合自己的避孕方法。

二、应用避孕注射针剂后的卵巢功能恢复

帕提古丽·纳斯尔研究了不同剂量醋酸甲羟孕酮对哺乳期妇女卵巢功能恢复的影响。发现高剂量组（注射剂量为150mg）与低剂量组（注射剂量为75 mg）哺乳期妇女在停止用药的第 1 个月时，基础体温及排卵情况恢复没有明显差异。在第 2 个月以及第 3 个月复诊时，两组表现出显著差异，低剂量组明显优于高剂量组。该研究认为，哺乳期妇女使用低剂量醋酸甲羟孕酮，停药后能够较快地恢复排卵和卵巢功能，对避孕注射针剂的剂型选择方面提供了依据。

第四节　避孕激素的实验室研究进展

一、COC 组成成分的工艺研究

复方左炔诺孕酮片为左炔诺孕酮和炔雌醇组成的复方制剂，为第 2 代口服避孕药，目前在育龄妇女中应用广泛。溶出度是其质量控制的一个重要指标。有学者研究建立了测定复方左炔诺孕酮片溶出度的新方法（采用桨法、高效液相色谱法测定，左炔诺孕酮采用紫外检测器检测，炔雌醇采用荧光检测器检测），重复性好，所得结果稳定、可靠，可有效地控制药品的质量。

炔雌醇是 COC 中最重要的雌激素，作用同己烯雌酚，但效力强 20 倍。它与孕激素配伍，对抑制排卵有协同作用，增强避孕效果，可减小突破性出血等不良反应。炔雌醇含量≤35μg 的 COC 是 WHO 推荐使用的低剂量 COC。药物多晶型现象可影响药物的熔点、溶解度、溶出速率和生物利用度等，进而影响药物的疗效、稳定性及安全性，炔雌醇多晶型现象也可能影响药物的有效性和安全性。但炔雌醇类药物多晶型的研究及成果却非常有限，目前已报道的炔雌醇晶型有 10 余种，其结晶溶剂分别为乙腈、甲醇、氯仿、水、二氧六环、硝基甲烷、乙醇等。

屈螺酮是一种低毒、高效、安全性好的新一代孕激素，它作为孕激素与炔雌醇制成新型 COC，疗效好，应用广泛。屈螺酮存在多晶型现象，但有关其晶型研究不足，有待研究工作者继续对其深入研究，发现新的晶型，建立晶型质量标准，使屈螺酮发挥更大的应用价值。屈螺酮的制备方法和工艺路线比较多，大多是环丙物为起始原料，经多步合成反应最后纯化制得产物屈螺酮。有研究者开展了屈螺酮的合成新工艺研究，详细研究了各步反应的温度、溶剂、物料配比等工艺参数对反应的影响，确定了较佳的反应条件，该合成工艺路线具有步骤简短、反应条件温和、收率高、污染少、成本低等特点，并且简化了操作过程和操作设备，具有很好的产业化价值。

二、COC 药代动力学研究

有学者对服用含有炔雌醇和左炔诺孕酮的 COC 的药代动力学进行研究：12 名中国健康女性志愿

者，排除妊娠后空腹状态下口服单剂量（1片）和多剂量（每天1片）连续使用21天，采血样分别检测炔雌醇和左炔诺孕酮含量，结果显示重复给药后血清左炔诺孕酮含量显著增高，而炔雌醇含量仅轻度增高。

（钱志大　陈　慧　杨丽华　王　滟　石　琨）

参考文献

[1]　孙贝贝. 研究口服避孕药使用率低的原因及措施. 中外女性健康研究，2016，12：10-14.

[2]　龙彩媛，谢润德，郭振友. 女大学生对口服避孕药的认知与态度现况研究. 中国妇幼保健，2016，31（20）：4249-4253.

[3]　魏俊秀，杨欣，朱晔，等. 女性医务工作者避孕方式的选择及对口服避孕药的认知. 中国计划生育学杂志，2016，24（9）：588-593.

[4]　Lo SS, Fan SY. Acceptability of the combined oral contraceptive pill among Hong Kong women. Hong Kong Med J, 2016, 22（3）：231-236.

[5]　刘柳春，陆东萍，叶林，等. 柳江县已生育二孩育龄妇女避孕节育现状及意愿调查分析. 右江医学，2016，44（6）：678-682.

[6]　叶丽珍. 二孩政策"冷风吹"，避孕药市场遇困. 21世纪药店，2016，10（10）：F02.

[7]　黎琳. 屈螺酮炔雌醇片用于健康育龄期妇女的避孕效果研究. 中外女性健康研究，2016，（15）：39-40.

[8]　侯春梅，周小斐，周密. 流产后关爱对于生育妇女在术后落实高效避孕措施的影响. 生殖与避孕，2016，36（10）：852-855.

[9]　孙青. 优思明用于人工流产后避孕的临床效果观察. 中国计划生育学杂志，2016，24（9）：638-639.

[10]　张祎，李丽，黄贺，等. 流产后关爱服务在不同人工流产人群中实施效果分析. 中国计划生育学杂志，2016，24（4）：281-283.

[11]　徐丽娜，吴尚纯，李晶，等. 产后服务对象避孕节育现状与需求相关调查研究. 中国计划生育学杂志，2016，24（8）：517-520.

[12]　万金华，朱艳琼. 复方短效口服避孕药、左炔诺孕酮宫内缓释系统和安全套在剖宫产瘢痕妊娠清宫术后的避孕效果比较. 安徽医药，2016，20（10）：1949-1952.

[13]　徐水芳，徐凤英，张峰英，等. 避孕方式、流产次数与乳房肿块的相关性调查. 中国初级卫生保健，2016，30（12）：27-28.

[14]　史斌浩，徐萍，孙业桓. 口服避孕药与中国女性乳腺癌关联性的Meta分析. 循证医学，2016，16（3）：174-179.

[15]　杜蓉，丁岩. 宫颈癌及其癌前病变病因的研究进展. 新疆医学，2016，46（8）：932-936.

[16]　董爱英. 宫颈癌危险因素探讨. 中国处方药，2017，15（3）：128-129.

[17] 李玉红. 宫颈癌及癌前病变相关危险因素分析. 医学理论与实践, 2016,（3）：409-410.

[18] 姚满红, 许慧, 高丹丽, 等. 中国人群卵巢早衰相关因素的 Meta 分析. 现代预防医学, 2016, 43（23）：4285-4289.

[19] 王晓琳, 谢颖, 杜红珍, 等. 中国女性脑卒中发病危险因素的 Meta 分析. 临床荟萃, 2016, 31（4）：418-422.

[20] Wang LY, OuYang L, Tong F, et al. The effect of contraceptive methods on reproductive tract infections risk: a cross-sectional study having a sample of 52 481 women. Arch Gynecol Obstet, 2016, 294（6）：1249-1256.

[21] Wang YE, Kakigi C, Barbosa D, et al. Oral contraceptive use and prevalence of self-reported glaucoma or ocular hypertension in the United States. Ophthalmology, 2016, 123（4）：729-736.

[22] 杨敏, 周树珊, 张奕珍, 等. 复方左炔诺孕酮片避孕有效性与安全性的 Meta 分析. 中国现代应用药学, 2016, 33（10）：1314-1318.

[23] 蒋秀琼. 达英-35 与雌孕激素治疗青春期功血的疗效分析. 实用妇科内分泌杂志, 2016, 3（5）：1-2.

[24] 张文恳. 口服避孕药在异常子宫出血中的应用研究. 实用妇科内分泌杂志, 2016, 3（21）：137-138.

[25] 杨玉环. 妈富隆与雌激素对青春期功能失调性子宫出血的疗效观察. 实用妇科内分泌杂志, 2016, 3（1）：27-28.

[26] 李磊. 炔雌醇环丙孕酮片联合戊酸雌二醇片治疗功能性子宫出血的疗效观察. 实用妇科内分泌杂志, 2016, 3（4）：108-109.

[27] 刘芳. 去氧孕烯炔雌醇片治疗围绝经期功血的临床效果. 医学信息, 2016, 29（14）：59-60.

[28] 漆小霞. 优思明治疗围绝经期功能性子宫出血的临床疗效. 临床合理用药, 2016, 9（1）：22-23.

[29] 王昌菊. 二甲双胍联合炔雌醇环丙孕酮片治疗多囊卵巢综合症不孕症的效果分析. 实用妇科内分泌杂志, 2016, 3（14）：165-167.

[30] 李艳琼. 二甲双胍联合达英-35 治疗多囊卵巢综合征后促排卵药物的效果. 包头医学院学报, 2016, 32（4）：64-65.

[31] 孟晓燕, 冯君. 达英与二甲双胍联合应用于肥胖型多囊卵巢综合征的效果观察. 实用妇科内分泌杂志, 2016, 3（17）：142-143.

[32] 王靖雯, 蒋凤艳, 覃钰芹, 等. 炔雌醇环丙孕酮与屈螺酮炔雌醇对多囊卵巢综合征高雄激素血症的治疗作用. 山东医药, 2016, 56（5）：75-76.

[33] Fan GS. Efficacy and safety of the contraceptive vaginal ring（NuvaRing）compared with a combined oral contraceptive in Chinese women: a 1-year randomised trial. Eur J Contracept Reprod Health Care, 2016, 21（4）：303-309.

[34] Li C, Ning M, Yao X, et al. Preparation and in vitro/in vivo evaluation of gestodene（GEST）intravaginal ring. Pak J Pharm Sci, 2016, 29（5）：1545-1553.

[35] 郭冬梅, 龚龑龑, 汤华臻, 等. 产后妇女避孕节育服务需求调查. 上海医药, 2016, 37（12）：58-60.

[36] 高玉珠. 北京密云地区产后妇女避孕知识知晓及需求现状分析. 北京：首都医科大学, 2016.

［37］潘灵芝，李文娟. 育龄妇女避孕药具使用失败原因分析. 保健科普与教育，2016，（28）：56-56.

［38］帕提古丽·纳斯尔. 不同剂量 DMPA 对哺乳期妇女卵巢功能恢复的影响观察. 临床医学，2016，（19）：39.

［39］胡楚楚，郑国钢. 复方左炔诺孕酮片溶出度测定方法研究. 中国执业药师，2016，（2）：21-24.

［40］谢圣. 新一代孕激素屈螺酮的合成工艺研究. 浙江：浙江工业大学，2016.

［41］Xin X, Wu Y, Liu X, et al. Pharmacokinetics of oral combination contraceptive drugs containing ethinyl estradiol and levonorgestrel in healthy female Chinese volunteers. Drug Res（Stuttg），2016，66（2）：100-106.

第五章　皮下埋植新进展

皮下埋植避孕是通过长期缓慢释放低剂量孕激素进入血液，孕激素负反馈抑制排卵，同时孕激素还可以改变子宫内膜组织和宫颈黏液的黏稠度，从而达到避孕的目的。

20世纪60年代以来，随着技术的进步，皮下埋植剂由6根硅胶棒到2根硅胶棒，再到单根EVA棒，由左炔诺孕酮到依托孕烯，逐渐发展成为一种高效、长效、可逆、简便和安全的避孕方法。其避孕效果优于宫内节育器，是一种很有发展前途的避孕方法。我们相信将来还会进一步发展出新的植入系统，无须手术取出。

皮下埋植剂的适应证广泛。禁忌证主要是孕激素相关禁忌。皮下埋植剂的主要不良反应是阴道出血模式的改变，它在提前终止使用的人群中占比83%。植入前充分沟通非常重要。皮下埋植剂的不良反应，除了出血模式的改变外，还有可能增加体重和生殖道炎症等，但发生率很低。

除高效避孕外，皮下埋植剂和宫内激素装置一样，还有其他额外获益，比如治疗痛经、月经量减少等。

第一节　皮下埋植剂的研究

皮下埋植避孕剂是在1967年由Segal和Croxatto首次提出将硅橡胶的缓释性能与孕激素的避孕效果相结合后制成，于20世纪80年代在临床上逐渐推广应用发展起来的一种新型长效避孕方式，并于1987年正式引入我国应用至今，其间国内外学者对皮下埋植剂中应用的药物、剂型、效果、安全性、额外获益等进行了大量的观察、研究及随访，且在孕激素的选择和剂型的改革上不断尝试和努力。目前临床上应用的皮下埋植剂均为单一的孕激素制剂，临床应用及研究的类型主要包括Norplant Ⅰ型、Jadelle（Norplant Ⅱ型）、国产Ⅰ型和国产Ⅱ型皮下埋植剂、Implanon（依伴依）及ST-1435（表5-1），具体介绍如下。

表5-1　国内外临床应用及研究的皮下埋植避孕剂

埋植剂名称	孕激素类型	孕激素总含量（mg）	剂型	给药途径	使用年限（年）
Norplant	左炔诺孕酮	216	6根	皮下埋植	5～7
Jadelle	左炔诺孕酮	150	2根	皮下埋植	5
国产Ⅰ型	左炔诺孕酮	216	6根	皮下埋植	5
国产Ⅱ型	左炔诺孕酮	150	2根	皮下埋植	3～5
Implanon	3-酮-地索高诺酮	68	单根	皮下埋植	3
ST-1435	醋酸烯诺孕酮	76～82	单根	皮下埋植	2

一、Norplant

左炔诺孕酮硅胶棒是 1974 年由美国人口理事会开发的 6 根型的以左炔诺孕酮［左旋 18-甲基炔诺酮（levonorgestrel，LNG）］为主要有效成分的皮下埋植避孕剂，每根含有左炔诺孕酮 36mg，共 216mg，在皮下埋植 24h 后 LNG 浓度即可起到避孕作用，初始释放速率为 85μg/d，其后逐渐缓慢下降，最终稳定释放速率为 30μg/d 直至使用的第 5 年。1984 年世界卫生组织（WHO）评价 Norplant 为安全、高效、可逆的长效避孕方法，1990 年 12 月获得美国食品药品监督管理局（Food and Drug Administration，FDA）批准上市，有效期为 5～7 年。它是目前世界上临床使用时间最早、范围最广的皮下埋植避孕剂，由于在埋植和取出过程中可见埋植剂断裂、残留甚至偶见重要神经损伤的报道，目前 Norplant 已停止使用。

二、Jadelle

Jadelle 又称 Norplant II 型，是美国人口理事会开发的 2 根型皮下埋植剂，每组由 2 根硅胶棒组成，长 4.4cm，外径为 2.4mm，每根含左炔诺孕酮 75mg，共 150mg，于 1996 年获得美国 FDA 批准使用，使用年限为 5 年。与 Norplant 的 6 根型硅胶棒比较，其 2 根型的设计在埋植和取出方面更简便。Jadelle 含有的 LNG 释放率和血药浓度与 Norplant 相似。

三、国产 I 型、国产 II 型

国产 I 型、国产 II 型是国家卫生和计划生育委员会根据我国具体国情及计划生育的实际需求于"七五"期间引进国外技术仿制而成，国产 I 型与 Norplant 相似，由 6 根硅橡胶胶囊组成，每根长 3.4cm，直径为 2.4mm，每根内含有左炔诺孕酮 36mg，共 216mg，使用年限为 5 年。国产 II 型与 Norplant II 型相似，由 2 根硅胶棒组成，每根长 4.4cm，直径为 2.4mm，每根内含有孕激素左炔诺孕酮 75mg，共 150mg，使用年限为 3～5 年。

四、Implanon

Implanon 为依托孕烯植入剂，商品名为依伴侬，2006 年获美国 FDA 批准开始在临床上应用，荷兰欧加农公司生产，其中 60% 的成分为 68mg 依托孕烯，40% 成分为乙烯-醋酸乙烯酯聚合体构成的药物释放率控制膜，厚度 0.06mm。依托孕烯是去氧孕烯的活性代谢物，半衰期 25h，生物利用度为 94%～99%。于 2012 年 6 月引入我国，属于一种新型的避孕方法。依托孕烯植入剂为单根设计，是目前唯一的单根皮下埋植剂，长度为 4cm，直径为 2mm，以非生物降解的高分子化合物乙烯-醋酸乙烯酯（ethylenevinglacetate，EVA）为载体，所含药物为第 3 代孕激素 3-酮-地索高诺酮［国际通用名为依托孕烯（etonogestrel，ENG）］共 68mg，结构上衍生于 19-去甲睾酮，是地索高诺酮（desogestrel，又称去氧孕烯）的活性代谢产物，有高度的选择性，孕激素受体亲和力是左炔诺孕酮的 3～5 倍，与左炔诺孕酮相比较，其孕激素活性更强，无明显雌激素、盐皮质激素活性，但有较高的抗雌激素作用，而其雄激素活性很低，与雄激素相关的不良反应小，对生物代谢影响小。配备专用的放置器置入，放置和取出均更加方便。测定依托孕烯植入后的药代动力学情况显示，植入后 3 个月其吸收率为 60μg/d，后逐渐下降，到第 2 年末下降至约 30μg/d。在此期间生物利用度接近 100%，平均半衰期为 25h，血浆清除率保持在 7.5L/h。由于生物利用度和清除率保持不变，因此，体内无依托孕烯蓄积情况。随着依托孕烯植入后血药浓度逐渐增加，8h 内即可达到有效抑制排卵的水平［266（114～340）pg/ml］。Implanon 激素的释放量随着使用时间的延长而有所降低，植入后最初释放率为 60～70μg/d，第 1 年末为 35～45μg/d，第 2 年末为 30～40μg/d，第 3 年末为 25～30μg/d。美国 FDA 批准使用年限为 3 年，有些学者对依托孕烯植入剂超过使用年限应用的研究表明，依托孕烯皮下埋植剂在美国 FDA 批准的有效期后再使用 1～2 年仍可有效避孕，意外妊娠率均为 0，血清中依托孕烯水平在植入 4 年、5 年后仍可足够抑制排卵，血清中依托孕烯浓度中位数均在 90pg/ml 的抑制排卵阈值以上。而在取出 Implanon 1 周后血清中将无法检测到依托孕烯，且约 40% 的患者在 1 个月内恢复排卵，约 95.8% 的患者在 1 年内成功妊娠。植入剂对超重或肥胖妇女的有效性没有下降，对于寻求可逆、可靠避孕方法的妇女来说，植入剂可作为一线避孕方法。

依托孕烯通过多个环节起避孕作用：①干扰下丘脑-垂体-卵巢轴的功能，抑制黄体生成激素（LH）的释放而抑制排卵；②改变宫颈黏液量及膜内环境，使其不利于孕卵着床；③影响输卵管蠕动，使受精卵的发育与子宫内膜不同步。依托孕烯皮下埋植剂除了有极佳的避孕效果外，同时还能减少月经量，对痛经明显缓解。缓解痛经的主要机制可能与孕激素可以抑制内膜生长并降低血中前列腺素、血管升压素及缩宫素水平，从而抑制子宫异常活动有关。国外有研究显示，皮下埋植前有痛经者，在使用皮下埋植避孕期间 85% 以上使用者痛经减弱或消失，2% 使用者较以前加重，仅有 4% 使用者在使用中出现痛经。另外，皮下埋植避孕对子宫腺肌病、功能失调性子宫出血患者有很好的治疗作用，短期内症状缓解明显，长期的效果还需要进一步研究。依托孕烯为单纯孕激素避孕方法，通过影响体内激素水平发挥作用，最常见的不良反应是月经模式改变，包括月经频率和月经量改变，多为不规则阴道出血或点滴状流血。

依托孕烯植入剂具有高效、长效、安全、简便和可逆的优点，适用人群广，把握好适应证和禁忌证、注意操作要点可以获得良好的避孕效果；同时对功能失调性子宫出血、子宫腺肌病所致月经过多、痛经的缓解都有着明显的效果，适合避孕女性的广泛应用。

五、ST-1435

ST-1435（16-次甲基-17α 乙酰氧-19 去甲基 4-孕烯-3，20-二酮）属于第 4 代孕激素，又称醋酸烯诺孕酮（nestorone，NES），是人工合成的孕激素类化合物，1965 年最早由我国合成，属于黄体酮类衍生物，是一种强效孕激素，无雌激素及雄激素的作用，无抗雄激素活性，但有抗雌激素活性，虽与肾上腺皮质激素受体有一定的结合力，但无肾上腺皮质激素活性及抗肾上腺皮质激素活性。血清中 13% 醋酸烯诺孕酮以游离的非蛋白结合形式存在，其余与血中清蛋白结合，而不与血浆中的性激素结合球蛋白（SHBG）及皮质类固醇结合球蛋白（CBG）结合，口服无生物活性，而胃肠道外给药表现出强孕激素活性作用，属于非口服类避孕药。由于其具有很强的首关效应，口服生物利用度仅 10%，因此，即使醋酸烯诺孕酮分泌入乳汁，婴儿肝也有代谢能力，仅有极其少量的 ST-1435 进入血中，对婴儿无明显不良影响，有望成为哺乳期妇女避孕的首选药物。对单根 4cm 及 2 根 3cm ST-1435 植入后 2 年内的血药浓度的研究表明，血清 NES 水平随着时间的推移而降低，在植入后 18 个月内下降明显，此后直至植入后 24 个月 NES 水平维持稳定。对 3 种 ST-1435（长 4cm、6cm 及 8cm）进行研究以求寻找最佳有效剂量，发现 4cm 的改良型 ST-1435（76～78mg）避孕效果最佳，可持续释放抑制排卵的最低有效浓度 ST-1435，且不良反应最小。目前 ST-1435 尚无正式的产品面世，但因其特性，各国学者一直对其进行研究与开发。

（程　玲　刘欣燕）

第二节　皮下埋植材料的研究

一、Norplant——6 根和 2 根硅胶棒

20 世纪 60 年代初，硅橡胶被证实能够应用于缓释亲脂性药物。1967 年，Segal 与 Croxatto 提出以橡胶为载体加入避孕药埋植于皮下作为避孕药物缓释系统。进而，美国人口理事会成功研制出 Norplant，它是左炔诺孕酮硅胶棒，临床使用最早的皮下埋植避孕剂。它包括 6 根胶囊型左炔诺孕酮皮下埋植避孕剂，用硅橡胶材料作为释药管，每根长 34mm，直径 2.4mm，内装左炔诺孕酮（levonorgestrel，LNG）36mg，共 216mg。1983 年，Norplant（6 根型）和 Norplant Ⅱ（2 根型）在芬兰上市。1984 年，Norplant 被世界卫生组织（WHO）评审为安全、高效、可逆的长效避孕方法。1990 年，Norplant Ⅱ（2 根型）在美国上市。目前 Norplant 在我国山东等地区应用仍较广泛。但是，因为 Norplant 含 6 支硅胶棒，放置和取出需要的时间相对长，而且取出时容易发生断裂，所以随着新的埋植剂的出现，Norplant 将逐渐退出市场。

Jadelle 又称 Norplant Ⅱ型，为 Norplant 第二代产品，每组由 2 根硅胶棒组成，每支含 LNG 75mg，共 150mg，LNG 释放率和血药浓度与 Norplant 类似，有效期为 5 年。

继 Norplant 和 Norplant Ⅱ型后，我国自主研发了国产 Ⅰ型和 Ⅱ型皮下埋植剂。国产 Ⅰ型皮下埋植剂由 6 根硅橡胶制成的小管道组成。每个小管道的长度为 34mm，直径为 2.4mm，橡胶管内部填充有左炔诺孕酮 36mg，避孕药物的总量为 216mg，管道的两端被封闭以防止药物泄漏。有效期为 5 年。

国产 Ⅱ型皮下埋植剂 sino-Implant，是由 2 根硅胶和左炔诺孕酮避孕药相互混合而制成的实心药棒，棒的外层部分有一层硅胶制作的薄膜。每根药物小棒长度为 44mm，直径为 2.3mm，每根含药 75mg，2 根共 150mg，由上海大华制药有限公司制造，1994 年上市，此后在印度尼西亚、肯尼亚广泛使用。它包含 1 个一次性的套管针，有 CE（符合欧洲行业标准）的标签，有效期 4 年。

二、Implanon——单根 EVA 棒

Implanon I 代（单根型）1998 年上市，是由 Organon 公司研制的单根皮下埋植剂，含 68mg 依托孕烯（etonogestrel，ENG）（Org 3236，3-酮基去氧孕烯），分散在乙烯-醋酸乙烯共聚物（EVA）基质中，外覆 EVA 膜。Implanon 皮下给药，持续释放 ENG 入血，ENG 是去氧孕烯的活性代谢物。皮下给药避免了肝的首关效应。有效期 3 年。

由于 Implanon I 代不含放射线下可见材料，在临床应用中存在无法定位的困扰。首先是无法区分"植入位置错误""植入过深"或"未植入"的情况。有些使用者的埋植剂取出失败，难以判断究竟是未植入还是植入过深，或皮下埋植剂皮下游走异位。即使采用超声或磁共振成像（MRI）定位，仍然存在定位失败的情况。其次，可以通过检测血清 ENG 水平以确认 Implanon 植入剂是否在体内，但是仍然无法定位。

于是，进一步改进出新产品——不透射线型依伴侬®，它添加了放射可见辅料成分硫酸钡 15mg。硫酸钡射线无法穿透、不可生物降解，预填充于即用型一次性无菌给药器，使植入剂能被二维 X 线成像检测到，从而解决了定位问题。

针对钡离子释放的安全性研究涉及完整的植入剂及损坏的植入剂。结果显示：钡离子是人体及日常饮食的天然组分之一，一般群体的吸入性暴露量＞1mg。正常的身体钡含量约为 22mg，正常血含量为 1.2μg/L。硫酸钡溶解度极低，每天自植入剂中释放的钡离子＜0.1μg。已经获批且被广泛使用的含硫酸钡支架及 IUD 无硫酸钡相关安全性问题。进行消化道造影时，常规给予患者大量的硫酸钡口服，未发现重大健康问题。即使在最糟糕的情况下，估算自植入剂开口端释放的总硫酸钡微粒＜11μg。这些微量硫酸钡将在给药部位被巨噬细胞吞噬，因此，在不透射线型依伴侬®中的硫酸钡应该没有安全性问题。

此外，不透射线型依伴侬®的外形也从 I 代的长针形改成了更短的扳机形，这种新型给药设备的设计更有利于通过单手操作将植入剂正确植入皮下。同时扣压扳机后皮下埋植剂弹出，解决了以往 Implanon I 代退出后皮下埋植剂跟随退出的"未植入"的问题。2013 年 12 月不透射线型依伴侬®在我怕国获批，目前我国不透射线型依伴侬®的上市后观察性研究正在进行中。

三、原位植入系统

原位植入（in situ forming depot/implant，ISD）系统是将药物和可降解多聚物分别溶解或悬浮于亲水的生物溶剂中制成溶液或悬浮液，通过注射进入人体。在注射前，由于溶解剂属于分离相，ISD 系统呈固态多聚相。当注射入人体后，亲水的生物溶剂扩散到周围水介质中，而体液渗入，ISD 系统进入生物相。由于多聚物降解，包裹在 ISD 系统中的药物缓慢地进入体液并扩散，进入循环系统，到达靶位点。一段时间后，多聚物在注射部位被完全降解，从体内被清除。由于能完全降解，ISD 系统在治疗结束后不需要手术取出。ISD 技术已经能够安全、有效地把药物置入体内一段时间，从数周到数月。ISD 系统除了作为左炔诺孕酮避孕装置外，还致力于治疗肿瘤、感染、激素紊乱、疼痛、免疫调节、神经紊乱及代谢紊乱。ISD 系统的益处还包括使用简单、成本低、身体适应性好及应用多样性。目前已经有多

种不同的 ISD 系统，如 Eligard®、Atridox。

ISD 系统在温度上升、加入乙醇和表面活性剂或者改变释放介质 pH 值时，系统中药物释放加快。原因是这些改变会引起多聚物的加速降解和植入基质上孔眼增加，从而导致药物更快地从植入系统中扩散。加速释放条件下（25%乙醇于磷酸盐缓冲液，2%吐温 20 比色，pH 值为 9，50℃）的左炔诺孕酮系统和常态（磷酸盐缓冲液、pH 值为 7.4）、37℃，下的 ISD 系统相比，在不影响药物释放的机制下，药物释放时间缩短 4～5 个月。加速释放方式不仅有助于迅速筛选 ISD 中的避孕药类型，还提供了体外研究 ISD 系统的方式。

（彭 萍 刘欣燕）

第三节 皮下埋植的临床应用

皮下埋植避孕是近 40 多年来逐渐发展起来的一种缓慢释放孕激素的长效可逆避孕（long-acting reversible contraception，LARC）方法，是通过长期、恒定、缓慢释放低剂量孕激素于血液中，抑制大部分周期排卵，改变子宫内膜组织和宫颈黏液的黏稠度而达到避孕的目的。其效果可靠，又避免了用药初期过高的血药峰值引起的不良反应，还可避免通过肝代谢的药物首关效应，具有高效、长效、简便、可逆和安全的优点。皮下埋植避孕效果优于宫内节育器及绝育术，是一种很有发展前途的避孕方法。

一、安全性

广西柳州杨炜炜等对 434 例妇女使用荷兰欧加农公司生产的 Implanon 单根型皮下埋植剂的研究显示，皮下埋植组均顺利完成手术，无手术部位明显肿胀、淤血、感染或埋植物脱出等并发症；避孕率达 99.5%，高于节育器组，达到了更好的避孕效果。研究中还观察到，依托孕烯皮下埋植剂除了有极佳的避孕效果外，还能减少月经量、明显缓解痛经。

依托孕烯为单纯孕激素避孕方法，通过影响体内激素水平发挥作用，最常见的不良反应是月经模式改变，包括月经频率和月经量改变，多为不规则阴道出血或点滴状流血。国内广西柳州杨炜炜研究报道，皮下埋植组有 25.8%的使用者出现月经模式变化，110 例为不规则阴道流血，均出现于术后 3 个月内，大部分可自行恢复正常。其他不良反应有体重增加、痤疮、类早孕反应、乳房胀痛、情绪改变等，2～3 个月后可自行缓解，常无须特殊处理。

皮下埋植剂其他安全性问题：放置依托孕烯植入对血压、肝肾功能、血脂、血糖影响小，应用后生殖激素维持在早卵泡期水平；对骨密度的影响还不能确定，需要进一步研究。另外，皮下埋植剂与脑膜瘤的关系也值得关注，有脑膜瘤病史或高危对象不宜使用皮下埋植剂避孕。使用单纯孕激素皮下埋植剂时存在较低的血栓发生风险，但评价与皮下埋植剂有关的长期静脉血栓风险，尚需做进一步的研究。

安徽冯建华等报道，由于各种原因提前终止皮下埋植避孕者中，因月经模式的改变提前终止皮下埋植避孕者占 84.4%，而农村育龄妇女皮下埋植避孕法可接受性高于城市妇女。

提高皮下埋植避孕法的使用率和续用率的具体措施如下。①认真做好术前咨询工作，对自愿接受手术的对象认真、详细地介绍皮下埋植避孕方法的优点及不良反应，尤其是后者，使受术者对该方法有比较全面的了解，对可能出现的不良反应有较充分的思想准备和承受能力，让其知情而不是盲目接受，而不至于一旦出现不良反应就产生反感心理或不知所措，使受术者做到知情选择，自愿选择。②认真做好术前体格检查和适宜对象的筛选工作，严格掌握绝对和相对禁忌证，测量体温、体重、血压，做心肺听诊、乳房和盆腔 B 超及血常规检查，有条件的做宫颈防癌刮片。按照节育技术常规的时间及步骤施术。③告知术后注意事项，加强术后定期随访与沟通，及时处理、治疗皮下埋植避孕法引起的月经异常等不良反应，为对象提供技术和心理支持。④加强避孕方法不良反应跟踪随访服务及处理，特别是对皮下埋植放置术后月经异常的治疗，使用效果好、安全性高的方法和药物，及时消除受术对象的顾虑，也是提高续用率的有效措施。

二、应用人群

适用于需要长期避孕的妇女；尤其适用于因生殖道畸形等不适宜放置宫内节育器者，多次放置宫内节育器失败者；不考虑再生育又不愿意绝育者；对含雌激素的避孕药有禁忌证者或不能按时服避孕药者；合并月经过多及痛经的妇女，同时又无生育愿望者；正在哺乳者产后 6 周即可安全使用；人工流产后妇女即刻可以放置。

三、禁忌人群

妊娠或可疑妊娠者；患有急慢性肝炎、肾炎、肝肾功能异常者；不明原因不规则阴道出血者；高血压、高血脂及糖尿病有并发症者；患有严重的静脉血栓或栓塞性疾病者；生殖器官或全身其他器官恶性疾病者；服用巴比妥类、抗癫痫类、利福平、苯妥英钠或四环素等药物者。

四、埋植前咨询

详细向埋植人群介绍此项避孕方法的效果及可能出现的不良反应，使欲选择这种方法避孕的妇女对此有全面的认识和了解，充分做到知情选择。

五、术前检查

查血常规、尿妊娠试验、肝肾功能、血脂、血糖、凝血功能，妇科检查，乳腺检查，宫颈细胞学检查，术前测体重、量血压。

六、植入时机

月经来潮 7 天之内，或人工流产术后即刻，或产后 6 周。

七、放置方法

使用者取平卧位，手臂、肩关节外展 90°，肘关节屈曲 90°，取上臂内上髁上方 8～10cm 处为植入点；消毒剂消毒皮肤，以 1%利多卡因 2ml 行皮下浸润麻醉；左手绷紧皮肤，右手持给药器与皮肤约成 30°插入针尖，放低给药器到水平位置，沿上臂长轴方向轻轻将针全部推入，解锁滑块并推到底，拿开给药器，此时可通过触摸确定植入。用无菌纱布加压包扎。填写用户卡片，将其交给被植入者本人，告知术后注意事项。

八、埋植后注意事项

1. 定期随访。

2. 皮下埋植满 3 年，应来医院取出皮下埋植剂。

3. 放置后出现如阴道点滴出血、经期延长、月经频发或出血过多、持续时间长、症状明显，必要时来医院治疗止血。

4. 不良反应较严重者经医师评估、积极处理后症状仍未改善，或经积极沟通，使用者仍迫切要求取出时，应该及时取出皮下埋植剂。

5. 埋植后应注意局部伤口处理，避免引起感染。

九、埋植后随访

1. 所有人埋植后第 1、3、6、12 个月门诊随访，以后每年 1 次直至 3 年后皮下埋植剂取出。

2. 随访内容　①测体重、量血压。②询问放置后的临床不适症状，包括阴道出血的情况，头痛、乳房胀痛、痤疮、局部伤口疼痛等。③体格检查、妇科检查。④必要时盆腔超声检查及血常规、肝肾功能、血脂、血糖、性激素检查等。

第四节　皮下埋植的不良反应研究

目前的皮下埋植剂是一个柔韧的、含有孕激素的 EVA 材质的小管，通过局部麻醉被埋植在上臂内侧的皮肤下，可使用 3～5 年，避孕有效率高达 99%以上，并且取出后生育力立即恢复。但是皮下埋植剂的缺点和所有单孕激素类避孕产品类似，外源性孕激素持续刺激可能导致女性使用者的出血模式改变，如月经不规则等。2016 年研究人员对其不良反应有了更多的研究。

刘佩姬等在探讨新型单根皮下埋植剂依托孕烯（Implanon）的避孕有效性、阴道出血模式、痛经及不良反应的试验中，选 61 例有避孕需求并选择植入 Implanon 的妇女作为研究对象，均采用 Implanon 皮下埋植剂植入，以 90 天作为 1 个观察周期，随访避孕效果、出血次数、出血模式、痛经及不良反应情况。Implanon 皮下埋植剂为欧加农公司生产，药芯含 60%依托孕烯（68mg），40%为药物释放率控制膜（0.06mm）。Implanon 植入后，出血模式主要有闭经、出血稀发、频发出血和出血延长，但随着观察期的增加，出血次数逐渐降低，出血模式中的频发出血及出血延长比例逐渐降低，而闭经的比例逐渐增加。研究中观察到的不良反应包括体质量增加（与植入前比较，体质量增加≥2kg）、体质量减轻（与植入前比较，体质量下降≥2kg）、乳房胀痛、色素沉着、脱发、焦虑（SAS 评分≥50 分）、抑郁（SDS 评分≥53 分）、注意力下降、性欲减退、睡眠障碍、复发性阴道炎等，且体质量增加、乳房肿胀及焦虑、抑郁、性欲减退是植入后主要不良反应。该研究表明，Implanon 植入后没有严重不良反应。

孕激素皮下埋植剂引起的月经异常仍是育龄妇女不能耐受的最主要原因。冯建华等统计 2011 年 7 月 1 日至 2012 年 12 月 31 日在黄山市徽州区计划生育服务站门诊进行的皮下埋植剂取出手术共计 150 例，所取皮下埋植剂规格均为国产Ⅱ型，由上海达华药业生产，含左炔诺孕酮 150mg。150 例手术中有 82 例是因各种不良反应不能耐受或经 3 次以上治疗后症状无明显好转而要求终止，取出皮下埋植剂并且改用其他避孕措施，因症取出率达 54.7%。其中，因阴道不规则出血 59 例（71.9%）；闭经 2 个月以上 10 例（12.2%）；体重明显增加、头痛、血压升高和自觉放置手臂功能障碍均为 2 例，各占 2.4%；因心理因素及其他原因终止 5 例（6.2%）。研究者认为使用左炔诺孕酮皮下埋植剂避孕的不良反应发生率较高（主要不良反应是外源性孕激素引起的子宫异常出血），导致使用者不能耐受，放置后因症取出后终止使用率较高。

Wang 等在分析各种避孕方法对生殖道感染的影响的横断面研究中，于 2007 年 7 月至 9 月对 52 481 例已婚妇女的避孕措施和生殖道感染（RTIs）类型进行了统计。所研究的生殖道感染类型主要有宫颈内膜炎、细菌性阴道炎、阴道滴虫病、念珠菌病、盆腔炎、前庭大腺炎、衣原体感染、尖锐湿疣。总计有 196 例（0.4%）女性使用皮下埋植剂避孕，在进行亚组数据分析时发现，皮下埋植剂与念珠菌病（candidiasis）（$P=0.005$）和盆腔炎（$P=0.034$）有关，提示使用孕激素埋植剂避孕可能导致念珠菌病和盆腔炎的发病率增加。

人工流产后的皮下埋植避孕也是研究人员关注的重点之一。王莉等在比较依托孕烯皮下埋植剂（Implanon）和宫内节育器（GCu300）在人工流产术后的避孕效果及续用率的研究中发现，人工流产术后即时植入皮下埋植剂比放置宫内节育器具有取出率低、不良反应发生率低、续用率高的优势。研究者于 2012 年 12 月至 2014 年 12 月在武汉大学人民医院对停经 8 周内、要求终止妊娠且同时需避孕的 307 例妇女，在自愿选择避孕方式的原则上，一组人工流产术后即时植入皮下埋植剂 Implanon，另一组人工流产术后即时放置含铜宫腔形宫内节育器 GCu300，术后定期随访 2 年，观察和比较两组妇女妊娠率、脱落率及术后 2 年不良反应。Implanon 组阴道出血模式的改变主要表现为闭经，个别局部不适表现为异物感明显；而 GCu300 组则主要表现为月经增多、局部不适（下腹坠胀，尤其在经期加重）。研究者认为，Implanon 的主要不良反应是阴道出血模式的改变，宫内节育器的主要不良反应是月经异常，经血明显增加，相比 Implanon 的不良反应更小。

吕榜权等在对比分析人工流产术后口服短效避孕药屈螺酮炔雌醇片患者 980 例、放置宫内节育器患者 120 例、行依托孕烯皮下埋植患者 38 例的避孕效果及不良反应的试验中发现，口服屈螺酮炔雌醇片的主要不良反应为月经改变（43.3%），放置宫内节育器的主要不良反应为月经改变（15.8%）及腰腹胀痛（10.0%），行依托孕烯皮下埋植的主要不良反应为月经改变（52.7%）。人工流产后 1 个月、3 个月、6 个月、12 个月时 3 组不良反应总发生率比较，差异均有统计学意义（$P<0.05$）。人工流产后 1 个月、12 个月时，行依托孕烯皮下埋植的不良反应总发生率最低，而在人工流产后 3 个月、6 个月，口服屈螺酮炔雌醇片的不良反应总发生率最低。研究表明，人工流产术后口服屈螺酮炔雌醇片的避孕方法可显著改善妇女术后情况，有助于机体功能的恢复；放置宫内节育器的避孕方法更适用于已生育并且短期内无生育要求的妇女，而皮下埋植剂为不适合或不愿用其他避孕方式或本身存在明显痛经的女性提供了一个良好的选择。

（相文佩　刘欣燕）

第五节　皮下埋植的避孕外健康益处研究

杨炜炜等报道，皮下埋植避孕药的临床研究始于 20 世纪 60 年代，其应用缓释系统稳定释放低剂量甾体避孕激素，维持相对恒定的最低有效水平，影响女性体内激素平衡，通过多个环节达到避孕目的，同时对功能失调性子宫出血、子宫腺肌病所致月经过多和痛经的缓解都有着明显的效果，适合避孕女性广泛应用。

杨炜炜等将 869 例避孕的育龄期妇女随机分为依托孕烯单根皮下埋植避孕的皮下埋植组（共 434 例），采用宫内节育器避孕的 435 例为节育器组，于术后 1 周及 1、3、6、12、24 个月随访观察，皮下埋植组出现月经模式改变 112 例，痛经缓解 68 例，节育器组出现月经模式改变 120 例，痛经缓解 10 例。研究中观察到，依托孕烯皮下埋植剂除了有极佳的避孕效果外，还能减少月经量，对痛经明显缓解。覃太洲等研究报道依托孕烯皮下埋植剂缓解痛经的主要机制可能与孕激素可以抑制内膜生长并降低血中前列腺素、血管升压素及缩宫素水平，从而抑制子宫异常活动有关。杨炜炜等研究显示，皮下埋植前有痛经者，在使用皮下埋植剂避孕期间 85% 以上痛经减弱或消失，2% 较以前加重，仅有 4% 在使用中出现痛经。另外，皮下埋植避孕对子宫腺肌病、功能失调性子宫出血患者有很好的治疗作用，短期内症状缓解明显，长期的效果还需要进一步研究。

吴喜梅等在临床应用过程中发现，依托孕烯皮下埋植剂除避孕功能外，还具有非避孕益处。合并某些疾病如子宫腺肌病、月经过多等的使用者在避孕的同时，对疾病本身起到一定治疗作用，这种非避孕益处引起了临床医师的关注并逐渐应用于临床。周建政等报道 25 例伴有痛经症状的子宫腺肌病患者，放置依托孕烯皮下埋植剂后痛经程度明显减轻，总有效率达 84% 以上；伴有经量增多、经期延长症状者 16 例，放置后 9 例月经量减少。覃太洲等观察 25 例以治疗为目的的依托孕烯皮下埋植剂使用者，子宫腺肌病合并痛经的患者使用后痛经症状消失或明显减轻者占 91.67%，3 例单纯性月经过多的患者中使用后有 2 例患者反映经量减少 50%以上，贫血得到改善。目前在治疗方面的应用尚缺乏大样本、多中心的研究报道，临床经验有限，具体疗效有待观察。

张英君等对 100 例子宫腺肌病患者进行研究，结果显示左炔诺孕酮皮下埋植剂治疗围绝经期子宫腺肌病，治疗后虽然子宫体积无明显缩小，但痛经缓解率达 100%。

姬萌霞等纳入有避孕需求的妇女 45 例，入组时痛经的妇女共 18 例，截至第 4 观察期末，有 10 例（55.6%）妇女痛经完全缓解，5 例（27.8%）妇女痛经程度减轻，只有 3 例（16.6%）妇女表现为痛经程度无明显改变。

皮下埋植应用于子宫腺肌病患者，不仅可改善痛经症状，还可以治疗月经过多。有研究报道，100 例患者放置 LNG 埋植剂后月经量明显减少，放置后与放置前比较 PBAC 评分有统计学意义（$P<0.05$）。其作用机制为：LNG 通过对子宫内膜孕激素受体的调节间接抑制子宫内膜增殖，减少或避免阴道出血，同时控制痛经症状。月经量的减少又可以使内源性前列腺素 I2 和血栓素 A2 的产生减少，使痛经得以缓解。皮下埋植剂可用作治疗子宫内膜异位症盆腔疼痛的另一选择，只是妇女在植入前需要经过详细咨询，了解其对月经模式的影响，可作为长期治疗子宫内膜异位症的方案。希望皮下埋植剂成为长期管理子宫腺肌病等门诊治疗的选择之一。

皮下埋植剂是一种高效且安全的避孕方式，为女性提供了一个良好的选择，而且皮下埋植剂能明显减少经量及缓解痛经，也为那些不愿意行手术治疗的妇女提供了一种替代治疗方案。但其不良反应发生率较高，特别是其对月经出血模式的改变。与长期口服短效避孕药相比，皮下埋植剂虽然不会明显影响使用者的身体健康，但其不良反应也会影响使用者的依从性。植入前详细的宣传教育对皮下埋植使用者的满意度有明显影响，而满意度又会影响使用者主观不良反应的发生率及皮下埋植的续用率。

皮下埋植剂在高效避孕的同时，对缓解痛经、治疗月经过多疗效确切。对子宫内膜增生性疾病或子宫内膜不典型增生患者的效果尚欠缺研究报道。理论上，孕激素对子宫内膜增生性疾病的治疗、子宫内膜息肉的复发等应该有较好的治疗作用，但还有待进一步的研究。

（马俊旗　郭春凤　肖金宝　刘欣燕）

参考文献

[1] Sedgh G, Singh S. Intended and unintended pregnancies worldwide in 2012 and recent trends .Stud Fam Plann，2014，45（3）：301-314.

[2] 谢兴，苟文丽. 妇产科学. 8 版，北京：人民卫生出版社，2013：377-380.

[3] Watkins ES. From breakthrough to bust: the brief life of Norplant, the contraceptive implant. J Womens Hist，2010，22（3）：88-111.

［4］ Pam VC, Mutihir JT, Nyango DD, et al. Sociodemographic profiles and use-dynamics of Jadelle（levonorgestrel）implants in Jos, Nigeria. Niger Med J, 2016, 57（6）：314-319.

［5］ 胥玉梅，陶国振. 皮下埋植避孕剂对使用者体重的影响. 中国性科学，2015，24（11）：97-100.

［6］ McNicholas C, Maddipati R, Zhao Q, Use of the etonogestrel implant and levonorgestrel intrauterine device beyond the U.S. Food and Drug Administration-Approved duration. Obstet Gynecol, 2015, 125（3）：599-604.

［7］ Braga GC, Ferriolli E, Quintana SM, et al. Immediate postpartum initiation of etonogestrel-releasing implant: a randomized controlled trial on breastfeeding impact. Contraception, 2015, 92（6）：536-542.

［8］ McNicholas C, Swor E, Wan L, et al. Prolonged use of the etonogestrel implant and levonorgestrel intrauterine device: 2 years beyond Food and Drug Administration-approved duration. Am J Obstet Gynecol, 2017, 216（6）：586.

［9］ 于玲，胥玉梅，张艳萍，等. 1056 例皮下埋植避孕剂取出原因分析，国际生殖健康/计划生育杂志，2016，35（1）：29-31.

［10］ 姬萌霞，彭萍，刘鹏飞，等. Implanon 皮下埋植避孕剂出血模式及副作用临床分析. 生殖医学杂志，2016，25（5）：401-406.

［11］ Ali M, Akin A, Bahamondes L, et al. Extended use up to 5 years of the etonogestrel-releasing subdermal contraceptive implant: comparison to levonorgestrel-releasing subdermal implant. Hum Rerod，2016, 31（11）：2491-2498.

［12］ Janagam DR, Wang L, Ananthula S，et al. An accelerated release study to evaluate long-acting contraceptive levonorgestrel-containing in situ forming depot systems. Pharmaceutics, 2016, 8（3）：28.

［13］ 冯建华，吉次秋. 150 例皮下埋植避孕终止原因分析. 安徽卫生职业技术学院学报，2016，15（01）：127-128.

［14］ 刘佩姬，张朝红，廖翠英，等. 新型单根皮下埋植剂依托孕烯的临床分析. 现代医院，2016，16（11）：1578-1583.

［15］ Wang LY, OuYang L, Tong F, et al. The effect of contraceptive methods on reproductive tract infections risk: a cross-sectional study having a sample of 52,481 women. Arch Gynecol Obstet, 2016, 294（6）：1249-1256.

［16］ 王莉，杨菁. 皮下埋植对比宫内节育器用于流产后避孕的比较. 武汉大学学报（医学版），2016，37（3）：498-501．.

［17］ 吕榜权，蒋丽，陈玉梅，等. 人工流产后口服屈螺酮炔雌醇片、放置宫内节育环、依托孕烯皮下埋植剂的避孕效果及安全性对比研究. 广西医学，2016，38（8）：1068-1071．

［18］ 杨炜炜，李晶晶. 依托孕烯单根皮下埋植避孕效果及对月经模式的影响. 中国妇幼保健，2016，31（9）：1926-1928.

［19］ 覃太洲，谢利，乔林，等. 依托孕烯皮下埋植剂使用现状调查研究. 实用妇产科杂志，2015，31（3）：217-220.

［20］ 吴喜梅，杨燕，胥玉梅，等. 依托孕烯皮下埋植剂的临床应用. 生殖医学杂志，2016，25（11）：1044-1047.

［21］ 周建政，李晶. 依托孕烯单根皮下埋植剂 Implanon 治疗子宫腺肌病 25 例疗效观察. 临床医药实践，2014，23：594-596.

［22］ 张英君，李建. 左炔诺孕酮皮下埋植剂治疗子宫腺肌病临床效果观察. 河北医学，2014，8：1367-1368.

第六章 紧急避孕药的研究进展

第一节 紧急避孕与紧急避孕药

一、紧急避孕

紧急避孕是指在无保护性交后的一定时间内，采用服药或放置含铜宫内节育器，以避免非意愿妊娠的避孕行为。无保护性交包括未使用任何避孕方法、避孕失败或使用失误、遭到性强暴。紧急避孕是一种补救性措施。

二、紧急避孕药的种类及避孕机制

紧急避孕药主要通过阻止或延迟排卵发挥避孕作用。本节介绍了几种主要紧急避孕药（emergency contraceptive pills，ECPs）的研究进展。根据所含药物的成分，可以将 ECPs 分为四类，并就其各自的机制分述如下。

（一）含雌、孕激素的 ECPs

Yuzpe 方案为这一类 ECPs 的代表，该方案含炔雌醇 100μg 和左炔诺孕酮 0.5mg 或去氧孕烯 1mg。避孕机制主要通过雌、孕激素的联合应用，负反馈抑制下丘脑及垂体分泌促性腺激素，抑制排卵，同时可改变子宫内膜的形态和功能，不利于受精卵着床。因该方案含较高剂量的雌激素，故不良反应包括恶心、呕吐、乏力、头痛、乳房疼痛等，发生率高且较为严重，目前已较少应用于临床。

（二）仅含孕激素 LNG 的 ECPs

仅含孕激素 LNG 的 ECPs 于 20 世纪 90 年代上市，1999 年获美国 FDA 批准。Xin 等研究显示其避孕机制主要通过 LNG 对垂体与下丘脑的作用，降低月经中期黄体生成素（luteinizing hormone，LH）与卵泡刺激素（follicle-stimulating hormone，FSH）水平，推迟排卵。郑姗姗等研究显示，其还可通过提高宫颈黏液稠度及精子的穿透阻力，抑制受精过程及胚胎着床来达到避孕效果。Zhang 等发现，LNG 通过延迟或抑制 LH 的升高从而延迟或者抑制排卵，但在 LH 水平开始升高后不再发挥作用，并且其紧急避孕效果随距离用药时间的延长而下降。

（三）含选择性孕激素受体调节剂的 ECPs

用于 ECPs 的选择性孕激素受体调节剂主要有两种：一种是米非司酮（mifepristone），又称 RU486；另一种是醋酸乌利司他，简称 UPA（ulipristal acetate）。

1. 米非司酮　第一代选择性孕激素受体调节剂。戚美香等研究显示其避孕机制主要通过竞争性地结合孕酮受体，使孕酮活性受到抑制，富含孕激素受体（PR）的蜕膜细胞发生变性、坏死，导致内膜脱落，还可诱导内膜腺体退化，丧失分泌与成熟功能，子宫内膜的形态变化与受精卵的着床不同步，影响受精卵植入。周青松等发现米非司酮还可影响卵泡发育及抑制排卵，且其避孕的有效作用浓度可维持 6 天以上，避孕效果良好。

2. UPA　第二代选择性孕激素受体调节剂，能够选择性与孕激素受体结合，其抗糖皮质激素活性较米非司酮低。但该产品在我国尚未进入市场，有关临床试验正在进行中。Li 等研究结果表明，UPA 用作紧急避孕药能抑制孕酮诱导的顶体反应，使精子细胞内的钙离子浓度升高，通过延迟 LH 水平开始升高的时间或推迟 LH 峰的发生，从而抑制或延迟排卵，并且即使在 LH 峰值出现后的排卵前给予，仍可有效延缓排卵，并在排卵后的一定时间内影响输卵管的功能及抑制排卵后的子宫内膜，从而影响胚胎的植入。Yuan 等研究显示，UPA 可呈剂量依赖性地拮抗由孕酮诱导的输卵管纤毛摆动的频率，但并不影响输卵管纤毛的超微结构，同时上调输卵管雌激素 α 受体和孕激素受体的表达水平。UPA 的作用效果不随服药时间的早晚而发生变化，在无保护性行为的 5 天内避孕效果恒定。

（四）其他紧急避孕药

1. 孕三烯酮　三烯类合成孕激素，具有较强的抗孕激素及雌激素作用，避孕机制包括抑制排卵、改变宫颈黏液性质以影响卵子的运行速度，同时可拮抗子宫内膜孕酮受体，影响子宫内膜发育以干扰受精卵着床，为探亲避孕药的有效成分。

2. 美洛昔康　一种烯醇酸类的解热镇痛抗炎药，主要通过选择性抑制环氧合酶-2（COX-2），抑制前列腺素的合成，从而抑制排卵。不良反应主要为轻微的腹胀、下腹痛及皮肤潮红等，且发生率较低。

3. 达那唑　一种人工合成的睾酮衍生物，有弱雄激素活性，兼有蛋白同化作用和抗孕激素作用。避孕机制是对子宫内膜细胞雌激素受体的影响，抑制雌激素的效能使子宫内膜萎缩，导致不排卵和阻止受精卵着床，并有溶解黄体的活性。

此外，其他类型的紧急避孕药以临床研究为主，鲜见上市销售。

（白昌民　张恩娣）

第二节　紧急避孕药的有效性和不良反应

一、紧急避孕药的有效性研究进展

（一）不同种类 ECPs 的有效性比较

ECPs 的有效性是指一次无保护性生活后单次使用 ECP 能够降低的非意愿妊娠的百分比。然而，从生物学上看，并非每次无保护性生活后每个妇女都有机会受孕。在女性一个月经周期中，不同时间受孕的概率不同。研究表明，正常育龄妇女月经周期第 7 天受孕概率约 2%，第 12、13、14 天受孕概率最高，分别达到 8.4%、8.6%和 8.1%，第 23 天受孕概率仅约 1%。因此，仅用避孕失败人数除以观察人数评价 ECPs 的有效性往往高估了其避孕效果。精确测算 ECP 的有效性要求计算不同性生活时间的妊娠概率，因而比较复杂。Noé 等分析了 8 个研究 3800 余名使用 Yuzpe 方案妇女的资料，不同研究表明 Yuzpe 的有效性为 56%～89%，综合分析发现，Yuzpe 能预防约 74%的期望妊娠（如果无保护性生活后不用 ECP，通过受孕概率计算出来的理论上可能的妊娠）。

鉴于精确计算 ECPs 有效性比较复杂，大多数文献没有提供足够的数据以精确估算 ECPs 的有效性，因此，在做系统综述和 Meta 分析时往往采用相对危险度（RR）来比较两种 ECPs 的有效性。通过随机分组，研究组和对照组对象特征和期望妊娠的妊娠数相似，因而 RR 值不受无保护性生活时间的影响，且 RR 计算简单，结果直观。以下主要使用 RR 比较不同 ECPs 的有效性。

1. 左炔诺孕酮和米非司酮与 Yuzpe 方案有效性比较　Shen 等分析了 6 项 RCT 研究，比较 LNG ECPs（0.75mg×2 次）和 Yuzpe 有效性，论文发表时间为 1993—2013 年，纳入的研究对象共 4750 名。Meta 分析结果表明，LNG ECP 避孕有效性优于 Yuzpe 方案，RR 值为 0.57，95% CI 为 0.39～0.84，见图 6-1。

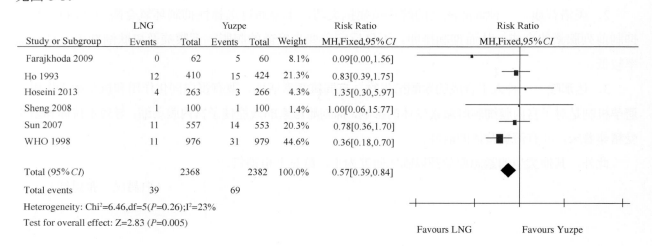

图 6-1　左炔诺孕酮与 Yuzpe 方案紧急避孕有效性比较的 Meta 分析结果

截至 2017 年 2 月，共有 3 项 RCT 研究比较了米非司酮和 Yuzpe 的避孕有效性。这些研究主要在欧美开展，时间也比较早（1992—2002 年期间），由于早期药物流产所用米非司酮的剂量为 600mg，可能受此影响，作为 ECPs 米非司酮的剂量也较大，分别为 100mg 和 600mg。共纳入 2144 名研究对象。Meta 分析结果表明，米非司酮的有效性远高于 Yuzpe 方案（$RR=0.14$，95% CI $0.05\sim0.41$）。

2. 1.5mg LNG 单剂与 0.75mg LNG 双剂有效性比较　系统检索共发现 3 项 RCT 研究比较了 LNG ECP 1.5mg 单剂和 0.75mg 双剂（间隔 12h）ECPs 避孕的有效性，其中 2002 年的一项研究比较了无保护性生活后 72h 内的避孕有效性，另外两项研究比较了无保护性生活 120h 内的避孕效果。3 项研究总样本量达 6653 例。Meta 分析结果表明，LNG ECP 两种服药方式避孕效果相似（$RR=0.84$，95% CI $0.53\sim1.33$），且服药时间（无保护性生活后 72h 内或 120h 内）不影响两者效果相似的结论。

3. 米非司酮与左炔诺孕酮有效性比较　早在 1986 年，上海市计划生育科学研究所就米非司酮合成工艺提出了专利申请，国产米非司酮的研制成功，为在国内开展米非司酮药物临床试验提供了有利条件。在探索不同剂量和给药方法催经止孕的同时，也开展了众多小规模、不同剂量米非司酮作为 ECP 的研究。根据米非司酮使用的剂量，可以初步把米非司酮 ECP 分为 3 个等级：小剂量（<25mg）、中剂量（25～50mg）和高剂量（>50mg）。以下研究就不同剂量的米非司酮 ECP，以及米非司酮与 LNG 和复方米非司酮 ECP 避孕有效性进行比较。

Shen 等总共检索到 27 项比较单剂中剂量米非司酮（25～50mg）和双剂 LNG ECP 的避孕有效性的 RCT 研究，研究时间为 2000—2015 年期间，研究地点均在国内。总共纳入了 3113 名米非司酮使用者和 2939 名 LNG（0.75mg×2 次）使用者。Meta 分析结果表明，米非司酮 ECP 避孕有效性优于 LNG ECP（$RR=0.61$，95% CI $0.45\sim0.83$），见图 6-2。

有 14 项 RCT 研究比较了低剂量米非司酮（<25mg）和 LNG ECP 避孕有效性，其中 12 项在国内开展，1 项在英国开展（2004 年），1 项为 WHO 多中心临床试验（2002 年），论文发表时间在 1999—2013 年期间。Meta 分析结果表明，低剂量米非司酮紧急避孕有效性仍优于 LNG ECP（$RR=0.72$，95% CI $0.52\sim0.99$）。然而，漏斗图分析（图 6-3）提示，该结果可能存在发表偏倚，但也可能存在其他因素，如样本量小的几个研究设计可能欠严谨，特别是随机分组做得不好，或者是失访率较高。

4. 单纯米非司酮与复方米非司酮有效性比较　有 5 项研究比较了单纯米非司酮与米非司酮＋双炔失碳酯配伍的紧急避孕效果，研究论文发表时间为 1995—2005 年期间，均在国内开展。Meta 分析结果表明，单纯米非司酮与米非司酮＋双炔失碳酯的紧急避孕有效性接近，RR 为 1.32，95% CI $0.73\sim2.41$（$n=3038$）。

有 1 项 2002 年开展的 RCT 比较了单纯米非司酮与米非司酮＋米索前列醇（200μg）配伍的紧急避孕效果。其 RR 为 3.49，95% CI $0.73\sim16.65$（$n=599$）。虽然 RR 提示米非司酮＋米索前列醇紧急避孕效果优于单纯米非司酮，但由于该研究总样本量较小，两者差异无统计学意义，因此，该结论尚不确定。

有 2 项研究比较了单纯米非司酮与米非司酮＋甲氨蝶呤（5mg）配伍的紧急避孕效果，文献发表的时间分别在 2002 年和 2007 年，地点在国内，总样本量仅为 200 例，Meta 分析结果提示，单纯米非司酮 ECP 有效性低于米非司酮＋甲氨蝶呤（$RR=3.00$，$95\%\ CI\ 0.32\sim28.36$），同样由于是小样本研究，该结论不能确定。

5. 米非司酮与达那唑和孕三烯酮有效性比较　2 项研究比较了米非司酮 ECP（50mg 或 600mg）与达那唑（400mg 或 600mg）ECP 避孕有效性，一项在国内（2001 年），另一项在国外（1992 年）。Meta 分析结果提示，米非司酮 ECP 有效性优于达那唑（$RR=0.10$，$95\%\ CI\ 0.02\sim0.55$，$n=629$）。

1 项多中心 RCT 研究比较了米非司酮（10mg）和达三烯酮（10mg）紧急避孕效果，结果显示两者紧急避孕效果接近（$RR=0.75$，$95\%\ CI\ 0.32\sim1.76$，$n=996$）。

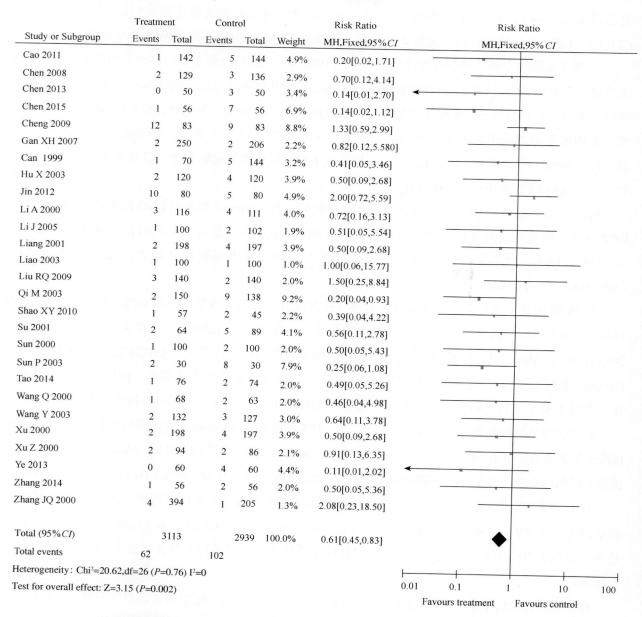

图 6-2　中剂量米非司酮（25～50mg）与左炔诺孕酮紧急避孕有效性比较的 Meta 分析结果

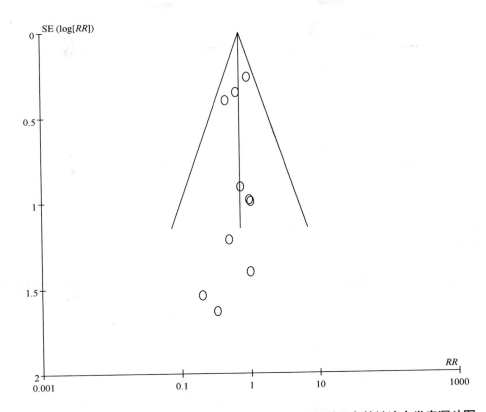

图 6-3　低剂量米非司酮（＜25mg）与左炔诺孕酮紧急避孕有效性论文发表漏斗图

6. 不同剂量米非司酮的有效性比较　5 项 RCT 研究比较了高剂量米非司酮（＞50mg）和低剂量米非司酮（＜25mg）ECP 的有效性。论文发表时间在 1999—2003 年期间，试验地点均在国内。Meta 分析结果表明，高剂量米非司酮避孕有效性优于低剂量米非司酮，但两者差异无统计学意义（$RR=$ 0.52，95% CI 0.23～1.17，$n=1726$）。

8 项 RCT 研究比较了高剂量米非司酮（＞50mg）和中剂量米非司酮（25～50mg）避孕有效性。除 WHO 国际多中心 RCT 研究（1999 年）以外，其他 7 项研究均在国内开展。Meta 分析结果表明，两者避孕有效性接近（$RR=0.93$，95% CI 0.50～1.72，$n=3009$）（图 6-4）。

25 项 RCT 研究比较了中剂量米非司酮（25～50mg）和低剂量米非司酮（＜25mg）的避孕有效性，其中 24 项在国内开展，1 项为 WHO 多中心研究（1999 年），总样本量达到 11 914 例。Meta 分析结果提示，中剂量米非司酮 ECP 避孕有效性优于低剂量米非司酮（$RR=0.73$，95% CI 0.55～0.97）（图 6-5）。

13 项 RCT 研究开展了米非司酮 50mg 与 25mg 有效性比较，结果未发现两者有效性存在统计学差异（$RR=0.72$，95% CI 0.41～1.27，$n=3123$）（图 6-6）。

有 1 项 RCT 研究比较了单剂米非司酮 10mg 与双剂米非司酮（10mg×2 次，间隔 12h）的有效性。结果两者无统计学差异（$RR=1.48$，95% CI 0.06～15.22，$n=220$）。由于该研究样本量较小，该结论尚不能确定。

| Study or Subgroup | Mifepristone＞50mg | | Mifepristone25～50mg | | | Risk Ratio | Risk Ratio |
	Events	Total	Events	Total	Weight	M-H,Fixed,95% CI	M-H,Fixed,95% CI
Cao 1999	0	120	2	283	72%	0.47[0.02,9.71]	
Ding 2005	1	78	1	77	4.8%	0.99[0.06,15.50]	
Li 2000	0	30	1	60	4.8%	0.66[0.03,15.64]	
Qian 1999	1	86	1	166	3.3%	1.93[0.12,30.48]	
Tan 2003	0	50	0	50		Not estimable	
WHO 1999	7	559	6	560	28.7%	1.17[0.40,3.46]	
Xie 1998	5	200	13	400	41.6%	0.77[0.28,2.13]	
Zhang 2002	0	45	0	45		Not estimable	
Zheng 2005	2	100	2	100	9.6%	1.00[0.14,6.96]	
Total (95% CI)		1268		1741	100.0%	0.93[0.50,1.72]	
Total events	16		26				
Heterogeneity: Chi²=0.82,df=6 (P=0.99);I²=0							
Test for overall effect:Z=0.24 (P=0.81)							

0.001 0.1 1 10 1000
Favours＞50mg Favours25～50mg

图 6-4　高剂量米非司酮（＞50mg）与中剂量米非司酮（25～50mg）避孕有效性比较的 Meta 分析结果

| Study or Subgroup | Mifepristone 25～50mg | | Mifepristone＜25mg | | | Risk Ratio | Risk Ratio |
	Events	Total	Events	Total	Weight	M-H,Fixed,95%CI	M-H,Fixed,95%CI
Cao 1999	2	283	8	140	10.4%	0.12[0.03,0.57]	
Chen 2009	1	30	1	32	0.9%	1.07[0.07,16.30]	
Cheng 1999	3	410	5	201	6.5%	0.29[0.07,1.22]	
Ding 2005	1	77	1	74	1.0%	0.96[0.06,15.08]	
Du 2002	1	90	1	90	1.0%	1.00[0.06,15.74]	
Fan 2001	0	53	1	39	1.7%	025[0.01,5.90]	
Han 2001	0	50	0	50		Not estimable	
Lai 2004	2	130	2	149	18%	1.15[0.16,8.02]	
Qi 2000	5	579	12	545	12.0%	0.39[0.14,1.11]	
Sang 1999	10	599	17	599	16.5%	0.59[0.27,1.27]	
Tan 2003	0	50	1	50	1.5%	0.33[0.01,7.99]	
Wang 2001	1	100	1	100	1.0%	1.00[0.06,15.77]	
Wang 2004	6	600	6	600	5.8%	1.00[0.32,3.08]	
Wang 2006	1	100	1	98	1.0%	0.98[0.06,15.45]	
Wang 2008	1	50	1	50	1.0%	1.00[0.06,15.55]	
Wei 2002	2	100	1	100	1.0%	2.00[0.18,21.71]	
Wei 2011	1	50	0	50	0.5%	3.00[0.13,71.92]	
WHO 1999	6	560	7	565	6.7%	0.86[0.29,2.56]	
Xiao 2002	17	1514	17	1516	16.5%	1.00[0.51,1.95]	
Xie 2010	8	60	7	60	6.8%	1.14[0.44,2.95]	
Zeng 2008	1	40	1	60	0.8%	1.50[0.10,23.30]	
Zhang 1998	1	99	3	192	2.0%	0.65[0.07,6.13]	
Zhang 2002	0	45	0	45		Not estimable	
Zhao 2003	1	90	1	90	1.0%	1.00[0.06,15.74]	
Zuo 1999	4	339	3	321	3.0%	126[0.28,5.60]	
Total (95%CI)		6098		5816	100.0%	0.73[0.55,0.97]	
Total events	75		98				
Heterogeneity:Chi²=13.99,df=22 (P=0.90);I²=0							
Test for overall effect:Z=2.15 (P=0.03)							

0.001 0.1 1 10 100
Favours 25～50 mg Favours＜25mg

图 6-5　中剂量米非司酮（25～50mg）与低剂量米非司酮（＜25mg）紧急避孕有效性比较的 Meta 分析结果

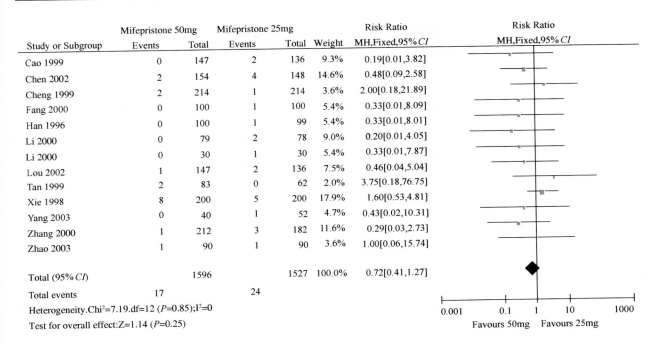

图 6-6　米非司酮 50mg 与 25mg 紧急避孕有效性比较的 Meta 分析结果

7. UPA ECP 与 LNG ECP 有效性比较（图 6-7）　选择性孕激素受体调节剂 UPA ECP 于 2009—2010 年在欧美上市，无保护性生活后 120h 内服用 UPA 30mg，其避孕有效性为 62%～85%。有两项 RCT 研究比较了 UPA ECP 与 LNG ECP 避孕有效性，论文发表时间分别为 2006 年和 2010 年，试验地点在欧洲和美国。Meta 分析结果表明，无保护性生活后 72h 内使用，UPA ECP 的避孕失败率较 LNG ECP 低约 41%（RR＝0.59，95% CI 0.35～0.99，n＝3448）。在无保护性生活后 24h 内使用，UPA ECP 的避孕失败率比 LNG ECP 低 65%。UPA ECP 可在无保护性生活后 72～120h 使用，LNG ECP 可在无保护性生活后 72h 内使用。

Study or Subgroup	Ulipristal Events	Total	Levonorgestrel Events	Total	Weight	Risk Ratio MH,Fixed,95% CI	Risk Ratio MH,Fixed,95% CI
Creinin 2006	7	775	13	774	34.4%	0.54[0.22,1.34]	
Glasier 2010	15	941	25	958	65.6%	0.61[0.32,1.15]	
Total (95% CI)		1716		1732	100.0%	0.59[0.35,0.99]	
Total events	22		38				

Heterogeneity:Chi²=0.05,df=1 (P=0.82);I²=0
Test for overall effect: Z=2.01 (P=0.04)

图 6-7　UPA 与 LNG 紧急避孕有效性比较的 Meta 分析结果

避孕机制研究发现，UPA 抑制排卵的效果比 LNG 好，当卵泡直径达到 15～17mm 时，5 天内服用 LNG ECP 抑制卵泡破裂的效果和安慰剂差不多。当卵泡直径达到 18～20mm 时（48h 内将发生排卵），5 天内服用 UPA 能够抑制 59% 的卵泡破裂，而对照组安慰剂的抑制效果为 0。

UPA 和米非司酮都为选择性孕激素受体调节剂，未检索到两者作为 ECP 的有效性比较研究。

（二）紧急避孕药有效性的影响因素

1. 服药时间　至 2017 年 2 月，共有 3 项 RCT 研究比较了无保护性生活后不同时间服用 Yuzpe 方案的紧急避孕效果。Meta 分析结果表明，无保护性生活后 24h 内服用效果优于 24～48h 服用（$RR=0.47$，95% CI 0.26～0.88），也优于 48～72h 服用（$RR=0.41$，95% CI 0.18～0.89）。

另有 7 项 RCT 研究比较了无保护性生活后 72h 内与 72h 后服用 LNG ECP 的避孕效果，Meta 分析结果表明，72h 内服用的避孕效果优于 72h 后服用的效果（$RR=0.51$，95% CI 0.31～0.84，$n=7453$）。

此外，3 项 RCT 研究比较了无保护性生活后不同时间服用米非司酮 ECP 的有效性，2 项 RCT 研究比较了不同时间服用 UPA ECP 的有效性。Meta 分析发现，在无保护性生活后 5 天内不同时间服用米非司酮或 UPA，避孕效果均无差别。

2. 服药后再次无保护性行为　一般而言，ECP 仅对服药前一次无保护性生活有预防非意愿妊娠的作用。然而，一些女性在同一个月经周期服用 ECP 后再次发生了无保护性生活。将有此行为列为"高风险"行为，无此行为称为"低风险"行为。11 项 RCT 研究提供了与此相关的数据，Meta 分析发现，有高风险行为的妇女避孕失败率是低风险行为妇女的 2.67 倍（95% CI 2.11～3.39，$n=19\,700$）。

3. 体质量指数（BMI）　2 项比较 UPA ECP 与 LNG ECP 有效性的研究资料表明，服用 LNG ECP 后，肥胖妇女（$BMI \geqslant 30kg/m^2$）的避孕效果低于非肥胖妇女。LNG ECP 的避孕有效性随使用者 BMI 的增加而下降，但未发现肥胖是否对 UPA 避孕效果的影响。WHO 在分析了 4 项研究的资料后，于 2017 年发表了一篇报道指出，在用回归模型控制混杂因素后，肥胖妇女使用 ECP 的失败率高于非肥胖妇女。药代动力学研究也表明，肥胖妇女血清中 LNG 的浓度为 BMI 正常妇女的 50%左右。Edelman 等报道，如果将 LNG 从 1.5mg 增加到 3.0mg，则肥胖妇女血清 LNG 浓度与正常 BMI 妇女服用 1.5mg 血清 LNG 水平相当。Praditpan 等药代动力学研究发现，服用 UPA 后，肥胖妇女与 BMI 正常妇女的血药浓度相似。但是 WHO 也指出，肥胖妇女不要因 BMI 高而拒绝使用 ECP。

二、紧急避孕药的临床应用和不良反应研究进展

（一）严重不良反应

ECP 对妊娠结局的影响一直是受到大家重点关注的问题。紧急避孕失败后，出现两种妊娠情况：一是宫内妊娠，二是异位妊娠。

Levy 等分析了 UPA 上市后一百多万使用者的监测数据，发现了 232 例用药后继续妊娠，未发现 UPA 有致畸作用。我国近 2 年关于应用紧急避孕药后继续妊娠的研究，均未发现紧急避孕药的致畸作用。李静玲等观察了 100 例口服 25mg 米非司酮避孕失败而继续妊娠的妇女及 100 例未服用紧急避孕药自然妊娠的妇女，前者 15 周内发生自然流产 13 例（13%），后者 15 周内发生自然流产 1 例（1%），差异有统计学意义；24 周观察 2 组胎儿畸形率分别为 3%及 2%，差异无统计学意义；观察组分娩正常新

生儿 84 例，新生儿畸形 3 例，对照组分娩正常新生儿 97 例，新生儿畸形 2 例，两组胎儿畸形率及新生儿畸形率差异无统计学意义；观察组新生儿窒息 9 例（9.0%），对照组新生儿窒息 1 例（1.0%），两组新生儿窒息率差异有统计学意义（$P<0.05$）。由于该研究样本量小，且分析时没有控制混杂因素，因此有关结论尚不能确定。陈亚楠等选取口服左炔诺孕酮避孕失败而继续妊娠的 78 例妇女作为研究对象，并按照 1∶1 配对方式选取同期确认早孕并继续妊娠的妇女作为对照组，研究组的自然流产率为 19.2%，明显高于对照组（7.7%），两组中胎儿畸形率比较差异无统计学意义，两组分娩新生儿窒息率比较差异无统计学意义。由于该研究为病例对照设计，上述结果基于单因素分析，潜在混杂因素未获得控制，因此该结论的证据等级比较低。但上述两个研究的结果也提示，ECP 对中国妇女的安全性，尤其是对自然流产发生的风险需要用更严格的试验设计和数据分析方法加以证实或排除。

Zhang 等在上海进行了一个多中心、大样本的病例对照研究，调查了 7246 例育龄期女性，包括 2411 例异位妊娠、2416 例早期宫内妊娠，以及 2419 例参加健康体检的非妊娠妇女，探讨 LNG ECP 是否与异位妊娠发生的风险相关。多因素分析结果表明，宫内妊娠妇女中本周期服用 LNG ECP 的概率仅为非妊娠妇女服用 LNG ECP 的 20%（$OR=0.20$，95% CI 0.14～0.27），异位妊娠妇女服用 LNG ECP 的概率与非妊娠对象相似（$OR=1.04$，95% CI 0.76～1.42），同时发现，异位妊娠妇女本周期服用 LNG ECP 的概率是宫内妊娠妇女的 5.29 倍（$OR=5.29$，95% CI 4.07～6.87）。陈静等对上海交通大学医学院附属国际和平妇幼保健院、上海交通大学医学院附属第六人民医院和上海市第八人民医院收治的确诊为异位妊娠的 800 例患者及同期 700 例经 B 超检查确诊为宫内早期妊娠的妇女进行问卷调查，在异位妊娠组中，服用紧急避孕药失败者占 37.6%，而在宫内妊娠组中，服用紧急避孕药物失败者占 32.4%，两组比较差异有统计学意义。然而，2009 年和 2012 年的两个系统综述及 WHO 出版的《计划生育服务提供者工作手册》均阐明，ECP 不增加异位妊娠的风险。上述两项国内开展的研究均为病例对照设计，这种研究设计难以消除潜在的偏倚，尤其是研究对象的选择偏倚和信息偏倚，因此证据强度较低，ECP 是否更易导致中国妇女的异位妊娠尚需更严谨的科学研究加以证实。迄今未发现 ECP 使用者出现死亡或其他严重并发症。

WHO 出版的《计划生育服务提供者工作手册》指出，ECP 对所有妇女都是安全的，即使不能使用激素避孕药的妇女也可使用 ECP；用药后如果继续妊娠，不需要终止妊娠，可以继续妊娠和分娩。该手册还指出，ECP 不会危害妇女的健康，不会增加性相关疾病的风险。WHO 2017 年 6 月关于 ECP 的最新简讯还指出，ECP 不影响今后生育，不会导致不孕。但避孕失败并异位妊娠者需及时诊断处理。

ECP 不建议作为常规避孕药使用，反复使用 ECP 的安全性资料鲜有报道。有学者认为，如果能够预防非意愿妊娠，即使重复使用 ECP，其安全性也较人工流产高。美国上市的 Ella（30mgUPA ECP）说明书上写道：“不推荐在同个月经周期中重复使用 Ella，在同个月经周期中重复使用该药的安全性和有效性没有进行评价。”Jatlaoui 等报道，对于孕妇、哺乳期妇女及反复使用 ECP 的妇女，WHO 和美国疾病预防控制中心（Centers for Disease Control，CDC）也没有提出任何安全性的警告。

（二）一般不良反应

ECP 常见的一般不良反应包括恶心、呕吐、下腹痛、乳房胀痛、头痛、头晕、点滴出血、月经不规律等，通常发生在用药后数小时到数日，对月经周期的影响也主要是本次或下次月经周期。

早期研究表明，Yuzpe 方案使用者发生恶心的比例约 50%，呕吐的比例约 20%。LNG ECP 一般不良反应发生率较 Yuzpe 方案低。Shen 等汇总了 6 项 RCT 研究的 Meta 分析结果提示，LNG ECP 总不良反应（所有不良反应之和）发生率比 Yuzpe 低 20%（$RR=0.80$，95% CI 0.75～0.86），其中，恶心的比例比 Yuzpe 低 60%，呕吐的比例低 71%，头晕的比例低 26%，头痛的比例低 18%，但点滴出血的比例比 Yuzpe 方案高 82%，乳房胀痛和下腹痛的比例两者接近。米非司酮的不良反应发生率也较 Yuzpe 方案低，其中总体反应发生率约低 17%，恶心的比例低 37%，呕吐比例低 88%，头痛比例低 25%，头晕比例低 42%，下腹疼痛比例低 24%。

Shen 等对 3 项 RCT 研究 6653 名 ECP 使用者的数据分析发现，1.5mg LNG 单剂 ECP 头痛的发生率略高于 0.75mg LNG 双剂（$RR=1.15$，95% CI 1.01～1.30）。但其他一些不良反应，如恶心、呕吐、头晕、乳房胀痛、腹泻、点滴出血、下腹疼痛等，两者发生率接近。

Chen 等报道，肠溶片 LNG ECP（1.5mg/片）不良反应发生率更低，尤其是恶心、呕吐的发生率低于之前的文献报道，其原因可能是肠溶片避免了对胃的刺激。

与 LNG ECP 相比，低剂量米非司酮（<25mg）ECP 不良反应的总发生率更低，后者仅为前者的 26%（95% CI 17%～38%）。点滴出血发生的比例也较 LNG ECP 低约 40%。恶心和下腹疼痛的比例两者接近。

对 2 项 RCT 研究数据的 Meta 分析表明，UPA 使用者发生月经延迟的比例比 LNG ECP 高 65%（$RR=1.65$，95% CI 1.42～1.92），但月经提前的比例比 LNG ECP 低（$RR=0.43$，95% CI 0.37～0.50）。恶心、呕吐和点滴出血的比例两者接近。

Meta 分析提示，米非司酮中剂量（25～50mg）不良反应总发生率比低剂量（<25mg）高约 31%（$RR=1.31$，95% CI 1.01～1.70，$n=2464$），其中，中剂量米非司酮 ECP 点滴出血的发生率是低剂量组的 1.85 倍（$RR=1.85$，95% CI 1.11～1.47）。两种剂量的恶心、呕吐、头痛、头晕、乳房胀痛、腹泻和下腹疼痛的发生率接近。

高剂量米非司酮（>50mg）不良反应总发生率是中剂量组（25～50mg）的 2.64 倍（$RR=2.64$，95% CI 1.57～4.43，$n=1310$）。月经提前及月经迟发的比例前者均高于后者。但是高剂量米非司酮用药后出血频率低于中剂量组，两种剂量的恶心、头晕、乳房胀痛和腹泻发生率相差不大。上述结果表明，米非司酮 ECP 总不良反应可能存在剂量效应关系。

（三）紧急避孕后转换常规避孕药的安全性问题

服用 ECP 后的无保护性生活会增加妊娠的风险。因此在无保护性生活后立即采取常规、高效的避孕措施至关重要，但口服 ECP 后立即应用激素避孕是否会产生潜在的不良反应，仍是我们关注的问题。目前国内尚无此方面的研究。Cameron 进行的一项随机对照研究显示，在服用 UPA 后立即口服复方短效避孕药，对下个月经周期中排卵无明显影响，提示 UPA 的使用不影响短效避孕药的避孕效果。这在 Brache 等的随机对照研究中得到证实，研究发现，服用 UPA 后 5 天之内排卵发生率为 3%，而服用 UPA 后第 2 天开始单纯孕激素避孕，5 天之内排卵发生率为 45%。UPA 是一种孕激素受体调节制剂，在中晚卵泡期应用 30mg 可以推迟排卵 5 天以上，而强效孕激素可以干扰 UPA 的作用，导致卵泡破裂。研究认为，如果在应用 UPA 之后要采取单纯孕激素作为常规避孕选择，需推迟至 5 天后开始应用。

三、紧急避孕药的有效性和安全性总结

第一代紧急避孕药 Yuzpe 方案避孕有效性约为 74%。系统综述 Meta 分析结果表明，LNG ECP 和米非司酮 ECP 避孕有效性优于 Yuzpe 方案；中剂量（25~50mg）和低剂量（<25mg）米非司酮 ECP 的避孕有效性优于 LNG ECP；中剂量米非司酮 ECP 避孕有效性高于低剂量米非司酮 ECP；UPA ECP 避孕有效性高于 LNG ECP。

安全性方面，没有发现各类 ECP 与死亡、出生缺陷、异位妊娠等严重不良反应相关。一般不良反应方面，LNG ECP 总不良反应发生率低于 Yuzpe 方案，但服药后月经提前比例较 Yuzpe 高。米非司酮 ECP 不良反应发生率存在剂量效应关系。UPA ECP 使用者月经延迟的发生率高于 LNG ECP。

ECP 是常规避孕药具的重要补充，是发生无保护性行为后可以采取的减少非意愿妊娠的极少数措施之一。尽管它的绝对有效性低于常规避孕药具，但由于其不可替代性，该药还是需要广泛推广。

LNG ECP 在我国为非处方药，在无保护性生活后 72h 内使用，其避孕有效性低于米非司酮和 UPA ECP，且后者可在无保护性生活后 120h 内使用。米非司酮在我国为处方药，米非司酮 ECP 因此使用受限。我国尚在对 UPA ECP 开展临床试验，鉴于 UPA 已经在欧美等国家和地区广泛使用，我国有必要加快该药的上市进程，给有需要的妇女提供一个更好的紧急避孕选择。

四、现有紧急避孕药 RCT 研究质量评价

Shen 等关于紧急避孕的系统综述对纳入的 115 篇 RCT 研究进行了评价，结果发现仅 14 篇（15%）随机方法偏倚较低，即这些研究随机序号的产生及研究对象隐匿性较好。有 92 项在中国开展的研究，其中绝大多数报道仅提及"随机分组"，没有提供详细的随机化方法，从而降低了证据质量。

许多研究失访率较高，仅 31 篇文章提供了研究对象失访原因。大量失访容易导致研究组和对照组之间对象特征的不均衡，从而影响研究结论的可靠性。

大样本、多中心研究较少，尤其是关于米非司酮 ECP 的研究，其中在国内开展的研究占绝大部分，这可能因为米非司酮可用于药物流产，因而美国及欧洲一些国家没有批准米非司酮用于紧急避孕。国内开展的米非司酮 ECP 研究普遍存在样本量较低、随机分组方法不明的缺陷，同时，米非司酮 ECP 的剂量和配伍方案多种多样，多中心、大样本的研究很少，导致这些研究提供的证据等级不高。

（车　焱　张恩娣）

第三节　新型紧急避孕药的研究进展

上述结果可见，目前全球成熟的 ECP 产品有 3 代：第 1 代为以 Yuzpe 方案为代表的含雌、孕激素的复方 ECP，第 2 代为仅含孕激素 LNG 的 ECP，第 3 代为含选择性孕激素受体调节剂米非司酮或 UPA 的 ECP。第 3 代 ECP 避孕效果最好。然而，由于米非司酮可用作药物流产，仅获得包括中国、俄罗斯、越南等少数国家批准使用。UPA 于 2009—2010 年在欧美率先上市，包括中国在内的其他国家其上市还需时日。目前尚未见直接比较米非司酮和 UPA 紧急避孕有效性和安全性的临床试验报道。

除此以外，20 世纪末 21 世纪初，国内外试验了一系列其他药物作为 ECP，例如双炔失碳酯（又称 53 号避孕药）、达那唑、孕三烯酮等，但是，临床试验结果表明，这些药物的避孕效果低于米非司酮，或与单纯米非司酮效果相似。

同一时期，利用米非司酮国产化的便利条件，我国开展了数个复方米非司酮 ECP 的研发，例如米非司酮＋双炔失碳酯，或米非司酮＋米索前列醇，或米非司酮＋甲氨蝶呤，或米非司酮＋他莫昔芬等，临床试验结果发现，复方米非司酮的有效性和安全性与单纯米非司酮相似。虽然米非司酮＋米索前列醇、米非司酮＋甲氨蝶呤紧急避孕效果优于单纯米非司酮，但由于样本量较小，不足以发现有统计学意义的结果，加之米非司酮可用于药物流产，且为处方药，自 2010 年后国内外鲜有将米非司酮作为 ECP 的研究报道。

近几年国外对 ECP 的研究重点在不良反应及在一些特殊人群，如哺乳期妇女和肥胖妇女中的使用。

美国 CDC 避孕医学指南指出，产后 42 天内，纯母乳喂养且闭经的妇女可以服用雌、孕激素 ECP 或纯孕激素 ECP。欧盟对 ellaOne（醋酸乌利司他 30mg）使用的建议是：哺乳不是 ellaOne 使用的禁忌证，但服用 ellaOne 后，建议 1 周内不要用该母亲乳汁喂养小孩。该建议与 2015 年 WHO 发布的避孕药具使用医学指南相一致。而美国避孕指南建议，哺乳妇女应放弃用药后 24h 的乳汁。

肥胖妇女（BMI≥30kg/m^2）能否服用 ECP 是另一个关注的热点，虽然 Festin 等发现肥胖妇女服用 ECP 的避孕效果可能下降，但 WHO 仍然建议肥胖妇女必要时使用 ECP。

（车　焱　张恩娣）

第四节　紧急避孕药的应用现状

ECP 作为无保护性生活后的补救措施安全、有效，可避免约 75%的非意愿妊娠。但目前 ECP 在不同人群中知晓率低、应用率低。

一、青少年女性 ECP 的应用现状

目前，青少年性行为较为普遍，并趋于低龄化，无保护性生活导致意外妊娠，其结局主要是人工流产，

直接影响女性的身心健康。紧急避孕在青少年人群中的正确开展，可有效降低人工流产率。大学生作为青少年群体的重要组成部分，使其正确认知紧急避孕对降低社会非意愿妊娠的发生具有重要意义。但目前的调查结果显示，青少年对紧急避孕的相关知识匮乏。王基鸿等对海口市本科院校 3456 名大学生生殖健康及避孕知识现状的调查显示，仅有 5.9%的学生知道紧急避孕方式，医学专业的学生紧急避孕方式的知晓率为9.1%，非医学专业的学生紧急避孕方式的知晓率为 3.6%。结果显示，大学生紧急避孕知识匮乏，医学专业学生对紧急避孕方式的了解略高于非医学专业学生。杨晶等对上海市某医学院校 1800 名医学生进行紧急避孕认知和教育状况的匿名问卷调查，只有 7.4%的学生知道紧急避孕的种类，关于 ECP 有效时限的认知率为13.3%，对紧急避孕药的避孕原理、是否会对已妊娠妇女或胚胎造成伤害、正确服用方法和避孕有效性 4 个问题的知晓率分别为 21.9%、15.0%、59.0%和 35.8%。该调查结果显示，虽然医学专业的学生紧急避孕的知晓率高于非医学专业的学生，但是，作为医学生，并没有从学校的相关课程中得到更多关于紧急避孕知识的教育，提示医学院校应加强这方面的教学。韩璐等对广东某市青少年性与生殖健康知识、态度与行为的调查结果显示，青少年对避孕相关知识的知晓率低，其避孕知识的获取大多是通过非正规的途径，如网络、微信、广播、报纸或朋友、同事，而从医院宣教、讲座等途径获取的信息较少。

二、流动人口紧急避孕药的应用现状

随着经济的发展和城市化进程的加快，各地区流动人口的数量不断增加，尤其是在经济发达的城市中，流动人口滞留的时间越来越长，且流动育龄妇女的数量不断增加。掌握这部分人群的避孕节育情况，对于改善避孕服务、促进流动人口的生殖健康有重要的意义。目前对流动人口的避孕调查显示，流动人口倾向于选择非长效的避孕措施如避孕套，但不能坚持使用避孕套及使用方法错误会导致避孕失败。ECP 作为避孕失败的补救措施，可减少不必要的意外妊娠，在流动人口中加强 ECP 知识的推广，可减少意外妊娠的发生。骆桂钗等对 950 名外来妇女避孕情况的调查显示，该部分人群对避孕药、避孕套等常用避孕方法的知晓率较高，有 25%的调查对象从未使用过任何避孕措施，对紧急避孕的知晓率仅为26%。毛康娜等对北京海淀区流动人口的调查显示，调查对象对男用避孕套和宫内节育器的知晓率最高，其次为口服避孕药及体外排精，而对紧急避孕药的知晓率低。伍彩发等对云浮市流动人口的生殖健康状况调查亦显示流动人口对紧急避孕知识的知晓率低。龚双燕等对 31 个省的 17 429 名流动人口的避孕节育情况的调查结果显示，宫内节育器、避孕套、绝育术是流动人口最主要的 3 种避孕措施。流动人口选择宫内节育器的比例从 48.11%下降到 36.51%，选择绝育术的比例从 11.99%下降到了 8.39%，而避孕套的使用率从 37.14%上升到了 52.11%，已成为流动人口首选的避孕方式。

三、门诊人工流产患者应用紧急避孕药的状况调查

人工流产作为评价生殖健康优质服务质量的指标，备受国际社会的关注。提高避孕率，选择正确、高效的避孕措施对减少人工流产、改善育龄妇女的生殖健康状况尤为重要。近 2 年，学者们对人工流产对象

的避孕情况进行调查，结果显示在人工流产妇女中紧急避孕失败者占有一定比例，主要原因包括对 ECP 知识匮乏、服用方法错误，以及用药前、后多次无保护性生活等。王仙萍等对山西省 2056 例妇女人工流产原因进行分析，其中 1605 例妇女未采取任何避孕措施，占 78.1%。只有 419 例（20.4%）曾经使用过紧急避孕药，且服用方法正确者仅占 22.7%；5.7%的妇女不知道自己使用的药物名称，17.2%的妇女服用时间错误，54.4%的妇女在服药前、后有多次无保护性生活。调查显示大部分的妇女是从药店购买的紧急避孕药，且没有从药店获取紧急避孕药的正确使用方法。唐文娟等对上海市 1261 例人工流产妇女避孕节育状况的调查结果显示，55.2%的妇女未采取任何避孕措施，44.8%的妇女避孕失败，其中 11.9%的妇女为紧急避孕失败，而未婚妇女紧急避孕药的应用比例约为已婚妇女的 2 倍。通过多元 Logistic 回归模型分析避孕失败的人工流产对象本次是否使用紧急避孕药的相关因素，结果显示，年龄小、未婚、收入较高、有人工流产史者倾向于使用紧急避孕药。谢莹珊等对 733 例未婚人工流产女性避孕现状的调查结果显示，因未避孕而导致人工流产者占 67.1%，32.9%的调查对象因避孕失败行人工流产，其中 21.6%的妇女为紧急避孕失败。唐文娟及谢莹珊的调查结果均提示，年轻患者对事后补救的紧急避孕药接受度较高，但应帮助其掌握紧急避孕药的正确使用方法，从而提高紧急避孕的有效率，减少非意愿妊娠导致的人工流产的发生。

（朴曙华　张恩娣）

四、小结

紧急避孕是避孕失败和无保护性生活后重要的补救措施。虽然紧急避孕的有效性低于长效避孕措施、口服避孕药和避孕套等，但它可在性生活后使用，其他任何避孕药具均只能在性生活前使用。这个优势使得紧急避孕在当前社会仍有很强的生命力。

医学的发展也带动了紧急避孕药的发展，从 20 世纪 70 年代含高剂量雌、孕激素的 Yuzpe 方案，发展到 20 世纪 90 年代的 LNG ECP，在提高了紧急避孕有效性的同时，也降低了使用者不良反应发生率。20 世纪 90 年代后期研制成功的选择性孕激素受体调节剂米非司酮进一步提高了 ECP 避孕的有效性，然而由于米非司酮可用于药物流产，米非司酮 ECP 仅在包括中国在内的少数国家批准使用。21 世纪初，第 2 代选择性孕激素受体调节剂 UPA ECP 研制成功，其避孕有效性优于 LNG ECP，同时将用药时间从无保护性生活后的 3 天延长到 5 天，显示出巨大的优越性，且不良反应发生率和严重程度都在可接受范围内。UPA 目前在我国尚未上市，我国应加快该产品的引入工作。

LNG ECP 在无保护性生活后 3 天内，服药时间越早，效果越好，而米非司酮和 UPA 在无保护性生活后 5 天内避孕效果相似。在同一个月经周期服用 ECP 后再次发生无保护性生活，可降低 ECP 的有效性，因此，有必要将此信息传递给 ECP 的使用者。肥胖妇女使用 ECP 的有效性可能下降，但从保护妇女的生殖健康角度出发，在发生无保护性生活后，肥胖妇女仍应使用 ECP。哺乳期妇女仍可使用 ECP，但应在用药后一段时间内禁止母乳喂养，时间一般为 24h 至 1 周。

性生活不规律、性知识和避孕知识缺乏及常规避孕药具获取困难的人群容易发生非意愿妊娠，尤其是青少年和流动人口。然而，他们中大部分人缺乏 ECP 知识，导致 ECP 应用率低下。因此，在青春期性教育中应增加紧急避孕知识。ECP 在人工流产人群中使用比例较高，非正确使用 ECP 的比例也较高，故在流产后避孕服务过程中，应加强 ECP 的宣教。

（车　焱　张恩娣）

参考文献

[1] Xin X, Wu Y, Liu X, et al. Pharmacokinetics of oral combination contraceptive drugs containing ethinyl estradiol and levonorgestrel in healthy female Chinese volunteers. Drug Res (Stuttg), 2016, 66 (2):100-106.

[2] 郑珊珊. 米非司酮和毓婷紧急避孕的有效性和安全性评价分析. 北方药学，2015，12（12）：126.

[3] Zhang L, Ye WP, Yu W, et al. Physical and mental development of children after levonorgestrel emergency contraception exposure: a follow-up prospective cohort study. Biol Reprod, 2014, 91（1）：27.

[4] 戚美香. 米非司酮、含铜宫内节育器和左炔诺孕酮三种紧急避孕方式在紧急避孕中的临床效果比较分析. 中国医药指南，2017，15（19）：97-98.

[5] 周青松，李文玛，依努尔，等. 黄体早期服用低剂量米非司酮作为妇女常规避孕方法的初步研究. 实用妇产科杂志，2017，33（4）：303-306.

[6] Li HWR, Lo SST, Ng EHY, et al. Efficacy of ulipristal acetate for emergency contraception and its effect on the subsequent bleeding pattern when administered before or after ovulation. Hum Reprod, 2016, 31（6）：1200-1207.

[7] Yuan J, Zhao W, Yan M, et al. Ulipristal acetate antagonizes the inhibitory effect of progesterone on ciliary beat frequency and upregulates steroid receptor expression levels in human fallopian tubes. Reprod Sci, 2015, 22（12）：1516-1523.

[8] Noé G, Croxatto HB, Salvatierra AM, et al. Contraceptive efficacy of emergency contraception with levonorgestrel given before or after ovulation. Contraception, 2010, 81（5）：414-420.

[9] Shen J, Che Y, Showell E, et al. Interventions for emergency contraception. Cochrane Database Syst Rev, 2017, 8:CD001324. doi: 10.1002/14651858.CD001324.pub5.

[10] Glasier AF, Cameron ST, Fine PM, et al. Ulipristal acetate versus levonorgestrel for emergency contraception: a randomised non-inferiority trial and meta-analysis. Lancet, 2010, 375（9714）：555-562.

[11] Fine P, Mathé H, Ginde S, et al. Ulipristal acetate taken 48-120 hours after intercourse for emergency contraception. Obstet Gynecol, 2010, 115（2 pt 1）:257-263.

[12] Croxatto HB, Brache V, Pavez M, et al. Pituitary-ovarian function following the standard levonorgestrel emergency contraceptive dose or a single 0.75-mg dose given on the days preceding ovulation. Contraception, 2004,70（6）：442-450.

[13] Brache V, Cochon L, Jesam C, et al. Immediate preovulatory administration of 30 mg ulipristal acetate significantly delays follicular rupture. Hum Reprod, 2010, 25（9）：2256-2263.

[14] Festin MP, Peregoudov A, Seuc A, et al. Effect of BMI and body weight on pregnancy rates with LNG as emergency contraception: analysis of four WHO HRP studies. Contraception, 2017, 95（1）：50-54.

[15] Edelman A, Cherala G, Blue S, et al. Impact of obesity on the pharmacokinetics of levonorgestrel-based emergency contraception: single and double dosing. Contraception, 2016, 94（1）：52-57.

[16] Praditpan P, Hamouie A, Basaraba CN, et al. Pharmacokinetics of levonorgestrel and ulipristal acetate emergency contraception in women with normal and obese body mass index. Contraception, 2017, 95（5）：464-469.

[17] WHO Media centre. Emergency contraception. Fact sheet, Updated June 2017.

[18] Levy DP, Jager M, Kapp N, et al. Ulipristal acetate for emergency contraception: postmarketing experience after use by more than 1 million women. Contraception, 2014, 89（5）：431-433.

[19] 李静玲, 赵仁峰. 米非司酮紧急避孕失败后继续妊娠 100 例临床分析. 中国临床新医学, 2016, 9（9）：782-784.

[20] 陈亚楠, 王娜. 左炔诺孕酮对胚胎胎儿发育的影响. 河北医学, 2016, 22（10）：1633-1635.

[21] Zhang J, Li C, Zhao WH, et al. Association between levonorgestrel emergency contraception and the risk of ectopic pregnancy: a multicenter case-control study. Sci Rep, 2015, 12（2）：51-59.

[22] 陈静, 邱骏, 等. 异位妊娠与避孕方法使用的相关性分析. 中国计划生育和妇产科, 2015, 7（5）：45-47.

[23] Cleland K, Raymond E, Trussel J, et al. Ectopic pregnancy and emergency contraceptive pills: a systematc review. Obste Gynecol, 2010, 115（6）：1263-1266.

[24] Cheng L, Che Y, Gülmezoglu AM, et al. Interventions for emergency contraception. Cochrane Database Syst Rev, 2012, 8: CD001324. DOI: 10.1002/14651858.CD001324.pub4.

[25] Johns Hopkins Bloomberg School of Public Health/Center for Communication Programs and World Health Organization. Family planning: a global handbook for providers，2011 Update.

[26] HRA Pharma. Full prescribing information for ella. Updated: March 3/2015.

[27] Jatlaoui TC, Riley H, Curtis KM. Safety data for levonorgestrel, ulipristal acetate and Yuzpe regimens for emergency contraception. Contraception, 2016, 93（2）：93-212.

[28] Chen QJ, Xiang WP, Zhang DK, et al. Efficacy and safety of a levonorgestrel enteric-coated tablet as an over-the-counter drug for emergency contraception:a phase Ⅳ clinical trial. Hum Reprod, 2011, 26（9）：2316-2321

[29] Cameron ST, Berger C, Michie L, et al. The effects on ovarian activity of ulipristal acetate when quickstarting a combined oral contraceptive pill: a prospective, randomized, double-blind parallel-arm, placebo-controlled study. Hum Reprod, 2015, 30（7）：1566-1572.

[30] Brache V, Cochon L, Duijkers IJ, et al. A prospective, randomized, pharmacodynamic study of quick-starting a desogestrel progestin-only pill following ulipristal acetate for emergency contraception. Hum Reprod, 2015, 30（12）：2785-2793.

［31］ Jesam C, Cochon L, Salvatierra AM, et al. A prospective, open-label, multicenter study to assess the pharmacodynamics and safety of repeated use of 30 mg ulipristal acetate. Contraception, 2016, 93（4）：310-316.

［32］ Shaaban OM, Hassen SG, Nour SA, et al. Emergency contraceptive pills as a backup for lactational amenorrhea method（LAM）of contraception: a randomized controlled trial. Contraception, 2013,87（3）：363-369.

［33］ Polakow-Farkash S, Gilad O, Merlob P, et al. Levonorgestrel used for emergency contraception during lactation-a prospective observational cohort study on maternal and infant safety. J Matern Fetal Neonatal Med, 2013, 26（3）：219-221.

［34］ Kapp N, Abitbol JL, Mathé H, et al. Effect of body weight and BMI on the efficacy of levonorgestrel emergency contraception. Contraception, 2015, 91（2）：97-104.

［35］ Centers for Disease Control and Prevention. US. Medical Eligibility Criteria for Contraceptive Use, 2016. MMWR, 2016, 65:1-108.

［36］ Faculty of Sexual and Reproductive Healthcare, Royal College of Obstetricians and Gynaecologists. Use of ulipristal acetate（ellaOne）in breastfeeding women, update from the Clinical Effectiveness Unit. (March 2013) [2017-11-30]. http://pesimsr.pes.edu/obgyan/wp-content/uploads/2016/06/UPAandBreastfeeding.pdf

［37］ World Health Organization（WHO）. Medical eligibility criteria for contraceptive use 5th edition. (August 2015)[2017-11-30]. http://www.who.int/reproductivehealth/publications/family_planning/MEC-5/en/

［38］ 王基鸿, 张悦, 罗璇, 等. 海口市本科院校学生生殖健康和避孕节育知信行调查研究. 中国健康教育, 2016, 32（2）：152-155.

［39］ 杨晶, 张静. 医学生紧急避孕的认知和教育需求状况. 中国学校卫生, 2016, 37（12）：1879-1881.

［40］ 韩璐, 杨惠新, 邓敏思, 等. 广东某市青少年性与生殖健康知识、态度与行为调查. 广东医学, 2016, 37（5）：185-187.

［41］ 骆桂钗, 陈益成, 袁素波, 等. 宁波市某区外来育龄妇女生殖健康服务需求及利用现状调查. 中国农村卫生事业管理, 2015, 35（11）：1450-1452.

［42］ 毛康娜, 周钰, 邹晓璇, 等. 海淀区流动人口产后妇女避孕知识掌握及需求分析. 中国妇幼健康研究, 2016, 27（4）：533-535.

［43］ 伍彩发, 劳思文, 何晓凌, 等. 云浮市流动人口生殖健康现状及影响因素调查. 中国医药科学, 2015, 5（12）：84-87.

［44］ 龚双燕, 王晖, 刘冬梅. 已婚流动人口避孕节育服务利用情况分析. 中国计划生育学杂志, 2016, 24（3）：165-168.

［45］ 王仙萍, 石秀文. 太原市2056例人工流产原因分析及紧急避孕知识调查. 山西医药杂志, 2015, 44（1）：33-35.

［46］ 唐文娟, 李宪辰, 崔元起, 等. 上海市人工流产妇女避孕节育状况调查. 国际生殖健康/计划生育杂志, 2015, 34（1）：28-31.

［47］ 谢莹珊, 夏爽, 李力. 重庆市大学城地区未婚人工流产女性避孕现况研究. 检验医学与临床, 2016, 13（1）：85-86.

第七章　人工流产技术新进展

人工流产是避孕失败后的补救措施，可分为早期人工流产（即妊娠 12 周末以前）和晚期人工流产（即妊娠 13～24 周）。妊娠 6 周以内的人工流产称为早早期妊娠流产。本文重点讨论早期流产。

第一节　药　物　流　产

药物流产亦称药物抗早孕，是用非手术措施终止早孕的一种方法，痛苦小、安全、简便、高效、不良反应少或反应轻、效果肯定的药物为米非司酮配伍米索前列醇，完全流产率可达 95%～98%。目前，国内药物流产仅仅限于终止停经≤49d 的妊娠，远远不能满足临床实际的需求。临床试验研究表明，米非司酮配伍米索前列醇可以终止 8～16 周的妊娠，目前已应用于临床。

Chen 等的研究显示，米非司酮与米索前列醇的用药间隔为 24～48h 与间隔为<24h 相比，完全流产率明显升高（94.2% $vs.$ 96.8%，P<0.001）。Tendler 等对两药不同给药间隔终止早期妊娠的研究发现，24h 与 48h 给药间隔比较，24h 间隔组的不全流产率高于 48h 给药间隔组（26% $vs.$10%，P=0.031）。因此，可以初步推测 24～72h 为相对安全、有效的用药间隔。但目前使用的米非司酮配伍米索前列醇终止早期妊娠的用药方案中，两药最佳间隔为 36～48h。

Cochrane 评价比较了几种米非司酮和米索前列醇的治疗方案，发现高剂量（600mg）与低剂量的米非司酮（50mg）组之间，不完全流产率是相似的，600mg 与 200mg 米非司酮之间的失败率无差异，但大剂量的米索前列醇能够提高药物流产的成功率。

Blum 等进行了一项随机、双盲、对照研究，提示单独使用较大剂量的米索前列醇亦无法获得与米非司酮和较低剂量米索前列醇配伍相似的效果。Ngoc 等的研究结果也得出了同样的结论。

Sanhueza Smith 等研究发现，与孕周≤8 周相比，孕周>8 周的完全流产率明显下降（94.9% $vs.$ 90.5%，P=0.01），持续妊娠率明显升高（0.6% $vs.$ 3.4%，P<0.01）。药物流产前根据超声检查确定孕周，谭艳丽等发现孕囊平均直径<8mm 或>21mm 的完全流产率不足 60%，而孕囊直径为 9～20mm 的完全流产率最高（超过 85.8%）。孕囊直径<8mm 完全流产率低的原因可能是妊娠初期孕酮受体与米非司酮结合能力低；妊娠时间短，子宫平滑肌对米索前列醇收缩敏感性低；孕囊过小，排出易被忽视，误诊为不全流产。随着妊娠时间的延长，绒毛、蜕膜等组织增多，孕激素受体增加，米非司酮拮抗能力会出现下降，常规给药方式的药物浓度不足以对孕激素进行有效的拮抗，从而导致药物流产失败率升高。

随着剖宫产率的增高，剖宫产后子宫瘢痕处宫壁肌肉组织由纤维组织代替，此处较薄且收缩不良，同时剖宫产导致宫腔及盆腔的炎症、粘连，可造成子宫形态、位置的改变，增加了人工流产的难度，术后并发症的发生率亦相应增多。合并瘢痕子宫的早孕患者采用药物流产终止早期妊娠是可行的，但服药后孕囊排出时间较长，阴道出血相对较多，应密切观察，可给予加服药物、急诊行清宫术等对症处理。有研究认为剖宫产组药物流产失败率高于阴道分娩组。剖宫产切口处的瘢痕形成阻止和限制了药物流产时宫颈内口的扩张，阻碍孕囊的自发排出。对于药物流产失败或流产不全者，应积极处理。

哺乳期早孕妇女子宫体软，手术难度及风险增加，手术的并发症增多，亦选用药物流产，研究发现，哺乳期早孕药物流产成功率高，完全流产率可达81.8%以上。

早孕合并子宫肌瘤属于高危妊娠，子宫肌瘤可以改变子宫形态，影响子宫收缩，妊娠期易发生红色变性。米非司酮配伍米索前列醇用于终止早孕合并子宫肌瘤的妇女，已证实有良好效果。有文献报道，对<5cm子宫肌瘤的患者应用米非司酮、米索前列醇已证实安全、有效，完全流产率为90.0%。

稽留流产因胚胎组织已死亡，若在宫腔内滞留长，可引起组织机化，与子宫壁紧密粘连，易导致凝血功能障碍，造成严重出血，是临床上较难处理的一种流产类型。一旦确诊，应尽快处理。既往的方法为应用己烯雌酚后清除胚胎组织或直接清除胚胎组织。现有研究表明，联合应用米索前列醇及米非司酮治疗稽留流产可显著提高临床治疗疗效，且安全、可靠。

药物流产不全的处理措施主要包括药物治疗及清宫手术治疗。如宫腔残留物较小（<2cm），可选用米索前列醇、缩宫素或活血化瘀的中草药治疗，或补充雌、孕激素行人工周期治疗。雌激素有修复子宫内膜的作用，孕激素可将子宫内膜转为分泌期，停用后子宫内膜撤退性出血，子宫内膜功能层完全性剥脱，形成药物性刮宫。药物治疗欠佳者可给予清宫手术治疗。

第二节 手术流产

负压吸宫术是标准手术流产方法，手术流产技术的改进均围绕提高手术安全性、减少手术相关并发症等方面进行，具体是指手术过程中准确定位妊娠囊、减少刮吸次数，从而减少并发症。近几年，大量的新技术、新器械开始在临床上应用，包括手动负压吸引流产术、减压系统、超声引导系统、磁吸式超导可视人工流产系统、旋动式人工流产。

负压吸宫术在盲视情况下凭医师的经验进行，遇到特殊情况，并发症无法避免。应用彩色多普勒超声宫腔监测诊疗系统使手术在实时监视下进行，确保了手术的安全性，避免过度吸刮损伤子宫壁，有效避免子宫穿孔、漏吸等，减少手术并发症；减少医患纠纷，降低医师的风险和患者的痛苦程度。

随着国家二孩政策的出台，患者对保护生育能力的要求越来越高。在人工流产高频次、年轻化趋势问题越发严峻的情况下，寻求一种微创、实时、同步、全程直视与定点吸引的人工流产手术新技术，是临床的迫切需求和发展趋势，也是近年来计划生育领域一个重点研究方向。2016年由中华医学会计划生育学分会牵头，微系统医疗器械国家地方联合工程研究中心承办，17家医院参与的宫腔观察吸引手术系统进行了多中心临床试验。以随机对照研究的方法,将受术者分为观察组和对照组,共 800 例,对比两组术中、术后近期阴道出血天数、腹痛停止时间、尿 HCG 转阴时间、月经恢复情况及并发症情况等参数,做统计学分析,得出结论:宫腔观察吸引手术系统在人工流产手术中实现了对孕囊、蜕膜组织的清晰分辨、准确定位,观察与吸引同步、出血少、损伤小、恢复快。与对照组比较,不全流产、宫颈宫腔粘连和闭经等并发症少。

第三节　流产方式的选择

虽然药物流产和手术流产都是终止早期妊娠的方式,但在流产方式选择上存在很大的争议。几乎没有随机对照试验对两种流产方式进行比较。对于要求终止妊娠的女性,大多数医师会考虑流产女性的意愿而同时提供药物流产及手术流产两种方式供其选择。一项在美国及英国进行的研究表明,在妊娠≤13周时药物流产的可接受性低于手术流产。但苏格兰的一项研究显示,在妊娠≤50d 时,流产女性对药物流产和手术流产的可接受性相同,而在妊娠 50～63d 时,药物流产的可接受性明显低于人工流产。另有一项研究显示,接受过药物流产的女性再次选择药物流产终止妊娠的可能性显著降低。倾向于选择药物流产的医师及流产女性的主要依据可能在于药物流产避免侵入性操作,减少子宫内膜损伤;而倾向于人工流产的主要依据在于手术方法简单,能够快速终止妊娠,同时并发症或失败的风险均较低。

在流产方式选择上应重视流产女性的意愿。在均没有药物流产及人工流产禁忌证的情况下可遵循流产女性的意愿,但在高危流产时应充分讲明情况并给予合理的建议。

一、剖宫产后再次妊娠人工流产方法的选择

剖宫产后再次妊娠人工流产方法的选择是 2016 年核心临床课题及研究热点。卿朝晖比较了剖宫产后再次妊娠不同流产方法的优劣。选用剖宫产后再次妊娠要求流产的患者作为研究对象,根据流产方式的不同分为 A 组(行床边 B 超监测下无痛人工流产)、B 组(行药物流产)、C 组(行传统无痛人工流产)。对比三组患者的流产结果、疼痛程度、术中出血量及手术时间。结果发现,A 组(100.00%)和 B 组(91.30%)患者完全流产率均高于 C 组(60.87%),但 A 组和 B 组比较,差异无统计学意义。A 组和 B 组疼痛程度均优于 C 组,A 组疼痛程度优于 B 组。A 组患者术中出血量少于 C 组、手术时间短于 C 组。研究认为,药物流产和 B 超监测下无痛人工流产均具有较好的临床效果,但也各有其利弊,可结合患者的实际情况及要求来选择。张凤平探讨不同方法在剖宫产术后再次妊娠孕妇人工流产中的对比。将患者随机分为三组:药物流产组、普通人工流产组、超导无痛人工流产组,对比三组患者疼痛等级、手术时间及术中出血量等指标。结果显示,超导无痛人工流产术和药物流产方式各有特点,对于剖宫产术后再次妊娠者都较为适用,但两者不可互相代替,在选择的过程中,可依据医院的条件和患者的要求进行选择。林丹等观察了剖宫产术后再次妊娠行无痛人工流产术的临床效果。选择行无痛人工流产术的患者作为甲组,行药物流产的患者作为乙组。结果显示,甲组完全流产率为 98%,高于乙组的 80%,差异有统计学意义;

甲组孕囊排出时间、出血量、出血时间均优于乙组，差异均有统计学意义。故研究认为，对于剖宫产后再次妊娠患者，采用 B 超引导下的无痛人工流产术，可明显提高完全流产率，效果更好。

人工流产术前配合药物流产药物使用，可明显减少瘢痕子宫人工流产并发症的发生。傅凤琴观察了米索前列醇应用于哺乳期瘢痕子宫妊娠无痛人工流产术的效果，分析其安全性。选择哺乳期瘢痕子宫妊娠、拟行无痛人工流产手术的孕妇作为研究对象，观察组孕妇在无痛人工流产术前 1～2h 在阴道后穹隆处塞入米索前列醇 400μg，对照组孕妇选用无痛人工流产术。结果发现，观察组孕妇的手术时间、术中出血量、术后出血持续时间和麻醉药用量等指标均明显优于对照组，两组孕妇均未出现漏吸、子宫穿孔、宫腔粘连、人工流产综合征等并发症。结论显示，在人工流产术前阴道放入米索前列醇片，可使孕妇在术前宫颈就得到良好的扩张，不仅能缩短手术时间和术后出血持续时间，还能减少术中出血量和麻醉药的用量，提高哺乳期瘢痕子宫妊娠孕妇实施无痛人工流产术的安全性。魏守红等探讨了米非司酮联合米索前列醇在瘢痕子宫人工流产中的应用效果及安全性。对照组采用丙泊芬注射液、酒石酸布托啡诺注射液静脉推注后行无痛人工流产术；观察组在对照组基础上，术前给予米非司酮口服及放入米索前列醇片于阴道后穹隆，之后行无痛人工流产术，对比两组治疗效果。结果发现，米非司酮联合米索前列醇在瘢痕子宫早孕人工流产中应用效果显著，可明显缩短手术时间，减少出血量和出血时间，能快速恢复患者生理功能，减少子宫穿孔、宫腔残留的发生。

战雪松研究了米非司酮、卡前列甲酯栓联合吸刮术在瘢痕子宫再次妊娠流产中的应用方法及疗效。试验组术前一晚口服米非司酮 150mg，次日清晨在阴道穹隆处置入卡前列甲酯栓 1mg，2h 后进行吸宫术；对照组实施术前口服 150mg 米非司酮后直接吸宫手术。比较试验组和对照组患者手术时间、术中出血量、手术后出血时间、人工流产漏吸或不全、孕囊排出或部分排出、并发症等情况。结果发现，试验组患者接受治疗后的各项检测指标和恢复情况均优于对照组。结论提示，米非司酮、卡前列甲酯栓联合吸刮术用于瘢痕子宫再次妊娠流产手术中能够有效缩短手术时间，扩张宫颈，减少人工流产并发症的发生，从而提高瘢痕子宫再次妊娠流产手术的安全性。陈亚宁等探讨了米非司酮配伍米索前列醇联合人工流产、术后予导尿管气囊压迫对剖宫产瘢痕妊娠流产手术的有效性和安全性。研究组给予口服米非司酮配伍米索前列醇松解组织、软化宫颈及杀胚治疗 5d，B 超监护下行刮宫术，术后宫腔内放置双腔导尿管，压迫子宫切口瘢痕处创面，同时引流宫腔内积血。对照组于 B 超监护下行经阴道穹隆穿刺吸取胚囊，局部注射甲氨蝶呤（MTX）。结果显示，研究组患者住院时间、血绒毛膜促性腺激素（HCG）恢复正常时间较对照组明显缩短；阴道出血量、治疗失败中转手术发生率及术后阴道流血天数差异无统计学意义。故研究认为，杀胚药物联合人工流产、术后导尿管气囊压迫治疗孕早期剖宫产瘢痕妊娠是安全、可行的，且为无血管栓塞设施的基层医院和经济条件相对受限制的患者提供了有效的治疗方法。

二、新的人工流产方式选择

人工流产方式的新技术也是 2016 年的研究热点。徐珉观察了旋动式人工流产器用于终止哺乳期、剖宫产术后 1 年内早期妊娠的临床效果。观察组使用可视旋动式人工流产器施术，对照组在彩超引导下行负压吸宫术。结果显示，旋动式人工流产器用于终止哺乳期及剖宫产术后 1 年内早孕，其扩张宫颈、腹痛、人工流产综合反应、子宫穿孔、术中出血量，以及术后月经恢复时间、宫腔粘连等情况均优于传统吸宫术，而且出血时间、妊娠组织残留情况与传统吸宫术相比无统计学差异。该研究认为，使用旋动式人工流产器操作简单，短期内可掌握，与传统吸宫术相比，可减少对子宫内膜的损伤，减少人工流产手术并发症的发生，尤其对于哺乳期、有近期剖宫产史的妇女手术安全性更高。胡建芳等的研究结果也显示，与传统的负压吸宫术相比，旋动式可视人工流产器可用于有重复流产的高危因素者，在减少人工流产术中出血量、缩短术后阴道流血天数及月经复潮时间、降低宫腔粘连发生率方面具有优势，而对于是否能够改善人工流产后子宫内膜异位症的发生，还需要大样本量的远期观察。朱亚辉观察探讨了磁吸式超导可视人工流产系统在人工流产术中的应用。观察组和对照组均给予 400μg 米索前列醇舌下含服，并在服药后 30min 进行流产手术。观察组采用磁吸式超导可视人工流产系统及一次性宫腔组织吸引微管手术，对照组行常规人工流产手术。观察结果显示，采用磁吸式超导可视人工流产系统进行人工流产的手术时间、术中出血量均低于常规人工流产手术组，而孕妇的无痛率也高于常规人工流产组，没有手术并发症发生，安全性高，临床应用效果好。

陈秋霞观察了 B 超下微管微创人工流产与常规人工流产术的临床效果。观察组采用 B 超下微管微创人工流产术，对照组采用常规人工流产术。结果显示，观察组术中疼痛情况优于对照组，手术时间、术后持续出血时间短于对照组，术中出血量少于对照组，差异均具有统计学意义。研究认为，B 超下微管微创人工流产可显著降低疼痛程度，明显缩短手术时间，大大减少术中、术后出血量。李燕观察分析了微管微创无痛人工流产术与普通人工流产术的效果。结果显示，微管微创无痛人工流产组的手术时间、出血量、术后阴道流血时间、术中疼痛程度及人工流产综合征发生率均显著优于普通人工流产组，差异有统计学意义；在完全流产率方面两组患者比较，差异无统计学意义。研究认为，微管微创无痛人工流产术可以明显减轻患者的疼痛感受，缩短手术时间，减少出血量，可有效预防人工流产综合征的发生。

三、不同的流产方式对再次妊娠发生分娩并发症的影响

黄冰霜等研究对比了人工流产与药物流产对再次妊娠分娩并发症影响，比较两组（既往药物流产组、人工流产组）孕妇再次妊娠分娩并发症的发生情况。结果发现，在妊娠期，药物流产组中出现先兆流产、早产、胎膜早破、宫内感染的概率显著低于人工流产组。在分娩期，药物流产组出现产后出血、胎膜早破、胎盘前置的发生概率显著低于人工流产组。研究认为，选择人工流产会对再次妊娠分娩带来不良的并发症发生风险，并发症的发生率显著高于药物流产，影响孕妇和胎儿的健康。因此，育龄妇女应认真对待首次妊娠，平时注意避孕，减少人工流产的发生。李淑杰的研究也显示，既往药物流产组产妇先兆流产的发生率明显低于人工流产组，药物流产组产妇胎盘粘连、产后出血、胎盘残留的发生率明显低于人工流产组。两组产妇再次妊娠结局的差异无统计学意义。研究认为，药物流产和人工流产对女性再次

妊娠结局的影响大致相同，但是药物流产可有效降低女性再次分娩时胎盘粘连、产后出血和胎盘残留等分娩异常情况的发生率，对于提高女性再次分娩的安全性具有积极作用。王雪冰等比较分析了 3 组（人工流产组，药物流产组，无流产史的孕妇作为对照组）孕妇再次妊娠发生孕产期并发症的情况。结果显示，药物流产组、人工流产组的前置胎盘、先兆流产发生率明显较对照组高，与药物流产组相比，人工流产组的前置胎盘、先兆流产发生率较高；人工流产组分娩后胎盘粘连、胎盘残留、产后出血的发生率明显较药物流产组、对照组高，差异有统计学意义；组间胎儿宫内窘迫、胎膜早破发生率比较差异无统计学意义。研究认为，减少流产史对确保母婴安全、降低再次妊娠孕产期并发症发生率有重要意义，药物流产再次妊娠并发症的发生率要低于人工流产，可作为临床终止早期妊娠的首选方式。

第四节　流产禁忌证

一、药物流产禁忌证

1. 患有肾上腺疾病、糖尿病等内分泌疾病，肝、肾功能异常。

2. 患有血液系统疾病和有血栓栓塞病史。

3. 贫血（血红蛋白＜80g/L）。血红蛋白含量为 80～90g/L 需住院药物流产。

4. 患有心脏病、高血压 [收缩压＞130mmHg 和（或）舒张压＞90mmHg，1mmHg＝0.133kPa]、低血压 [收缩压＜90mmHg 和（或）舒张压＜60mmHg]、青光眼、哮喘、癫痫、严重胃肠功能紊乱。

5. 性传播疾病或外阴、阴道等生殖道炎症未经治疗；阴道清洁度≥Ⅱ度，尚未达到正常（≤Ⅰ度）。

6. 胎盘附着位置异常。

7. 宫内节育器合并妊娠。

8. 异位妊娠（包括特殊部位妊娠），如子宫瘢痕部位妊娠、子宫颈妊娠、宫角妊娠等。

9. 过敏体质，有严重的药物过敏史。

10. 吸烟超过每日 15 支或酒精成瘾。

二、人工流产禁忌证

1. 严重肝、肾、肾上腺疾病患者及支气管哮喘、高血压、青光眼患者。

2. 各种疾病的急性期。

3. 急性生殖器官炎症。

4. 术前相隔 4h 2 次体温在 37.5℃以上。

5. 3 日内有性交史者。

6. 妊娠剧吐尚未纠正酸中毒者。

第五节　流产并发症

药物流产及手术流产均存在潜在风险，并有一定的并发症。药物流产的并发症相比手术流产要少，且大部分与手术流产重复。本节主要讨论手术流产的并发症。

一、药物流产并发症

1. 药物不良反应包括恶心、发热、寒战、皮疹等症状，以及严重的过敏性休克等。
2. 药物流产不全。
3. 阴道出血多，出血时间长，甚至大出血、休克。
4. 药物流产失败。
5. 盆腔感染。
6. 月经不调及继发不孕。

二、手术流产并发症

（一）子宫穿孔

由探针、子宫颈扩张器、吸管、刮匙及卵圆钳等手术器械引起，主要由于术者工作不慎，术前未做周密、准确的检查以致误伤子宫，如术中忽视子宫位置、大小、屈度，使进入器械的方向及深度有错误，或使用暴力直接损伤宫壁。此外，哺乳期受孕子宫较软，易导致子宫穿孔，如用力不当或器械进入方向与子宫屈度不一致，则更易穿孔。当手术器械进入宫腔探不到宫底时，即提示子宫穿孔。子宫穿孔的临床表现因穿孔部位、大小及有无内出血、感染及内脏损伤等因素而不同。如子宫穿孔小，未损伤较大血管，则患者可能仅有下腹部轻度疼痛；如子宫穿孔大，损伤较大血管或盆腹腔内脏器，则患者感下腹剧痛，且流血多，甚至休克。如为探针穿孔，应暂停手术，观察腹痛情况，一般不需特殊处理，休息 1 周后再行手术。如系宫颈扩张器、吸管、卵圆钳等穿孔，则应住院观察腹痛、脉搏、血压等情况。如内出血症状较重，则应立即剖腹探查，修补损伤处。如手术已进行一半发现子宫穿孔，则应根据宫腔内残留物多少及损伤情况而定：对损伤不大、内出血不多者应仔细将残留物吸出或钳出，如损伤较大、出血症状明显者，则应进行剖腹探查。

（二）宫颈裂伤

宫颈裂伤轻者为宫颈内口组织撕裂，重者全宫颈裂伤甚至延长至子宫下段。主要原因：①暴力扩张或扩张器跳号扩张。②宫颈原有炎症或有癌变。未生育者宫颈往往较坚韧而脆弱，因而较易裂伤。另外，大月份人工流产、勉强牵拉胎儿骨骼也可引起宫颈管裂伤。其症状为疼痛和出血，一般裂伤术者可看见或可伸手指进入颈管内触及。出血宫颈裂伤时应立即停止手术，用纱布条填塞阴道压迫止血，并给予抗生素预防感染。如宫颈损伤自宫颈外口向上延长时，则可能伤及子宫血管，此时出血多，出血急。如能看到出血血管，则用止血钳钳夹后缝扎止血；如没有看到出血血管，则应将宫颈侧壁剪开，寻找出血点缝扎；如经阴道操作不成功，则应立即剖腹，经腹结扎血管；裂伤的宫颈最后用肠线缝合。人工流产时宫颈裂伤的关键预防环节在于正确地扩张宫颈。扩张器送入宫颈，由小到大，依次扩张，不可跳号，扩张器须通过宫颈内口 1～2cm，不可过深，并注意方向。如孕周较大、宫颈坚硬者可于手术前 12～24h 宫颈管内放置扩张物质，如橡皮导管、海藻棒、怀牛膝或小水囊等，也可口服米非司酮或阴道内放置卡孕栓等。

（三）术后宫腔积血

人工流产后子宫收缩不佳、极度后屈或宫颈内口狭小，以致子宫出血积留宫腔，甚至流向腹腔。宫腔积血多发生于流产后 6～8 天，患者可感下腹胀痛，间或有少量阴道流血。妇科检查时见子宫变大、有张力且压痛，扩张宫颈后有相当量的积血流出。出现宫腔积血时用宫颈扩张器扩张宫颈内口（必要时可扩张宫颈至 6 号），使宫腔积血流出。术后每周定期检查，并给予子宫收缩药及抗生素预防感染，待子宫完全恢复正常为止。

（四）不全流产

不全流产为人工流产后常见并发症，主要是部分胎盘残留，也有可能有部分胎儿组织残留。由于人工流产手术不能在直视下进行，而凭术者的感觉来判断刮全或刮不全，如患者的子宫体过度屈曲、术者技术不熟练或工作不够细致，则更易发生。一般患者在人工流产手术后 1 周内可能有少量阴道流血，如出现阴道流血量较多，甚至大量出血，或血量不多而流血时间长（超过 10 日），应用子宫收缩药无明显效果者，应考虑不全流产。妇科检查时子宫恢复不好，可能有压痛存在，宫颈口有时可见到残存的胎盘组织。B 超检查有助于诊断。如无明显感染征象，确诊后应立即行刮宫术，子宫较大时应用较大刮匙，刮匙不能送入时可适当扩张宫颈。刮出物最好送病理检查，术后用抗生素预防感染。如患者有大量出血且伴有急性生殖器炎症，则在抗感染的情况下，只将大块的胎盘组织轻轻钳出，暂时控制出血，待感染控制后 1 周再行刮宫术。

（五）漏吸

人工流产手术未触及孕卵而使妊娠继续者称为漏吸。常见原因：妊娠月份小而孕囊过小、子宫过度屈曲或子宫畸形（如双子宫）等。如术者操作不仔细，以致吸管未能到达孕卵附着处，可使吸宫失败。人工流产后如吸出物未见绒毛或胚胎组织和（或）患者仍有早孕反应，子宫无出血，且继续增大，则应考虑漏吸的可能。B 超检查可明确诊断。发现漏吸，在确定诊断后应重新行人工流产术。

（六）子宫颈及宫腔粘连

在负压吸引人工流产时，如负压过高或刮宫过度，术后有可能发生宫腔粘连，如患者合并子宫内膜炎时则较易发生。如术中吸刮宫颈管，或术中吸管进出子宫颈管时带有负压，术后也可能发生宫颈管粘连。人工流产后粘连的部位主要在宫颈管，宫腔多为不完全粘连，单纯子宫腔粘连少见。临床表现为经血排出阻断，造成闭经和周期性腹痛。黄体酮试验多为阴性；探针试探子宫颈管及宫腔时有阻力感，诊断性刮宫时可发现宫腔内有粘连，子宫输卵管造影可见子宫腔变形、充盈缺损或挛缩。

（七）内脏损伤

人工流产子宫穿孔后术者未发觉，用吸管或卵圆钳吸夹大网膜，使肠管经子宫破口进入子宫、阴道。在人工流产手术过程中发生急性腹痛，吸管或卵圆钳吸夹出异样组织，妇科检查下腹有压痛，临床有失血体征，此时应考虑内脏损伤的可能。牵拉物如为黄色脂肪状物，可能为大网膜或大肠脂肪球；如为光滑组织又不像胎盘组织，可能为肠管壁。当确定为内脏损伤后，应立即进行剖腹探查，详细检查盆腔内脏，将大肠、小肠逐段检查，如发现损伤需进行缝合。

第六节　流产效果的评定及随访

一、流产效果评定

1. 完全流产　最后一次使用米索前列醇后 24h 内排出妊娠组织或手术流产后，随访阴道流血自行停止，超声检查宫内无妊娠产物残留；或流产后因出血量多或出血时间长（＞3 周）而行清宫手术，病理检查未发现胎盘、绒毛残留者。

2. 不全流产　最后一次使用米索前列醇 24 h 内或手术流产后宫腔内仍有部分妊娠组织残留，或流产后因出血量多或出血时间长（＞3 周）而行清宫手术，病理检查发现胎盘、绒毛残留者。

3. 失败　最后一次使用米索前列醇 24 h 后未见妊娠产物排出，或用药后 24 h 内无妊娠产物排出且阴道流血量多而需行急诊手术者，或手术流产后出现漏吸。

二、流产后随访

1. 流产后 2 周随访　了解离开医院后的出血和妊娠产物排出情况，出血未止，应行超声检查，宫腔内见内容物者，医师可根据临床情况酌情处理。观察期间有活动性出血或持续性出血者，必要时行清宫手术。组织物应送病理检查。

2. 用药后 6 周（月经恢复后）随访　进行流产效果的最终评定并了解月经恢复情况，指导落实高效的避孕措施。

第七节　对再妊娠结局的影响

人工流产作为一种避孕失败终止妊娠的措施，尽管现阶段技术已经比较成熟，但仍然会造成一定的伤害。药物流产作为一种早期终止妊娠的手段，术后有阴道流血时间长、宫腔残留等不良反应。研究表明，在妊娠期，药物流产组患者出现先兆流产、早产、胎膜早破及感染的概率要明显低于人工流产组。这充分说明了人工流产所带来的风险与药物流产相比是较高的，而采取药物流产的风险较低，可以减少再次妊娠分娩以后并发症的出现。近年来随着人们对生殖健康的认识逐渐提升，人工流产的操作标准要求也逐渐提高，使人工流产后造成的损伤得到一定的控制。但对于人工流产和药物流产来说，二者均会对再次妊娠分娩留下一定的并发症。

（董白桦　朱元方　陈志芳　陈　慧）

参考文献

[1] 中华医学会计划生育学分会. 米非司酮配伍米索前列醇终止 8~16 周妊娠的应用指南. 中华妇产科杂志，2015，50（5）：321-322.

[2] Chen MJ, Creinin MD. Mifepristone with buccal misoprostol for medical abortion: a systematic review. Obstet Gynecol, 2015, 126（1）：12-21.

[3] Tendler R, Bornstein J, Kais M, et al. Early versus late misoprostol administration after mifepristone for medical abortion. ArchGynecol Obstet, 2015, 292（5）：1051-1054.

[4] Nielsen JS, Jampol LM. Oral mifepristone for chronic central serous chorioretinopathy. Retina, 2011, 31（9）：1928-1936.

[5] Blum J, Raghavan S, Dabash R, et al. Comparision of misoprostol-only and combined mifepristone-misoprostol regimens for home-based early medical abortion in Tunisia and Vietnam. Int J Gynaecol Obstet, 2012, 118（2）：166-171.

[6] Ngoc NT, Blum J, Raghavan S, et al. Comparing two early medical abortion regimens: mifepristone+misoprostol vs. misoprostol alone. Contraception, 2011, 83（5）：410-417.

[7] Sanhueza Smith P, Peña M, Dzuba IG, et al. Safety, efficacy and acceptability of outpatient mifepristone -misoprostol medical abortion through 70 days since last menstrual period in public sector facilities in Mexico City. Reprod Health Matters, 2015, 22（44 Suppl 1）：75-82.

[8] 谭艳丽，姚毓筠，关杰文. 早孕孕囊大小与药物流产效果分析. 中国生育健康杂志，2011，22（2）：112.

[9] Winikoff B, Dzuba IG, Chong E, et al. Extending outpatient medical abortion services through 70 days of gestational age. Obstet Gynecol, 2012, 120（5）：1070-1076.

[10] 方芳，刘春兰. 剖宫产后早期妊娠药物流产效果观察. 中国计划生育学杂志，2016，24（1）：50-51.

[11] 张建平，王翌华. 子宫破裂诊断与治疗. 中国实用妇科与产科杂志，2011，27（2）：118-120.

[12] 王俏霞. 稽留流产患者应用米索前列醇联合米非司酮进行治疗的安全性分析及临床效果观察. 中国妇幼保健，2015，30（7）：1067-1069.

[13] 张文，吴尚纯. 手动负压吸引人工流产术安全性的系统评价. 中国计划生育学杂志，2015，23（5）：292-298，309.

[14] 张文，吴尚纯. 手动负压吸引人工流产术技术特性的系统评价. 中国计划生育学杂志，2015，23（6）：364-367，375.

[15] 张文，吴尚纯. 手动负压吸引人工流产术有效性的系统评价. 中国计划生育学杂志，2015，23（4）：220-224.

[16] 张文，吴尚纯. 手动负压吸引人工流产术可接受性的系统评价. 中国计划生育学杂志，2015，23（7）：436-439.

[17] 罗晓梅，马娜. 超导可视与传统人工流产术的手术效果对比研究. 延安大学学报（医学科学版），2017，15（2）：41-43.

[18] 佀小爱，张丹，张宏秀. 超导可视无痛人工流产术临床效果比较的 meta 分析. 中国计划生育学杂志，2017，25（4）：223-229.

[19] 聂冰，张薇，王伟，等. 阴道超声可视下微管人工流产的效果探讨. 实用妇科内分泌杂志（电子版），2016，3（7）：45-46.

[20] 朱亚辉. 磁吸式超导可视人流系统在人工流产术中的应用. 中国计划生育学杂志，2016，24（2）：125-127.

[21] 胡建芳，韩雪芹. 旋动式可视人工流产器用于终止早期妊娠的临床效果观察. 中国计划生育学杂志，2016，24（11）：778-779.

[22] 徐珉. 旋动式可视人工流产器用于终止哺乳期及剖宫产术后 1 年内早孕的临床效果. 中国计划生育学杂志，2016，24（3）：191-193.

[23] 李虹娇，岳阳. 药物流产和手术流产对再次妊娠的影响. 中国卫生标准管理，2016，7（7）：118-119.

[24] 李会芳，吴庆莉，高青翠. 药物流产和人工流产术对妇女再次妊娠结局的影响. 海南医学，2016，27（20）：3405-3407.

第八章 产后避孕进展

产后避孕是指在分娩后 12 个月内（本文以下提及的"产后"均是指分娩后 12 个月内）为预防再次受孕，包括非意愿妊娠和希望生育二孩者过短的生育间隔，而在性生活过程中采用避孕方法的举措。产后避孕对保护母婴双方的健康都有着十分重要的意义。

产后避孕，从技术层面上，主要涉及适合于分娩后应用的避孕节育措施，以及这些措施的优点与不足、如何应用、注意事项、常见不良反应的应对等。然而，如何在人群中将产后避孕真正予以落实，仅从技术角度出发也许是远远不够的，还需要提高人群中产后避孕的意识，需要在组织和各级妇幼、计划生育技术人员的培训方面予以加强。本文主要从技术层面予以阐述。

第一节 产后避孕的必要性

一、分娩后排卵功能和生育力的恢复

分娩后排卵功能的恢复是指女性在产后首次发生排卵的生理过程。既往的数据显示，有将近 50% 的妇女在产后发生意外妊娠。因此，了解女性分娩后首次排卵的时间，能为产后合理选择避孕时机提供科学依据，有利于减少产后非意愿妊娠的发生，促进母婴健康。

分娩后排卵恢复时间的长短差异较大，并受多种因素的影响，如喂养方式、营养状况、体质量指数（BMI）和年龄等。

1. 喂养方式 在所有影响分娩后排卵恢复时间的因素中，喂养方式起着决定性作用。排卵的恢复与是否哺乳有关；通常，哺乳妇女较非哺乳妇女排卵恢复的时间要明显延长。因为妇女哺乳时，婴儿吸吮乳头，刺激了母亲乳头上的神经末梢，兴奋神经的冲动传入下丘脑，刺激垂体分泌催乳素，抑制促性腺激素的释放，从而抑制排卵。我国的临床数据显示，纯母乳喂养、混合喂养和人工喂养的女性分娩后排卵恢复时间的中位数分别为 59d、50d 和 36d。国外的一项系统评价报道，母乳喂养妇女的排卵恢复时间平均为 189d，非母乳喂养妇女为 25～27d。我国女性产后排卵恢复较国外更快，可能与哺乳频率、次数及喂养持续时间有关。

2. 营养状况 营养对分娩后排卵恢复也产生一定影响，营养较好者排卵恢复时间为 52d，而营养一般者恢复时间则为 114d。其原因可能在于，营养较差的女性母乳的分泌量较少，奶量不足可引起婴儿吸吮强度和频率增加，促使催乳素水平升高而延缓排卵恢复。但是，对一些奶量不足的女性来说，她

们往往提早给婴儿添加辅食，最终减少母乳喂养频率和持续时间，反而会使排卵恢复时间缩短。

3．女性分娩 BMI　研究发现，BMI<20kg/m²、BMI<22kg/m²、BMI<24kg/m² 及>24kg/m² 者排卵恢复时间分别为 52d、54.5d、55d 和 96d。可见，BMI>24kg/m² 者排卵恢复的时间明显延长，这可能与肥胖引起体内雄激素水平增高有关。

4．年龄　国外报道，以 32 岁为界，年轻（<32 岁）女性分娩后排卵恢复时间要早于年长（>32 岁）者。而我国学者将年龄分为 18～24 岁、25～29 岁和 30 岁以上三组进行研究，发现其排卵恢复时间的中位数分别为 59d、55d、47.5d，三组恢复排卵时间无明显差异。

二、产后再次妊娠对母、婴健康的损害

很多产妇缺乏科学的避孕观念，未在分娩后即时采取合理的避孕措施，导致在哺乳期发生意外妊娠。2002 年英国避孕发展网络（contraception development net，CDN）在上海的研究报道，尽管中国产后妇女意识到产后意外妊娠必须以人工流产的方式结束，产后 1 年的人工流产率仍高达 11%。

产后意外妊娠会给产妇的身心造成极大的伤害。产后短时间内怀孕，由于子宫壁肌组织尚未恢复正常，子宫很软，不易收缩，因而在做人工流产手术时容易发生机械性损伤、出血过多和子宫穿孔等并发症。

此外，我国剖宫产率为 46.5%，居世界首位。Bujold 等于 2002 年对剖宫产后再次分娩时子宫破裂风险的研究发现：2 次生育间隔在 12 个月内子宫破裂的发生率为 4.8%，24 个月内的发生率为 2.7%，超过 24 个月者发生率下降到 0.9%。我国剖宫产后意外妊娠的现象十分普遍。剖宫产后短期内妊娠，子宫切口还未完全愈合，子宫壁还处于较为薄软的状态，且子宫瘢痕处基层组织不健全，血管丰富，损伤后不易收缩止血；倘若再次受孕是在（或胎盘附着于）子宫瘢痕上，很容易导致孕期大出血，严重时甚至需要切除子宫，给孕妇生命造成极大威胁。

世界卫生组织（WHO）建议，女性分娩后应间隔 24 个月再计划下次妊娠。生育间隔过短和意外妊娠均对母亲和儿童构成健康风险。2 年以上的间隔可以避免 32% 的孕产妇死亡和 10% 的儿童死亡。

（刘伟信　程利南）

第二节　产后放置宫内节育器

世界人口理事会于 1970 年首先倡导女性产后采用宫内节育器（IUC）方法避孕。IUC 作用于局部，对于全身几乎没有干扰，不影响生育后的哺乳，且需要再次生育时只需将其取出即可，可以说是一种经济、安全、高效、可逆的避孕方法。产后 IUC 的放置时间可以分为 2 段：①产后即时（胎盘娩出后 10min 内）或者 48h 内放置。②产后 4 周以后至产后 1 年内。产后放置 IUC 的选择：带铜宫内节育器（Cu-IUD），

例如吉娜宫内节育器（GyneFix TMPP）、TCu380A、TCu200 和 MLCu250 等，或者释放左炔诺孕酮的带药宫内节育器（LNG-IUS）。

一、产后即时放置 IUC

产后即时放置 IUC，绝大多数文献是指产后胎盘娩出后 10min 内放置 LNG-IUS 或 Cu-IUD，也有个别文献将产后胎盘娩出后 48h 内均归入产后即时放置。随着孕激素产后避孕研究的增多，2015 年 WHO《避孕方法选用的医学标准（第 5 版）》将哺乳妇女产后 48h 内放置 LNG-IUS 的级别由 3 级上升为 2 级。

（一）产后即时放置 IUC 的优势

与产后间隔一段时间再放置 IUC 相比，产后即时放置 IUC 的优势如下。

1. 避孕有效率高　产后因为需要照料新生儿，开始避孕往往会有延迟，这可能会导致非意愿妊娠发生。产后即时放置 IUC，避孕先于排卵和性生活的恢复，可大大降低非意愿妊娠的发生。

2. 不良反应少　产后即时放置 IUC 有更轻的不适感和更少的不良反应。尤其是剖宫产后即时放置 IUC，避免常规放置时扩张宫颈带来的疼痛不适，直视下操作可以避免子宫下段切口损伤导致的子宫穿孔。其次，放置 IUC 后的阴道出血可以被恶露所掩盖，LNG-IUS 还可以减少恶露量。

3. 方便产妇并且不增加医疗负担　产后即时放置 IUC 只要投入极少的时间和花费。一个较早期研究显示，打算产后晚点再放置 IUC 者仅有 45%最终放置了 IUC，没有最终放置的原因是再次返院的不便利和经济因素。因此，对使用者和服务提供者来说，产后即时放置更为便利。尤其是一些欠发达国家和地区，由于经济条件、地理条件或者医疗保健系统的限制，没有很好的产后随访条件，产后即时放置 IUC 在提供一个非常便利和高效的产后避孕选择的同时，减少一次出院后额外的避孕访视，也不需要额外增加产后随访次数。

4. 不影响哺乳　产后即时放置 IUC，即便是 LNG-IUS 也不影响母乳喂养。一项随机对照试验发现，与延迟放置相比较，即时放置 LNG-IUS 与母乳喂养持续时间的减少有关，产后即时放置 LNG-IUS 者更早地停止了母乳喂养，但是真正的影响效果有多大却没有被测量。但也有研究显示，无论是产后即时放置还是延迟放置或常规放置，在产后 6 个月的时候，母乳喂养情况没有差异。2 项其他随机对照试验评估了早期和延迟开始使用单纯孕激素避孕方法，结果也未显示出二者在母乳喂养结局方面的不同。

（二）产后即时放置 IUC 的安全性和有效率

1. 避孕有效率和续用率　无论产后什么时间放置 IUC，非意愿妊娠率都是极低的。一些未发表数据建议，在高孕产妇死亡率和低避孕使用率的农村地区，产后即时放置 IUC 的有效性可以促进避孕措施的常规化使用。而且，与常规放置 IUC 相比，产后即时放置 IUC 在 6 个月、12 个月的续用率更高（$OR=2.04$，95% CI 1.01～4.09；参与者 243 例；纳入研究 4 例），妇女使用的满意度也更高。一些更早的研究中随访 2

年和 5 年的结果显示，产后即时放置 IUC 与常规放置 IUC 在避孕有效率和续用率方面的结果一致。

2. 不良反应和并发症 出血、疼痛及子宫穿孔是放置 IUC 的主要不良反应及严重并发症。多个研究表明，产后即时放置 IUC，疼痛、出血、感染和子宫穿孔的发生率都是极低的。一个针对产后 0～6h 内放置 IUC 的临床研究发现，仅有 9% 妇女表示放置 IUC 的过程加重了产后原有疼痛，而有 17% 的妇女认为与放置前相比疼痛反而减轻。产后恶露可以掩盖放置 IUC 后的出血，而 LNG-IUS 的放置可以减少产后出血。绝大多数的研究均显示，产后即时放置 IUC 均没有出现子宫穿孔。WHO《避孕方法选用的医学标准》中指出，在产后任何阶段放置 IUC，子宫穿孔和感染等并发症均不增加。

3. 脱落率 产后即时放置 IUC 的脱落率高于常规放置 IUC，但也是在可以接受的范围以内。系统综述显示，产后即时放置 IUC 6 个月的累计脱落风险 $OR=4.89$（95% CI 1.47～16.32，参与者 210 例；纳入研究 4 例）。但是，与产后 2～48h 内放置相比，无论是 Cu-IUD 还是 LNG-IUS，产后即时放置 IUC 脱落率反而更低。但也有研究显示，脱落率与放置时间相关性不大。大多数产后即时放置的脱落发生在产后 6 周内。为了降低产后放置 IUC 的脱落率，现有的吉娜宫内节育器（GyneFix TMPP）是专门用于产后胎盘娩出后放置的宫内节育器，是在吉妮 IUD 的顶端加放了一个高分子材料制成的固定锥，通过特制的放置器将其植入子宫底部的肌壁，以防止脱落。随着子宫复旧，固定锥降解为乳酸和水，随尿液排出。这不影响今后 IUD 的取出。Van 等通过对 820 例产后即时放置吉娜 IUC 的育龄妇女进行观察，放置后 3 年随访时，累计脱落率为 0.6/百妇女年，累计妊娠率为 0.6/百妇女年。

多数研究认为，剖宫产后即时放置 IUC 的脱落率较阴道分娩后即时放置更低。而剖宫产时机不影响 IUC 的脱落率，即在产程活跃期或是潜伏期进行剖宫产，其脱落率都是相似的。

年龄、个人既往 IUC 使用史、不同的 IUC 种类对脱落率影响不大。影响产后即时放置 IUC 脱落率的因素，不同的研究结果并不一致。经验显示，产后即时放置 IUC 的脱落率更主要依赖于放置技术，也就是 IUC 距离宫底部位置。但是，IUC 变动/修饰（有研究者将 IUC 缝扎在宫底部位）对降低脱落率并没有帮助，用手或用器械放置也不影响放置效果。也有部分研究显示，阴道分娩、产次及操作者的经验都是影响脱落率的因素。而最近的研究认为，产次是与 IUC 脱落率唯一相关的独立因素。

临床随访对及时发现 IUC 脱落是重要的。因此，要教育妇女了解脱落发生的征象和体征。

（三）产后即时放置 IUC 的使用现况

虽然存在这些已知的好处，但是产后即时放置 IUC 使用率仍然很低。据最近在 30～43 个国家的人口学统计和健康调查发现，产后 9～11 个月的妇女中，仅有不足 50% 的妇女使用了避孕方法。部分国家使用人群比例不足 20%。带铜宫内节育器作为一种分娩后可以立即使用的安全、有效的避孕方法，在调查的 43 个国家中仅有 3 个国家在实施。

当前，产后即时放置 IUC 主要有 2 种方法：一种是徒手放置，用手将 IUC 放至宫底部；另一种方法是用卵圆钳将 IUC 放至宫底部。徒手放置除了可能增加感染机会外，还会引起妇女的不适，也可能增加操作者 HIV 的暴露。在全球培训中发现，一些可用于产后 IUC 放置的卵圆钳在有些国家不易获得，而且其使用也要求经过专门的培训，这些训练对操作者掌握放置技术来说耗时、耗费，且不是特别直观。而特殊的专用器械可以提升产后即时放置 IUC 的使用者和服务提供者的可接受性，而且便利、易于被迅速掌握。因此，除了吉娜 IUC 外，国际人口服务组织（Population Services International，PSI）发明了专门用于产后即时放置 IUC 的专用放置器，如图 8-1 所示。

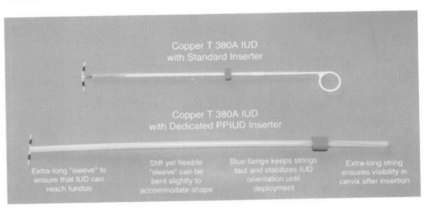

图 8-1　产后宫内节育器专用放置器（PPIUD）

这个特殊的装置有较标准放置器更长的放置套管，柔软的硅橡胶材质可以适应产后子宫形状，确保 IUC 能更容易被放置至宫底部，从而减少脱落风险。因 IUC 已被预先装入套管，减少了徒手操作机会，从而减少污染和防止感染发生及减少放置时的不适感，而且放置技术容易被掌握。

（四）促进产后即时放置 IUC 的对策

产后即时放置 IUC，其产后即时提供高效避孕措施的益处可能超过放置所带来的增加脱落发生风险的弊处。因此，应积极创造条件推广产后即时放置 IUC。首先，政府应提供政策上的支持来引导产后即时放置 IUC 的施行，例如在医疗保健政策方面，可以采取措施鼓励和促进妇女在分娩后即时采用 IUC 进行有效避孕。其次，产前高质量的咨询和专科医师、助产士的培训是推广产后即时放置 IUC 的关键。由于缺乏实践和相应培训，目前的常规产前保健中并没有包含产后避孕的内容，这使妇女在来医院分娩前并不能获得产后即时放置 IUC 的相关信息，而孕晚期频繁的保健服务为妇女提供了讨论产后有效避孕的机会。此外，需要提高放置技术，确保尽可能将 IUC 放置至宫底部。研究显示，由经过专门训练的操作者来放置 IUC，脱落率将更低。

（丁悦虹）

二、产后 1 年内放置 IUC

（一）产褥期放置 IUC

产褥期是从胎盘娩出至产妇全身各器官除乳腺外恢复至正常未孕状态所需的一段时间，通常为 6~

8 周。WHO 和英国产后避孕指南都推荐无论是否哺乳，产后 4 周（包括剖宫产）即可放置 IUC。国内指南（2017）建议产后 6 周后放置 IUC，与国际指南相差 2 周。产褥期虽然子宫已经恢复，但是此时的子宫比较柔软（尤其是哺乳的妇女），放置 IUC 操作时技术要求较高，必须十分小心。

有研究观察了产后 6～8 周放置 LNG-IUS 或 TCu380 对产后 1 年内哺乳的影响，发现对于哺乳期女性，LNG-IUS 使用者的哺乳持续率、完全断奶率及全母乳率或部分母乳比例与 Cu-IUC 大致相同；婴儿体重、身长、头围等差异均无统计学意义。LNG-IUS 对婴儿生长发育是否有远期影响尚未见报道。

（二）哺乳期放置 IUC

哺乳期是指产后产妇用自己的乳汁喂养婴儿的时期，就是开始哺乳到停止哺乳的这段时间，一般长约 10 个月至 1 年。常规情况下处于哺乳期患者放置 IUC 的最佳时机为月经干净后的 3～7 天，此时女性的子宫内膜处于较为薄弱的状态，进行上环手术不会引发出血且可降低发生感染的概率。哺乳期妇女的子宫较软，且宫腔较小，因此在哺乳期放置 IUC 要格外小心子宫损伤，为了提高安全性，可考虑超声监测下放置。

有研究对 431 例哺乳期女性进行观察，分别放置吉妮致美和活性 γ-Ⅱ型（安舒）宫内节育器。放置 12 个月时，两组的带器妊娠率分别为 0.5/百妇女年和 4.2/百妇女年，脱落率分别为 1.5/百妇女年和 2.7/百妇女年，因症取出率分别为 1.0/百妇女年和 1.8/百妇女年，续用率分别为 97.1/百妇女年和 91.5/百妇女年，因此认为哺乳期放置这两种 IUC 均安全、有效。一项国外研究显示，产后 6 个月放置 IUC 仍能取得满意效果，放置 IUC 12 周后随访时绝大部分女性表示满意，并愿意推荐给周围朋友，只有 4% 女性考虑更换避孕方式。

（三）产后放置 IUC 的注意事项

产后 1 年内哺乳妇女因子宫偏小、宫壁相对薄软，在行常规 IUC 放置时手术难度较大，易发生子宫穿孔，严重者可伤及血管和脏器，出现休克等严重后果，故产后 IUC 放置术要求施术人员经验丰富，以避免手术并发症的发生，施术人员的技术背景对 IUC 避孕效果存在一定影响。哺乳期放置 IUC 有以下技巧和注意事项。

1. 手术前认真做好体检、妇科检查，一定要用双合诊查清子宫的位置、大小。

2. 不要轻易依赖 B 超结论，有时 B 超的结论和实际位置相反。

3. 手术过程中，探针进入宫腔时要注意子宫的左偏和右偏、过度前后屈等情况。

4. 切记常规扩宫颈至 5～6 号，扩宫是避免 IUC 通过宫颈时变形，保证 IUC 在宫腔的形状和位置。

5. 手术后认真交代术后注意事项，以减少不良反应发生的主观因素。另外，有研究对超声引导可视节育器放置术和常规节育器放置术进行了对照，研究结果显示，超声引导可视技术可以显著降低哺乳期妇女的穿孔率、带器妊娠率及带器 1～3 个月时的不良反应发生率。通过阴道超声全程引导操作，可基本避免子宫穿孔的发生，即使发生穿孔，可视下也能看清穿孔的程度及腹腔内出血情况，有利于手术医师及时、准确地作出补救，为选择治疗方案提供可靠依据。

三、产后放置 IUC 的并发症及其治疗

虽然 IUC 放置术只是一个小手术，然而其仍然属于侵入性手术操作，在女性体内放置异物可能会导致部分女性发生异常反应，例如阴道出血、下腹疼痛、节育器脱落、子宫穿孔、感染等并发症。

1．阴道出血　阴道出血是产后放置 IUC 术中及术后较常见的现象。这主要是由于哺乳期妇女的子宫内膜受到 IUC 的挤压而导致非特异性炎症反应，最终引起子宫出血。一般对 IUC 术中、术后出血可以应用西药治疗，但对于哺乳期女性则需要避免使用大剂量的西药，以免在进行哺乳时通过乳汁使药物被婴儿吸收，从而影响婴儿健康成长。有文献报道，联合中药治疗能够降低西药剂量，哺乳期放置 IUC 者在术前注射缩宫素和术后服用中药止血，可以降低术后出血量，降低不良反应的发生率。但是，如果出血时间过长或者出血量过多，则应积极进行止血并预防感染，必要时取出节育器。

2．疼痛　通常情况下，是子宫对异物产生排斥反应所引发的子宫收缩疼痛、节育器型号过大导致子宫内膜受压过度引发疼痛、宫腔内出现感染而引发疼痛等。治疗时首先给予小剂量抗前列腺素药，若药物治疗无效，可取出 IUC，视具体情况更换 IUC 种类。

3．IUC 异位、脱落　常无临床症状与体征，少数妇女仅有阴道点滴出血及下腹痛。应定期随访，对发现 IUC 下移或部分脱落者应及时取出并重新放置。对部分或完全嵌顿及 IUC 异位者合理选择取出方式，如用取环钩或特殊取环器取出、宫腔镜下取出、阴道后穹隆切开取出、腹腔镜下或开腹取出等。

4．子宫穿孔　是放置 IUC 最严重的并发症，当发现器械进入宫腔超过子宫大小而无底感、患者有不同程度腹痛、可疑内出血时，应考虑到穿孔可能性。首先立即停止操作，应立即根据病情采取相应的治疗措施，严重时应剖腹探查。

5．感染　通常由医师未按照无菌操作要求操作或者是患者个人有潜在感染因素引起。阴道会出现脓性或血性分泌物，并伴有下腹部坠痛感，严重时会出现发热的现象。首先使用抗生素抗感染，严重感染者在控制感染的同时取出 IUC 继续抗感染和对症治疗。发生盆腔脓肿者，先药物治疗，如治疗无效应手术切开引流。

6．带器妊娠　一经诊断应劝其终止妊娠，同时取出 IUC。

7．宫颈损伤　多与术中扩张宫颈时发现宫颈口较紧、宫颈肥大等慢性炎症、宫颈曾做过治疗造成宫颈粘连有关，或宫颈本身发育不良，在扩张宫颈阻力较大时，突然出现新鲜的阴道出血，出血严重时可造成失血性休克。出现此种情况应立即停止操作，进行止血、修补创伤等对症治疗。

综上所述，产后放置 IUC 是一种安全、高效、可逆的避孕方法。可以选择的放置时间为产后即时（胎盘娩出 10min 以内）、产后 48h 内或者分娩 4 周以后。月经恢复后放置时间为月经干净后 3～7 天，月经尚未恢复的妇女需排除妊娠后放置。IUC 对哺乳与血栓的风险无明显影响。术中应严格规范操作，必要时 B 超监测下放置 IUC，并要注意预防并发症，一旦出现及时诊治。

（江　静）

第三节　产后甾体激素类避孕方法

一、皮下埋植避孕剂

目前国内、国外产后避孕方式仍以产后闭经避孕、宫内节育器、避孕套等为主。由于对孕激素药物的不了解，产后使用激素类的避孕方式仍未被大家所接受，因此皮下埋植剂避孕作为激素类避孕的一种方式则更少被大家接受。包括医务人员对激素类避孕也缺乏了解，中南大学的程亮等对产科医务人员和产妇有关产后避孕知识、宣教态度和行为现状的一项调查显示：超过 70%的产科医务人员认为哺乳期不能使用激素类的避孕方式。宣教的避孕方式大多局限在安全套（81.6%）、宫内节育器（64.9%）和交代产后禁房事的时间（56.3%），而 97.4%的产妇缺乏产后避孕方法的认知，超过 70%的产妇认为哺乳期不能使用激素类避孕方式。李鹏等对湖南石门县的一项统计显示：产后 6 个月采用 LARC 避孕的比例为 1.8%，产后 1 年内为 15%，更无一例使用皮下埋植避孕剂。

1. 常用的皮下埋植避孕剂　常用的皮下埋植剂为单纯孕激素制剂。

（1）左炔诺孕酮硅胶棒（国产商品名为 Levoplant®，国外商品名为 Jadelle®）是一种高效、高质的 2 根型皮下埋植避孕产品，由 2 根含药（LNG）硅胶棒组成，每根硅胶棒的含药量为 75mg，共计 150mg，有效避孕期为 4～5 年。国产的 Levoplant® 于近期已通过世界卫生组织预认证。

（2）依托孕烯皮下埋植剂（商品名为 Implanon®）是 1 根型皮下埋植避孕剂，含依托孕烯 68mg，每日释放 30～40μg，有效避孕期为 3 年。

2. 皮下埋植避孕剂产后使用的 WHO 分级及安全性　作为单纯孕激素避孕方式（PCOs）之一，产后使用对产妇哺乳及婴儿生长发育有无影响是大家最关心的。WHO 专家组对妇女哺乳期应用 PCOs 相关的文献做出系统分析，结论是皮下埋植避孕剂对成功哺乳及持续哺乳的时间都没有影响，对婴儿的生长发育及最初几年的健康也无不利影响，乳汁中的孕激素含量对婴儿健康无不利影响；产后 6 周内和 6 周后开始应用皮下埋植避孕剂在哺乳和婴儿生长发育方面亦无差异。2015 年 WHO《避孕方法选用的医学标准（第 5 版）》对哺乳妇女在产后 6 周内使用皮下埋植剂避孕的适用级别定为 2 级，6 周后适用级别定为 1 级；不哺乳的妇女产后 3 周以内和以后的适用级别均为 1 级。Ireland 等通过对产后立即放置、产后延迟放置、间隔一段时间后放置三组的对比研究发现，各组间因不良反应取出率无差别，因此认为产后立即放置是安全的，并增加选择长效、可逆避孕方法的机会，降低非意愿妊娠率，对于产后有意采用皮下埋植避孕的女性建议产后立即放置。

3. 皮下埋植避孕的禁忌证　皮下埋植避孕剂作为单纯孕激素避孕方法，其唯一的绝对禁忌证是现患乳腺癌（WHO 4 级）；其他相对禁忌证（WHO 3 级）包括急性深静脉血栓形成和肺栓塞。在产后放置时应通过问诊除外有局灶性神经症状的偏头痛、脑血管意外史、缺血性心脏病史等。如有指征，必要时进行系统性红斑狼疮抗磷脂抗体检测，如为阳性则不宜放置皮下埋植剂。患重度肝硬化、肝细胞腺瘤、肝细胞癌及艾滋病使用抗病毒反转录酶的妇女，不宜将皮下埋植避孕剂作为首选的避孕方法。

（王仙萍）

二、长效醋酸甲羟孕酮避孕针

长效醋酸甲羟孕酮避孕针（Depot-medroxyprogesterone acetate，DMPA）作为单纯孕激素避孕针剂，在世界范围内已经使用了 50 多年。DMPA 是目前最有效的长效避孕方法之一。我国自 20 世纪 80 年代引进，1994 年再次注册。目前在国外使用较多，其主要优点：①近 100% 的避孕有效率。②注射一次可避孕 3 个月。③使用简便，与性生活无关。④不影响乳汁分泌。⑤对珠蛋白生成障碍性贫血、子宫内膜异位症及缺铁性贫血有治疗作用。⑥可以减少盆腔感染与念珠菌病的发生。近年来，国内外关于 DMPA 用于产后避孕的研究报道很少。

1. DMPA 的使用方法和避孕效果　DMPA 作为长效避孕针时，一次 150mg 深部肌内注射，每 12 周注射 1 次，2 次注射的间隔时间最长不得超过 14 周。2015 年 WHO《避孕方法选用的医学标准（第 5 版）》对产后哺乳妇女 6 周内注射 DMPA 的适用级别为 3，6 周后适用级别为 1；不哺乳的妇女产后 3 周以内和以后注射 DMPA 的适用级别均为 1。

DMPA 的作用机制：主要作用于垂体-卵巢轴，抑制卵巢排卵，降低 FSH 和 LH 水平，此外可使子宫内膜变薄不利于受精卵着床，还可以使宫颈黏液变稠不利于精子穿透，从而达到避孕的效果。国外尤其是非洲等欠发达地区产后 DMPA 应用比较广泛，认为其简便易行、安全、有效。国内邵庆翔等通过对 1985 例妇女进行的引入性研究证明，使用 DMPA 的有效避孕率达 99.8%。另外，乔玉慧等对 150 例哺乳期妇女使用 DMPA 的研究结果显示：在规律用药期间无 1 例意外妊娠，避孕效果达到了 100%。

2. DMPA 与产后哺乳　DMPA 为单纯孕激素制剂，不影响乳汁的分泌，为哺乳期避孕创造了有利的条件。但在我国由于对 DMPA 的认识不足，许多人认为孕激素会影响乳汁和婴儿，因此 DMPA 在国内产后使用很少。有试验表明 DMPA 在血浆和乳汁中的蛋白结合系数较低，哺乳期暴露在婴儿血清中的 DMPA 浓度处于低浓度或者痕迹水平；婴儿每日可摄入消化 DMPA 的量为每千克体重 0.08～0.25μg，而食用市售牛乳的婴儿每日每千克摄入孕激素的量为 1.5～1.6μg。KAPP 等研究表明，产后短时间内应用单纯孕激素类避孕药不影响乳汁量及哺乳。还有研究表明，DMPA 对乳汁分泌、乳汁成分及婴儿发育无负面影响，是哺乳期妇女避孕采取的首选方法之一。另外，国内赵晓菲等曾对哺乳期使用 DMPA 妇女的下一代进行了跟踪研究，结果表明 DMPA 对儿童的体格发育、智力和行为无不利影响。

3. DMPA 的不良反应　DMPA 的主要不良反应有阴道不规则的出血和点滴出血、闭经、经期延长、头晕、头痛、乳房不适等。但是有研究显示，哺乳期与非哺乳期有明显的差异，哺乳期不良反应的比例低于非哺乳期。除此之外，DMPA 因不含雌激素而对骨密度有一定的影响。但是盖凌等研究发现 DMPA 对骨密度的影响不是绝对的，还有待于我们更进一步的研究。

（张丽颖）

三、阴道避孕药环

阴道给药是妇产科一种特殊的给药途径。含黄体酮的硅橡胶阴道避孕药环（以下简称阴道环），是一种新型的避孕药缓释系统。阴道环置入阴道后，药物能透过硅橡胶环的管壁，在相当长的时间内（3～12 个月）以较恒定的速率、较小的剂量持续释放药物，并经阴道黏膜吸收，从而达到长期避孕效果。此外，这种给药途径为局部用药，血药浓度低，避孕药从阴道吸收后直接进入体循环，可避免肝首关效应，不损害肝功能，全身不良反应轻。而且，该产品使用方便，只需将其置入阴道深处即可，无须通过宫腔操作，可减少手术恐惧及手术可能引起的感染等不利因素。

黄体酮硅橡胶阴道环是 20 世纪末联合国人口理事会研制的一种产后避孕方法。上海市计划生育科学研究所仿制的黄体酮阴道环（PVR）已获得国家食品药品监督管理局药物临床研究批件（批件号：2008L03729），并于 2008 年开展 I 期临床研究。研究对 12 名健康的绝经期志愿者进行国产和国外上市的孕酮阴道环经后穹窿放置，通过血清中天然孕酮浓度的测定，评价孕酮阴道环在体内的药代动力学特征及缓释过程。结果显示：①两种阴道环由血药浓度实测产生的药代动力学参数 AUC、Cmax、Tmax 经 t 检验统计处理无显著性差异（$P > 0.05$）。②两种阴道环体内药物释放 3～9 周呈稳态，均在 10～12 周呈下降趋势。③主要的不良事件是阴道分泌物增多及乳房胀痛。I 期临床试验结论：两种阴道环在人体内的药物处置过程无差异。目前，评价黄体酮阴道环（PVR）对哺乳期妇女避孕的有效性和安全性的 II 期临床试验即将完成，对近 300 例产后哺乳研究对象每 3 个月使用 1 个 PVR，连续使用 1 年，仅有 1 例意外妊娠。此外，观察发现，黄体酮阴道环除了避孕效果良好以外，对产后盆底功能的恢复、性生活质量的改善等也有一定的效果。

（程利南）

第四节　落实"产后计划生育战略"的措施

对我国来说，虽然已婚育龄妇女的避孕率为世界第一，但是实施国际的"产后计划生育战略"还存在很大的问题，需要认真对待。具体建议包括以下几个方面。

（一）以产后避孕为突破口，促进妇幼保健和计划生育服务系统功能的融合

2013 年，国务院机构改革组建了国家卫生和计划生育委员会。优化整合妇幼保健和计划生育技术服务资源，既是满足妇女儿童健康需求日益增长的需要，也是持续稳定低生育水平的需要。在三定方案中强调"推进医疗卫生和计划生育服务在政策法规、资源配置、服务体系、信息化建设、宣传教育、健康促进方面的融合，加强基层卫生和计生服务体系建设。"国家卫生和计划生育委员会明确要求各级政府高度重视妇幼健康工作，将其纳入当地经济和社会发展规划；将避孕节育服务有效率纳入妇幼健康核心指标，作为政府目标责任考核内容。新形势、新政策给产后避孕的落实带来了前所未有的契机。

多年来，国家高度重视妇女儿童健康，将降低孕产妇、婴儿和 5 岁以下儿童死亡率作为衡量社会发展的核心指标，逐步完善妇幼健康法律法规，不断健全妇幼健康服务体系，取得了举世瞩目的成就。30 年来计划生育是基本国策，强调各级党政一把手必须总负责，控制人口数量，提高人口素质，稳定低生育水平。国际上提出的"产后计划生育战略"为两个体系的功能融合指明了方向，揭示了切入点——产后避孕，这个介于两个服务体系、两项服务内容的交点。实施这个战略不仅是满足妇女、儿童健康的需要，也是实现两个系统融合的需要。

（二）充分利用妇幼保健和计划生育服务的特点和优势推动产后避孕

我国目前的妇幼保健和计划生育服务体系具备了实施国际"产后计划生育战略"的基本条件。我国的妇幼健康服务体系是以妇幼健康专业机构为核心，以城乡基层医疗卫生机构为基础，以大中型综合医疗机构和相关科研教学机构为技术支撑，为妇女儿童提供主动的、连续的全生命周期的医疗保健服务。我国于 2009 年开始向全体居民实施免费的基本公共卫生服务，以儿童、孕产妇、老年人和慢性疾病者为重点。政府逐年加大投入，基本公共卫生服务从 2009 年每人不低于 15 元增加到 2013 年每人 30 元。2013 年孕产妇产前检查率 95.6%，产后访视率 93.5%，孕产妇系统管理率达 89.5%，3 岁以下儿童系统管理率达 90.7%，住院分娩率为 99.5%（市 99.9%，县 99.2%）。儿童一类疫苗覆盖率达到 90% 以上。

为了建立健全促进人口和计划生育事业协调发展的投入保障机制，到 2010 年底各级财政投入人口和计划生育事业费达到人均 30 元的目标。全面落实免费基本计划生育技术服务，指导育龄夫妇采取有效避孕措施，减少非意愿妊娠。经过 30 年的努力，我国计划生育工作从中央到乡镇建立了 35 300 个计划生育技术服务机构，计划生育工作者进村入户，将计划生育的理念、措施宣传到社区，深入每一个家庭，落实国家的人口政策。

这两个服务体系的不断完善体现了政府对每个妇女和儿童的关怀。简单地计算，每个妇女从妊娠开始到孩子出生后第 1 年，除住院分娩外，至少要免费接受 5 次产前访视、2 次产后访视、1 次产后 42 天查体，以及至少 5 次新生儿和婴儿体检和预防注射。但是，有多少妇幼保健人员和计划生育服务人员利用这么多次的服务和与母亲接触的机会，将产后避孕的知识和重要性适时地宣传给母亲及其家庭，并对其提供相应的服务？能否从产后避孕入手，对这两个独立工作多年的服务系统的体制、队伍建设、功能的融合进行顶层设计和规划研究？这是当务之急。

（三）两个系统融合的重点在基层，实现的关键在对两支队伍的培训

为促进基本公共卫生服务逐步均等化，深化医药卫生体制改革，2009 年国家开展了基本公共卫生服务项目。基本公共卫生服务项目包括 11 项内容，其中最重要的 4 项是孕产妇健康管理、0～6 岁儿童健康管理、预防接种和健康教育。项目规定，基本公共卫生服务主要由乡镇卫生院、村卫生室、社区卫生服务中心（站）负责具体实施。除分娩外，正常产妇、新生儿、婴儿和儿童的基本卫生服务都是在乡镇和社区完成。2013 年卫生计划生育整合以后，计划生育服务人员除完成自己的本职工作以外，利用他们能进村、入户，掌握当地人口情况，特别是流动人口情况的优势，帮助卫生服务机构找到应该服务的公共卫生服务对象，有效地提高流动人口孕妇的系统管理和流动儿童的预防接种率。实践证明，两个系统的功能融合重点就是在基层的公共卫生服务过程中。产后避孕的宣教、咨询工作的开展就是要放到每一次卫生人员接触到母亲，无论是在产前检查、产后访视，还是婴儿的预防注射时。

对基层妇幼保健和计划生育人员的培训是开展产后避孕的关键。产后避孕在我国的老百姓和卫生人员中都存在不少误区，因此需要广泛的健康教育，特别培训社区的卫生和计划生育人员有关产后避孕的理念、知识和技术。如我国有 7000 多家爱婴医院，目的就是保护、促进和支持母乳喂养，提高纯母乳喂养率。但是，在孕妇学校，在医院里护士指导产后新生儿护理、母乳喂养或是在出院指导、产后访视母乳喂养情况时有多少产科医师、护士、妇幼保健人员能告诉母亲，6 个月纯母乳喂养可以起到产后避孕的效果呢？有多少产妇被告知哪种避孕方法不影响乳汁分泌，不影响婴儿的生长发育？又有多少计划生育工作者到产妇家访视时，关心母亲母乳喂养的情况呢？如果大家对这些问题认识清晰，一起做工作，不但可以提高 6 个月纯母乳喂养率，而且有效长效避孕措施也可以容易地被接受。目前国家卫生和计划生育委员会妇幼司在做爱婴医院的复评估，出生后 6 个月的婴儿纯母乳喂养是一个指标。世界卫生组织一直提倡 6 个月的纯母乳喂养，只有纯母乳喂养才可以提高避孕率，这在我国的宣传做得不够，这也是两个系统不能很好合作造成的。当然，培训后如何组织服务是需要进行规范的。

（四）开展示范研究，推动"产后计划生育战略"的实施

国际上已把产后避孕归为产后保健标准的组成部分，但在我国产后避孕还没有得到足够的重视。因此建议开展"加强产后避孕，促进妇幼保健和计划生育服务功能融合示范项目"，目的如下。

1. 逐步完善产后计划生育服务体系建设，促进妇幼保健和计划生育服务在基层的功能融合。

2. 积极应对单独两孩政策实施对妇幼健康服务的新挑战，加强妇幼健康人才队伍建设，不断提高技术服务能力。

3. 倡导以人为本、知情选择，将产后避孕落实率指标（如长效可逆避孕方法）作为妇幼健康服务质量的核心指标，加强对产后计划生育服务的指导、培训与评价。

4. 逐步将产后计划生育服务纳入相关妇幼保健和计划生育的法律法规及规划，如正在制定中的国家"十三五"规划和中国实现联合国千年发展目标后的妇女、儿童发展纲要等。

5. 积极开展各种类型有关妇幼保健和产后计划生育知识和技能的培训，转变理念，提高各类人员的服务能力。

6. 积极促进卫生和计划生育两个部门信息系统的对接和整合，努力实现各方面信息的共享和应用，为我们推进基本公共服务均等化、落实人口政策和提高妇幼保健服务水平提供数据支撑。

（庞汝彦）

附：产后避孕方法一览表（表8-1）

说明：

（1）WHO《避孕方法选用的医学标准》所提供的适用级别为 4 级，1 级为使用此种避孕方法没有任何限制。2 级为使用此种避孕方法的益处常超过理论上或被证实的风险。3 级为使用此种避孕方法理论上或已证实的风险大于避孕方法的益处。4 级为使用此种避孕方法存在不可接受的健康风险。

（2）表内每个时期中上一行的阿拉伯数字为国际指南提供的适用级别，下一行为国内指南的建议，分为可以使用（简称"可使用"）和不建议使用（简称"不使用"），国内指南如果尚无相关建议，则简称为"无建议"。

表8-1　产后避孕方法一览表

情况	宫内节育器		纯孕激素避孕方法		复方激素类避孕方法	性交中断法	女性绝育术
	Cu-IUD	LNG-IUD	D/NE	LNG/ETG			
产后哺乳							
产后即时至48h	1	2	3	2	4	1	A
	可使用	无建议	不使用			可使用	可使用
产后48h至28天	3	3	3	2	4	1	A
	不使用	无建议	不使用			可使用	可使用
产后28天至42天	1	1	3	2	4	1	D
	可使用	无建议	不使用			可使用	可使用
产后42天至6个月	1	1	1	1	3	1	A
	可使用	无建议	可使用		不使用	可使用	可使用
产后6个月后	1	1	1	1	2	1	A
	可使用	无建议	可使用			可使用	可使用
产后不哺乳							
产后即时至48h	1	1	1	1	3^+	1	A
	可使用	无建议			不使用	可使用	可使用
产后48h至28天	3	3	1	1	3^+	1	A
	无建议	无建议	可使用		不使用	可使用	可使用
产后28~42天	1	1	1	1	2^+	1	D
	无建议	无建议	可使用			可使用	可使用
产后42天至6个月	1	1	1	1	1	1	A
	可使用	可使用	可使用			可使用	可使用
产后6个月后	1	1	1	1	1	1	A
	可使用	可使用	可使用			可使用	可使用

注："+"者，如果育龄妇女存在静脉血栓栓塞的危险因素（如静脉血栓栓塞病史、血栓形成倾向、运动少、分娩时输血、BMI>30kg/m²、产后出血、剖腹产后即时、先兆子痫或吸烟等），适用情况分级则增加 1 个级别，即由"2^+"变为"3"；A. 接受，对具有此种情况的个人，无医学理由拒绝绝育术；D. 延迟，手术应延缓至病情得到评估和（或）改善，应提供暂时的避孕方法

（吴尚纯　程利南）

参考文献

［1］ Jackson E, Glasier A. Return of ovulation and menses in postpartum nonlactating women. A systematic review. Obstet Gynecol, 2011, 117（3）：657-662.

［2］ 董光华，华晓梅，岳慧，等. 产后排卵恢复时间及其影响因素的研究. 生殖与避孕，2000，20（1）：30-36.

［3］ Lopez LM, Bernholc A, Hubacher D, et al. Immediate postpartum insertion of intrauterine device for contraception. Cochrane Database of Systematic Review，2015, 6: CD003036. DOI: 10. 1002/ 14651858. CD003036.pub3.

［4］ 钱翠凤，姚晓英. 左炔诺孕酮宫内节育系统用于产后避孕的研究进展. 中国计划生育学杂志，2016，24（11）：786-789.

［5］ 吴尚纯，楚光华. 产后避孕的国内外指南. 中国计划生育和妇产科，2012，4（6）：11-15.

［6］ 吴喜梅，杨燕，胥玉梅，等. 依托孕烯皮下埋植剂的临床应用. 生殖医学杂志，2016，11（25）：1044-1047.

［7］ Phillips SJ, Tepper NK, Kapp N, et al. Progestogen-only contraceptive use among breastfeeding women: a systematic review. Contraception, 2016, 94（3）：226-252.

［8］ Gariepy AM, Duffy JY, XU X, et al. Cost-effectiveness of immediate compared with delayed postpartum etonogestrel implant insertion. Obstet Gynecol, 2015, 126（1）：47-55.

［9］ 乔玉慧，方华玲，蒋丽芳，等. 150 例哺乳期妇女使用醋酸甲孕酮长效避孕针的可接受性与评价. 临床医学，2005，25（8）：39-40.

［10］ 庞汝彦. 实施 "产后计划生育战略" 是对我国妇幼保健服务的新挑战. 中华妇产科杂志，2015，50（7）：489-492.

第九章　男性避孕节育研究进展

第一节　概　　述

男性节育的终极目标是可逆性干扰精子发生或使精子失去受精能力而不影响性欲和性功能，并且避孕起效迅速、使用简便、长效、经济，能被不同社会和文化背景的人群所接受。

男性生殖活动是一个涉及精子发生、成熟、排放、在女性生殖道内运行、获能直至受精的序列生理过程，任何一个环节受到影响都可能损伤男性生育力。迄今为止，几乎在上述所有的环节上都进行过抗生育的探索性研究。

女性避孕药物具有避孕效率高、不良反应小、可接受性好、廉价与易获得性等特点，有着较高的现用率。由于男性生殖生理的特性，男性节育与避孕研究发展相对缓慢。近年来，男性节育与避孕研究的重点集中在外科节育术的改良与创新、避孕药物的研发与具有避孕兼顾预防性传播感染双重保护作用方法等研究方面。

迄今为止，世界上尚无一种临床实际应用的男性避孕药。除了男性节育手术的改良与创新正在进行临床试验，其他男性避孕方法研究进展缓慢，多停留在动物实验阶段。

第二节　输精管绝育术

输精管绝育术是最为安全、可靠、永久与高效的男性节育方法。我国学者李顺强教授在 1981 年首次提出输精管绝育术的概念，其涵括了传统的输精管结扎术、输精管化学绝育术及其他输精管阻断技术。

输精管结扎术是目前临床上采用最为广泛的输精管绝育方法。经典的输精管结扎术是在阴囊两侧分别做一长 1.5～2cm 切口，解剖游离长约 3cm 的输精管，切除 2cm，结扎残端，缝合皮肤切口，5 天后拆线。40 多年来，为了提高手术成功率，降低并发症和简化手术过程，国内外，尤其是我国做了许多创造性的改进，并根据手术器械、入路部位及方式、输精管提取及残端处理技术等的不同形成多种手术方式，我国常用的有直视钳穿法输精管结扎术、钳穿法输精管结扎术、针头固定小切口输精管结扎术、穿线法输精管结扎术、针挑法输精管结扎术等，其中直视钳穿法输精管结扎术（no-scalpel vasectomy，

NSV）被公认为最安全的手术路径，受到世界卫生组织（WHO）的推崇，并逐渐成为世界标准。其次为输精管化学阻塞绝育术，如经皮输精管注射粘堵法、输精管栓堵术等。近年来，非阻塞性输精管内注射药物或置入节育装置研究进展较快。由于输精管阻塞术不切断输精管，在心理上的可接受性优于传统的输精管结扎术。各种输精管阻断方法的手术适应证、禁忌证、术前准备、手术程序及术后处置原则基本相同。

输精管堵塞术是利用各种物理、化学或生物因素闭塞输精管，其作用机制涉及诱发无菌性炎症导致继发性输精管管腔纤维化闭锁、单纯机械性堵塞或化学炎症加机械堵塞协同作用。

输精管内节育装置（intra-vas device，IVD）分为堵塞式和非堵塞式，前者又分为瓣膜式、过滤式及半固化式（水凝胶）；后者可改变精子流向，使精子排入尿中或被其他机制破坏而不育。单纯机械性堵塞式 IVD 的精子消失率都不够理想，可能与输精管阻断后静水压增高，导致附睾端输精管管腔扩张，堵塞物松动，精子从其周围绕过有关。过滤式 IVD 的设计思路是阻挡精子通过，而让附睾液排出，以降低输精管阻断后压力增高对附睾的损伤。陈振文等研制的非阻塞性输精管过滤装置已完成 II 期临床试验，其安全性及有效性得到证实。也有采用含铜及生物高分子可降解材料 IVD 的动物实验报告。半固化式水凝胶装置以印度研发的 RISUG®（Reversible Inhibition of Sperm Under Guidance）最为著名。RISUG®由苯乙烯马来酸酐（styrene maleic anhydride，SMA）和溶剂载体二甲亚砜（DMSO）构成，注入后可充填输精管腔，屏障精子通过、同时降低局部 pH 破坏精子，干扰精子头细胞膜，导致顶体膜破裂，使精子丧失受精能力。已进入 III 期临床试验。动物实验证实用 DMSO 或 $NaHCO_3$ 冲洗管腔排出置入材料后可恢复生育力。2016 年，美国研发的水凝胶避孕剂 Vasalgel™，用苯乙烯马来酸（SMA acid）替代 SMA，克服了 SMA 易被水解的缺点，具有长期稳定性，对输精管结构影响轻微，支持装置清除后精子流重建的可能性。

由于节育效果与期待值尚有差距，远期效果不肯定，不良反应、实用性及可复性等问题，大多数 IVD 仅处于动物实验或小样本临床试验阶段，无一在临床广泛应用。RISUG®被认为优于经典输精管切除术和其他 IVD。不过，对有关 SMA 共聚体的作用方式及可复性等尚存有质疑，同时缺乏长期置入对人体健康，以及复通术后对子代影响的研究数据。输精管结扎术尽管存在若干不足，仍然是公认的最简便和最有效的输精管节育技术。

（刘小章　谷翊群）

第三节　药物避孕

一、作用于精子发生的激素类制剂

近年来，男性药物避孕的临床研究多集中在利用外源性雄激素或与孕激素合用通过干扰下丘脑-垂体-睾丸轴系调节阻碍睾丸精子发生从而达到避孕目的。由于激素避孕药的起效时间及恢复时间均需要3个月以上，且使用者经常需要接受超生理剂量的雄激素制剂，对心血管、血脂代谢等可能引起潜在的不良影响，目前尚不能对类固醇雄激素制剂用于男性避孕的长期安全性做出评估。

迄今为止，世界上尚无一种临床实际应用的男性避孕药。以干扰附睾精子成熟阶段为靶点的非类固醇小分子药物则具有一定优越性，其具有不影响精子发生过程、不存在遗传风险、不会造成不可逆的精子发生抑制、起效时间及恢复时间均较快等特点，将是一条理想的男性抗生育途径，但是研究进展缓慢，多停留在动物实验阶段。

激素类男性避孕药根据作用机制分为以下 3 类。

1. 雄激素单方制剂的避孕机制与常用研究制剂　当通过各种途径给予超生理剂量的外源性雄激素（包括睾酮衍生物和睾酮酯），能够抑制下丘脑-垂体系统的促性腺激素分泌或功能障碍，抑制并耗尽睾丸内睾酮（testosterone，T），从而引发精子发生障碍或完全停滞，达到避孕目的。同时，外源性雄激素可替代内源性雄激素的生理作用。

常用雄激素研究制剂包括：睾酮庚酸酯（testosterone enanthate，TE）、19-去甲基睾酮（19-nortestosterone，19-NT）、7α甲基 19-去甲睾酮（7α-methyl-19-nortestosterone，MENT）、十一酸睾酮酯（testosterone undecanoate，TU）、十酸睾酮酯（testosterone decanoate，TD）、睾酮环丁酯（testosterone buciclate，TB）、棒状晶体融合的 T 皮下埋植剂、T 微球注射剂、T 透皮贴剂、T 凝胶剂与颊黏膜吸收的 T 制剂等。近几年雄激素单方避孕没有出现新的剂型与实施大样本的临床研究。

2. 雄激素与孕激素复方制剂合用的避孕机制与常用研究制剂　雄激素与孕激素合用可通过其各自独立的负反馈机制抑制下丘脑-垂体系统促性腺激素的分泌，继而使精子发生停滞。这种抑制作用具有协同或叠加作用效果。这种配伍可减少联合用药中雄激素的剂量，而生理水平的雄激素浓度可替代内源性雄激素的生理作用，使受试者避免暴露于超生理剂量的雄激素水平，减低雄激素使用量。

常用孕激素研究制剂包括：长效醋酸甲孕酮（DMPA）、左炔诺孕酮（levonorgestrel，LNG）、炔诺酮（norethisterone，NET）、地索高诺酮（desogestrel，DSG）、孕二烯酮（gestodene，GSD）、肟炔诺酮（norgestimate，NGM）、DSG 的活性代谢产物 etonogestrel 及乙酸赛普隆（CPA）等。2014 年有学者报道使用含有 T 和乙酸塞孕酮（商品名：Nestorone®，一个新型不含雄激素与雌激素活性的孕激素）的透皮凝胶制剂实施的随机对照临床试验表明，88.5%的受试者产生了精子发生抑制（<1×10^6/ml）并且无明显不良反应；大于 50%的受试者表示满意或非常满意，如果该产品上市愿意使用。

3. 雄激素与促性腺激素释放激素（GnRH）类似物合用的避孕机制与研究制剂　GnRH 类似物包括激动药（GnRH-A）和拮抗药（GnRH-At）两类，通过垂体促性腺细胞膜上的 GnRH 受体发挥作用，但是两者的作用机制截然不同。与内源性 GnRH 不同，给予外源性 GnRH-A 后可在初始的 1~2 周刺激促性腺激素的释放，继而导致 GnRH 受体的下调节作用，抑制 LH 和 FSH 的合成与分泌；而给予 GnRH-At 后即刻与内源的 GnRH 竞争结合受体抑制促性腺激素的合成与释放。作为避孕药，两种 GnRH 类似物均使 LH 分泌降低以及 T 合成受阻，从而使精子发生停滞。但要适量和适时地补充雄激素，不宜补充大剂量雄激素，也不宜与 GnRH 类似物同时给药，应延迟补充雄激素，否则会减弱类似物的抑制精子发生作用的效果。

常用于研究的 GnRH 激动药包括：Decapeptyl、Buserelin 和 Nafarelin；常用于研究的 GnRH 拮抗药包括 Nal-Glu、Cetrorelix、 Acyline、depo Cetrorelix Pamoate、NBI-42902（非肽类口服剂）、Histrelin（NBI-42902 皮下埋植剂）等。近几年 GnRH 类似物没有出现新的剂型与实施大样本的临床研究。

二、非甾体类的小分子制剂

1. 影响精子发生与精子排放　一些以雄性生殖细胞为靶点的候选化合物，如氯尼达明的衍生物 Adjudin 和 H2-gamendazole、茚并吡啶类化合物 CDB-4022，可损伤生精上皮或破坏生精细胞与支持细胞间的桥接，诱导严重少精子或不成熟精子细胞提前排放。小分子化合物 JQ1 通过抑制精子发生期间睾丸特异性含溴结构域蛋白（testis-specific bromodomain，BRDT）活性，诱导可逆性避孕效果。维生素 A 缺乏或视黄酸受体（retinoic acid receptors，RAR）敲除可导致雄性动物多重精子发生缺陷而不育。双氯乙酰双胺类化合物 WIN18，466，通过抑制睾丸内特异性醛脱氢酶 1a2（ALDH1a2）的酶活性阻止视黄酸的生物合成，具有口服活性的 RAR 拮抗药 BMS（Bristol-Meyers-Squibb）-189453 可与 RARα、RARβ 和 RARγ 结合从而影响精子发生；当前的研究重点聚焦于 RARα 特异性拮抗药的筛选与改良并以使之脱靶效应最小化。

2. 阻止精卵融合　已证实 Crisp-1 参与精子获能过程中信号通路的调节，可抑制大鼠和哺乳类精子获能并阻止精卵融合。Gpr64 敲除可导致雄性小鼠不育而无其他异常，突变小鼠输出小管液体重吸收失调，致使睾丸内液体潴留，继而睾丸输出小管内精子淤积，最终不育。仍需要确定 Gpr64 长期抑制是否会因液体潴留和睾丸内压力导致生精上皮萎缩。多羟基吡啶类化合物 Miglustat，可抑制体内合成葡萄糖神经鞘酯（GSLs）必需的神经酰胺特异性葡萄糖基转移酶，导致精子顶体畸形或缺失，口服给药可诱导小鼠可逆性不育。

3. 干扰精子在女性生殖道的运动能力　精子只有在女性生殖道内经历获能过程后才能完成受精。干扰获能前精子的前向运动力、获能精子的超活化运动、顶体反应及精卵结合可导致精子丧失受精能力。此类以精子生理活动为靶点的化合物，无须跨越血睾屏障，只要射出精液中有药物成分即可，而且起效迅速，有可能在性交前即刻使用，具有极大的吸引力。干扰精子特异的糖酵解酶可导致精子前向运动严重缺陷，造成男性不育。结合在鞭毛细胞骨架上的甘油醛 3-磷酸脱氢酶-S（GAPDHS）就是其中之一。目前已确定了若干可能发展为长效和短效避孕剂的小分子 GAPDS 抑制药，最大的挑战是降低交叉反应和脱靶效应，使药物在男、女性生殖道或两者中到达有效浓度。特异性阳离子通道蛋白（calcium cation channels of sperm，CatSpers）是迄今被全细胞膜片钳技术所证实的生精细胞和成熟精子中唯一的钙离子通道，在调节精子超活化和男性生育力中起有重要作用。美国哈佛大学的研究人员已经成立了一个 Hydra Biosciences 公司，专门从事寻找特异阻断 CatSper，而不阻断其他离子通道蛋白的药物，从而避免引起低血压的副作用。精子特异的可溶性腺苷酸环化酶（sAC）和 Na^+/H^+ 交换器（sNHE）抑制药是研究中的另外两个抑制精子运动力的靶点，Sac/或 sNHE 抑制药可通过抑制精子活动力、超活化及获能损伤生育力。

4. 顶体酶抑制药　在精子与卵子识别、结合与穿透过程中，精子的顶体酶需要消化包被在卵子外膜上的糖基。2005 年，美国诺福克州立大学的研究人员发现，给雄性大鼠喂食卵子外膜上的包被糖基类似物，其能够在附睾中与精子结合从而使精子失去与卵子的结合能力，由此能够获得 92% 的避孕成功率。研究人员正在进行计算机辅助药物设计，希望获得更强效的顶体酶抑制药。

尽管非激素类药物研制的初衷是避开激素药物对机体的不良反应，但其同样存在不良反应。除棉酚与雷公藤多苷进行过人体试验外，上述抗生育候选化合物只停留在动物实验阶段，还需经过长期、大量、细致的考证与研究。

（谷翊群）

三、中医药及提取物

中医药是我国的原创医学。我国学者在中草药及提取物用于避孕方面做了很多探索性研究，也发现了一些很有潜在前景的用于避孕的中草药及提取物。①雷公藤又名黄藤、黄藤木等，雷公藤多苷（Tripterygium wilfordii）是临床常用雷公藤制剂，动物实验表明其有较好的抗生育作用，在雄性动物主要表现为对精子发生的影响，在雌性动物则表现为对卵巢、子宫等器官及功能的影响，但由于免疫抑制等不良反应而停止临床试验。②棉酚（gossypol）用于避孕的研究始于我国食用棉籽油男性生育力降低的现象观察，国内外学者对抗雄性生育及其机制进行了较为全面的研究，我国也对 10 000 多名志愿者进行了较长时间（10 年）的避孕研究，确认其可靠的作为男性避孕药的效果，但因为不良反应的报道而停止试验。③其他：我国研究人员对川楝子、苦参、棉花根皮、乌梅、昆明山海棠、蛇床子、大蒜、七叶一枝花、苦瓜、苦豆子、南蛇藤、油茶子、蚯蚓等中草药进行了抗生育药理研究，以及外用杀精子作用的研究等。尽管这些中草药及提取物目前未能获得批准用于临床避孕，但研究结果表明中草药及提取物存在用于避孕的可能性。

近年来，有学者对其他中草药用于抗生育的探索，熊承良教授课题组对鹿藿（rhynchosia volubilis lour）根用于抗雄性生育效果进行了探索，发现中草药鹿藿根口服给药，可有效抑制雄性大鼠的生育力，主要通过抑制精子发生过程起到避孕作用。可促进生精细胞凋亡、脱落，造成精子质膜系统形成异常，对已经成熟的精子，抑制胞质小体的脱落，从而影响其运动功能；鹿藿根提取物也有很强的体外杀精作用，而且有比较强的抗菌作用，对生殖道常见病原微生物，包括金黄色葡萄球菌、大肠埃希菌、淋球菌、乳酸杆菌、解脲脲原体、巨细胞病毒等均有明显抑制作用。进一步用不同方式提取鹿藿根，研究了不同提取物抗雄性生育的作用及可能机制，并分离鉴定了具有抗雄性生育作用的 5 种新化合物。

（李红钢）

四、体外杀精子剂

随着生殖道感染及性传播性疾病的发病率不断上升，可由女性自主选择使用、又兼顾预防生殖道感染传播的外用避孕药已成为生殖健康领域的研究热点，而阴道杀精子剂因具有使用方便、安全、高效、可逆、不干扰内分泌功能，同时具有抗微生物及某些性传播性疾病的特性，备受研究者重视。

国家卫生和计划生育委员会科研所张蔚等比较了抗菌肽 Maximin 衍生物（M1-M19）的体外杀精子效果和细胞毒性作用，筛选有进一步研究价值的候选体外杀精子剂。他们利用 Sander-Cramer 经典方法评价了抗菌肽的体外杀精子效果；用 CCK-8 试剂盒测定抗菌肽对 Hela-229 的细胞毒性，筛选出具有较强杀精子作用和低细胞毒性的抗菌肽。他们的研究结果显示，19 种抗菌肽衍生物中，M1、M7、M11、M15 和 M17 5 种抗菌肽在 2000mg/L 时均能完全制动精子，其中 100%制动精子的最低浓度 EC_{100} 分别是：M7＝M11＝2000mg/L，M1＝M15＝M17＝1500mg/L；利用 Hela-229 细胞分析细胞毒性时，M11 的细胞毒性明显低于其他 4 种抗菌肽，表现出较高的安全性。结论提示，对 19 种抗菌肽衍生物的体外研究表明，抗菌肽 M11 具有较强的杀精子作用，且细胞毒性低，有望成为体外杀精子剂的候选药物。

上海市计划生育科学研究所职瑞娜等，研究一种链状酰胺类化合物（B07）的体外杀精子作用及其对精子质膜的影响。她们采用上游法收集高活力人类精子，分别与 0g/ml（对照组），5~640g/ml B07 作用 30min，随后用计算机辅助精液分析仪分析记录精子的活动率及运动参数；用 160g/ml B07 与精子作用，记录 5min、30min、60min 和 120min 时精子活动率；处理后的精子一部分经 SYBR-14/PI 双染后用荧光显微镜观察，另一部分通过电子显微镜来观察质膜的变化情况，并以壬苯醇醚（N-9）作为阳性对照。结果显示：随着 B07 浓度的升高，精子活动率和活力呈下降趋势，最低有效浓度（MEC）为 640g/ml；荧光显微镜下经 B07 处理的精子呈橙色，而 N9 处理的精子呈红色；电子显微镜显示 B07 组精子头部肿胀，尾部针孔样损伤，N9 组精子呈溶解性改变。结论提示，B07 具有体外杀精子作用，且该作用有时间和浓度依赖性，且其对精子质膜的影响小于 N9。

武汉科技大学易文龙等对商陆皂苷甲（EsA）在大鼠的体外杀精子作用及其机制进行探讨。他们采用手术方法采集 SD 大鼠精子，随机分为 EsA 组、生理盐水组及壬苯醇醚-9（N-9）组，采用改良 Sander-Cramer 法，将不同浓度 EsA 制剂在体外与大鼠精子作用，测定 EsA 的杀精子作用及杀精子最低有效浓度；精子尾低渗肿胀（HOS）试验、伊红 Y（EY）染色法检测精子膜的完整性和活力，固相法检测精子顶体酶（ACE）活性。结果显示，作用 20s，最低有效质量浓度为 2.0g/L 的 EsA 对大鼠精子具有快速杀精子作用；与生理盐水组比较，最低有效质量浓度（2.0g/L）的 EsA 作用 20s 后，精子尾肿胀率显著下降（$P<0.05$），EY 染色率显著升高（$P<0.05$）；与生理盐水组比较，EsA 各浓度组 ACE 活性均显著下降（$P<0.05$），且药物浓度越大，ACE 活性降低越明显，组间两两比较差异均有统计学意义（$P<0.05$）。结论提示，EsA 对大鼠有体外杀精子作用，其机制可能与破坏精子膜和降低 ACE 活性有关。

华中科技大学同济医学院计划生育研究所的官黄涛等旨在开发具有 STI 预防作用的杀精子剂鹿

藿根的正丁醇提取物。使用选择的正常人精液样品的高运动精子评估不同剂量的 BERVL 的杀精子活性，并测定其对嗜酸乳杆菌的抑制作用。通过曙红 Y 和 Hoechst 33342/PI 水溶液研究杀精子活性的机制，结果表明：杀菌活性和 BERVL 对嗜酸乳杆菌的抑制作用呈剂量依赖关系。剂量为 90mg/ml 的 BERVL 在 2min 内终止了所有运动精子的活力，对嗜酸乳杆菌具有轻微的抑制作用，表明他是用于避孕用途的有效安全剂量。暴露于 BERVL 的约 80％精子显示与头部细胞膜的高渗透性一致的变化。结论为：BERVL 作为杀精子剂具有优于 N-9 的优点，具有强力杀死人类精子的能力，对嗜酸乳杆菌具有轻度抑制作用。

河北省计划生育研究所中心实验室 Rongxiu L 等为确定在体外和体内制动所有精子所需的吸入和可溶性壬苯醇醚-9（N-9）隔膜（ISND）的最小有效浓度（MEC）和研究精液吸光度，ISND 溶解时间和抗生育作用。通过使用来自人和兔子的新鲜精液进行 ISND 的体外杀精子实验和将 ISND 直接放入兔的阴道后，在体内观察杀精子效果和对其抗生育作用进行研究。结果表明：在 20s 内完全制动精子时，ISND 中需要的 N-9 的最小有效浓度在人和兔分别为 0.15mg/ml, 0.5mg/ml。人类精液在 45min 内被 ISND 完全吸收，隔膜在 3.5h 后溶解于阴道。在兔子体内研究结果表明，在交配 5min 内制动精子所需的 N-9 在 ISND 的最低有效浓度为 1mg/kg，而对于壬苯醇醚-9 膜为 10mg/kg。ISND 中 N-9 的中值有效剂量为 1.07mg/kg，而对于该膜，其为 3.30mg/kg。结果表明 ISND 中低剂量 N-9 的杀精子和抗生育活性高，具有吸收和溶解性的特性。

（章慧平）

第四节 免 疫 避 孕

免疫避孕疫苗（contraceptive vaccine，CV）的研发始于 20 世纪 70 年代，主要作用于体内特定靶抗原，使机体产生足够的特异性抗体，干扰其在生殖过程中的重要功能，从而达到避孕效果。避孕疫苗的靶抗原应为生殖系统所特有，而且应具有很强的免疫原性。免疫避孕法具有高效、特异、可逆、不良反应小、长效、安全、廉价的特点，是一种理想的避孕方法，也是近年男性避孕领域的研究热点，主要在生殖激素与精子相关蛋白等方面发挥作用，尽管已有若干 CV 成功用于控制动物生育，但目前研究的 CV 绝大多数没有到达人用标准。

一、作用于生殖激素

抗生殖激素避孕疫苗使用的靶抗原主要为 GnRH、FSH 和 LH，但 GnRH 和 LH 疫苗会导致内分泌紊乱等一系列较为严重的不良反应，而人源化抗 FSH 单链抗体的研究及实验表明，其抗生育能力不佳且可逆性存在问题，故尚无相关疫苗进入临床试验阶段的报道。

二、作用于精子相关蛋白

哺乳类动物的精子发生历经有丝分裂、减数分裂和精子形成 3 个阶段，当生精细胞发生跨阶段变化时，相应的特异性基因或转录的表达及精子蛋白合成、分泌与分布也会发生相应的变化。近年随着基因克隆、表达等研究技术的发展与应用，以及精子基因组学和全蛋白质组学技术的突飞猛进，发现了许多与精子发生相关的重要基因和蛋白，这也为男性避孕提供了新的靶点和方向。CatSper1可作为免疫避孕的靶点，实验证明在抗 CatSper1 跨膜域和孔道结构的免疫球蛋白 G（IgG）与小鼠 CatSper1 结合后，精子前向运动和超活化运动受到抑制，小鼠生育率会显著下降。其次，运用 CatSper1 跨膜域中胞外部分的 B 细胞表位（B-cell epitopes in the extracellular part of CatSper1）抗原免疫性成熟雄鼠，在其血清中可检测到高滴度的特异性抗体，小鼠生育率显著下降至 12.5%，而对照组生育率为 100%。另外，将 CatSper1 全开放式阅读框架插入增强性绿色荧光蛋白（enhanced green fluorescent protein，EGFP）pEGFP-N1 质粒后获得 pEGFP-N1-CatSper1 DNA 疫苗，肌内注射至 8～9 周龄的 BALB/c 雄性小鼠体内后，疫苗转录翻译良好，小鼠精子前向运动和超活化运动受到抑制，生育率下降至 40.9%，而对照组为 81.8%，且无明显不良反应，提示 CatSper1 可能成为人类或动物的一种免疫避孕新靶点。

三、FSH 受体 57-氨基酸蛋白疫苗

FSH 受体仅在 Sertoli 细胞中表达，在精子形成过程中起到重要作用。FSH 受体 57-氨基酸蛋白（follicle-stimulating hormone receptor 57-amino acid protein，FSHR-57aa）免疫的雄性帽猴（bonnet monkey），其生育力较未经 FSHR-57aa 免疫的帽猴显著下降。尽管发现其睾丸 Sertoli 细胞受到轻微干扰，但血清中睾酮与雌二醇水平并无变化，血睾屏障在免疫过程中的功能也未遭破坏。因此，FSHR-57aa 疫苗可作为一个不干扰激素水平而实现男性避孕的潜在靶点。

四、其他

最近 Qin Y 等在雄性小鼠皮下注射一定剂量的尿激酶型纤维酶原激活物（urokinase-type plasminogen activator，uPA），在小鼠精浆中可检测到 uPA 抗体，发现小鼠精子数量、活力、受孕能力、胚胎数量显著下降，提示 uPA 能有效降低它们的生育能力，而 uPA 可能成为男性免疫避孕的新靶点。

有学者设计了一个模拟病毒疫苗 Eppin b-cell-dominant-epitope-based RGD 序列可滴鼻接种于雄性小鼠。研究结果表明，这种免疫策略在生殖道产生高浓度抗体 IgA，能够使睾丸功能不受影响而产生避孕效果，由于其仅仅作用一个抗原位点，很难产生足够的中和抗体来达到完全避孕的效果。研究发现了一种新的避孕疫苗的构建及接种模式，即模拟病毒疫苗滴鼻。进一步研究旨在利用这种接种策略改善生育抑制效果仍有待探讨。

目前尚没有一种可用于人类的免疫避孕疫苗。对于个体间免疫应答的差异性和免疫后抗体应答滞后的担忧，可以通过使用预制备的人类基因工程抗体被动免疫来解决。随着生物信息学技术和分子生物学技术的发展，以及基因敲除技术的普及，免疫避孕疫苗的研究难点必将会被逐一攻克，这也为避孕疫苗的发展带来更广阔的前景和竞争力。

（唐运革）

五、DNA 疫苗

华中科技大学同济医学院计划生育研究所李红钢的研究团队为了开发靶向 CatSper1 的 DNA 疫苗用于男性避孕方法，将小鼠 CatSper1 的整个开放阅读框克隆到质粒 pEGFP-N1 中，得到 DNA 疫苗 pEGFP-N1-CatSper1，并证实该疫苗在体外小鼠 N2a 细胞中转录并翻译，并在体内转化小鼠肌肉组织。肌内注射雄性小鼠疫苗诱导特异性免疫反应，并对精子超活化运动和进行性运动有显著抑制（两者均 $P<0.001$），从而降低雄性生育力。实验组生育率为 40.9%，对照组为 81.8%，差异有统计学意义（$P=0.012$）。观察到小鼠睾丸/附睾组织学与精子生成及交配行为没有特异性变化。鉴于 CatSper1 在不同物种之间表现出高度的同源性，CatSper1 DNA 疫苗可能是开发用于人类和动物使用的免疫避孕疫苗的好策略。

西弗吉尼亚大州摩根敦医学院妇产科生殖免疫学和分子生物学实验室 Naz RK 的研究团队进行基因敲除研究的结果表明，Izumo 蛋白是精卵蛋白融合所必需的。用 Izumo 蛋白或其 cDNA 进行疫苗接种导致雌性小鼠的生育力显著降低。并且证实很大一部分不育妇女对 Izumo 蛋白具有抗体。另一种精子特异性蛋白质 YLP12，存在于人精子上的肽模拟序列上，涉及识别和结合人类卵母细胞透明带。使用 YLP12 或其 cDNA 的疫苗接种在雌性小鼠中引起长期、可逆、无避孕副作用。不育的男性和女性对 YLP12 肽具有抗体。通过对 YLP12 肽反应的不育男性的人单链可变片段（scFv）抗体的分离、克隆和测序 cDNA。人类 YLP12 scFv 抗体可以提供一种新的被动免疫避孕药。最终证实，精子特异性 Izumo 蛋白和 YLP12 肽可以为抗精子避孕疫苗发展作为一种较优的候选物。

（章慧平）

第五节　附睾环节避孕

附睾（epididymis）作为男性的附属性腺对于精子的成熟、储存和保护起决定作用。附睾环节避孕是针对睾丸后非激素靶位，人为改变或终止附睾的生理活动和功能，可以阻碍精子成熟和引起精子异常；加上特异性作用于附睾的药物可以不影响睾丸精子的发生、生殖内分泌和性功能，仅仅影响精子的成熟而发挥避孕作用。附睾环节避孕具有靶点专一、不良反应小、生育可逆等优点，使其成为男性避孕的理想方式和研究热点。目前对于附睾环节避孕的研究主要集中在以下几个方面。

一、干扰附睾精子转运

目前众多学者认为精子在附睾管腔的转运机制主要有以下 3 种学说。①高静水压学说：附睾尾部上皮对水分的大量吸收形成了高静水压，促使精子前行。②纤毛运动学说：附睾上皮细胞纤毛、微绒毛的摆动，帮助精子前行。③肌肉收缩学说：附睾管壁的平滑肌节律性收缩，推动了精子的前行。干扰其中的任何一个环节，将影响精子的转运而产生避孕效果。

1. 加速精子转运，可以减少精子与附睾分泌物的接触时间，使两者相互作用不充分，导致精子成熟受阻。例如加压素、内皮素、催产素、血管紧张素等均能促进附睾管收缩，影响精子成熟。体外实验显示 P2α 嘌呤受体脱敏剂和 α、β-亚甲基 ATP 能增强大鼠附睾的收缩，从而影响大鼠精子成熟。羟基氟他胺、磺胺吡啶和氯乙烯磺酸也能够影响大鼠、小鼠精子在附睾内的转运。

2. 延滞精子转运，可以导致精子老化以丧失受精能力。大多数抗交感神经药物如酚苄明、哌唑嗪、坦索罗辛，或是交感神经阻断药胍乙啶，或是副交感神经阻断药如奥芬铵等均可引起大鼠附睾尾精子的滞留，从而阻止大鼠附睾远端的精子转运。

二、改变附睾管腔液的组成

附睾上皮细胞能分泌大量离子、小分子有机物和糖蛋白等物质形成了特殊的附睾管腔内微环境。改变附睾管腔液的成分或含量，打破这种附睾管腔微环境的平衡，能影响精子的成熟，而产生避孕效果。

α-氯乙醇和 6-氯-6-脱氧葡萄糖能够减少葡萄糖向附睾内转运，抑制精子的葡萄糖代谢。肾上腺素、内皮素、加压素、血管紧张素、前列腺素、垂体腺苷酸环化酶激活肽、嘌呤受体激动药可增强附睾的分泌。游离的唾液酸参与了维持附睾液内的离子平衡，结合的唾液酸是精子表面负电荷的源泉，同时唾液酸还能影响精子顶体膜的稳定性。干预附睾上皮的谷氨酸转运因子，可以使附睾和精子的谷氨酸水平降低，引致精子不成熟。雷公藤能明显降低附睾尾液体中肉碱的含量，从而使附睾功能严重受损。

三、抑制附睾特异性蛋白

精子在附睾的成熟过程中受到了很多来自于附睾管腔内的蛋白质的作用，从而使精子在生化代谢和生理功能方面有了显著变化，而达到成熟的状态。

α-氯乙醇能够抑制附睾精子甘油醛 3-磷酸脱氢酶和磷酸丙糖异构酶等特异性同工酶，使精子糖代谢受阻断而成熟障碍。α-氯代甘油和 6-氯-6-脱氧葡萄糖可以明显减少大鼠精子表面蛋白的含量，影响精子成熟。抗雄激素药物醋酸赛普隆植入大鼠皮下后可以选择性抑制附睾糖蛋白的分泌及改变涎蛋白水平，减弱精子的活力。

四、免疫攻击附睾特异性蛋白

精子在附睾内进行了结构修饰与功能完善，获得相应功能而完全成熟。采用特异性抗原进行主动免疫，诱发抗体免疫攻击附睾靶蛋白，使附睾蛋白活性丧失或抑制，是目前众多学者所追求较为理想的附睾避孕手段。

精子活力相关蛋白 MIF，精卵结合相关蛋白 Fibronectin、P34H、4A8，精卵融合相关蛋白 PH-20、CRISP/ARP、FLB1、SOB2，附睾蛋白酶或蛋白酶抑制药相关蛋白 Cystatin 11、ADAM7、Eppin 1、Eppin 2、HE4，附睾储存相关的蛋白 CD52、MUC20、LCN6 等都是从这一思路出发而发现的抗精子靶点。

五、诱导附睾生殖病理改变

诱导附睾生殖病理改变，可以加速附睾对精子的降解和损害，从而使精液中的精子活动率极低，甚至所有的精子都缺乏运动或死亡。Wilton 等对不活动精子症患者的病因进行分析发现，附睾坏死是一个重要因素。Mallidis 等报道了一些射出精子完全不活动的慢性脊髓损伤患者发现可能是精子在附睾中降解或死亡。朱伟杰等应用透射电镜观察到不动精子患者射出的精子有明显的降解特征。因此，这部分学者认为，人为地诱导附睾生殖病理改变，造成附睾上皮变性或有害的腔环境，可以使精子在附睾转运和（或）储存过程发生降解，从而丧失活动能力。

六、抑制附睾特异性基因表达阻断精子成熟

附睾表达的特异性基因数量相对较少（不超过 200），因此开发出针对附睾基因表达来阻断精子成熟的基因方法或基因疫苗，可以高效地、特异地抑制靶基因的特异性表达，诱导精子相应功能低下或缺失，产生抗生育效应。附睾 P34H 基因沉默可以抑制小鼠附睾精子顶体 P34H 的表达，降低顶体透明质酸酶的活性，使小鼠精子受精能力下降。附睾 c-ros 基因敲除后的小鼠精子尾部弯曲，活力异常。

七、物理方法的附睾避孕

附睾是温度依赖性器官。一些具热效应的物理因子，如微波、激光、红外线可以作用于附睾，干扰附睾精子成熟和储存，也可以改变精子形态和功能，但这一途径对附睾易造成损伤，可逆性较差。

综上所述，附睾环节的避孕有化学、物理、药物、免疫、基因等多种途径，这些途径借助实验动物进行了实验，均有不同程度的避孕效果，但在节育效率、安全性、可逆性、可接受性等方面尚需大量研究。随着附睾功能基因组和蛋白组的深入研究，有望认识影响精子成熟的新靶位点和开发出阻断精子成熟的新方法。

（张欣宗）

第六节 物理避孕

物理避孕是指专门应用各种现代物理新技术干扰和抑制精子的生成，而达到男性节育的目的。这项研究，国内始于 1963 年，到 1974 年，湖南的邹生滨等首先发表实验报告，比国外同行 M.S Fahim 早 1 年，但最近 20 年，这方面的研究甚少。

一、温度对精子发生的调节作用与热作为男性避孕方法的探讨

隐睾症患者可发生不育，长期穿牛仔裤或在高温下工作的青年男子生育力下降，提示温度可能影响精子发生。阴囊是由皮肤构成的囊，结构特殊，皮下组织内含有大量平滑肌纤维，称为肉膜，没有皮下脂肪组织，结缔组织极少，却有丰富的汗腺及大量温度感受器，后者受刺激后可分别传入背角神经元、下丘脑或中枢神经而引起体温的改变。当外界温度低时，阴囊刺激肉膜的平滑肌和提睾肌收缩，使睾丸位置升高，阴囊皮肤收缩成密密的皱褶，并回缩至会阴部，防止散热，有助于保温。相反，当外界温度升高时，平滑肌和提睾肌松弛，睾丸下降，离开躯体，阴囊皮肤松弛，增大散热面积，有利于局部散热。因此，阴囊起了重要的局部与全身热调节器的作用。此外，精索中的动脉缠绕在成束并行的静脉丛上，血液在两套血管系统中，只隔着薄薄的血管壁而反向流动，形成一个逆流交换系统，静脉血不断把来自腹腔内的动脉血热量带走，结果睾丸动脉的血温度可比腹主动脉低 5.2℃。因此，睾丸温度 34~35℃，低于腹腔温度。如果睾丸处在环境温度为 37℃ 或更高，其生精细胞死亡增加，精子发生减少。这早已为生物学和医学界的大量事实所证实。临床观察也发现，隐睾、睾丸回缩与急性发热性疾病都抑制精子发生。睾丸精索静脉曲张患者的睾丸温度升高，导致精子数量减少。大量的动物实验已经证实，适宜的睾丸局部物理加热是男性可逆的抑制精子发生的方法之一。在人体试验中，局部加热可导致精子数量减少且数量有所波动。睾丸加热能否成为激素避孕的辅助措施，尚需要更多的研究。

很多学者针对"热"影响精子发生的机制进行了深入探讨。谢金的研究发现，受试者进行每天 43℃ 水浴 30min，连续 6d 的阴囊局部加热，精液检测显示，加热 3 周后精子数量开始下降，6 周降至最低，9 周后精子数量开始回升，12 周恢复至加热前水平。睾丸组织学检查发现，加热 2 周后生精细胞排列紊乱，大量细胞变性脱落，加热后 9 周时，生精上皮的形态和结构基本恢复正常。许多实验证实，热作用引起大鼠睾丸生精上皮可逆性损伤，导致生精障碍，生精细胞凋亡增加是主要原因之一。各类生精细胞对热的敏感性不同，初级精母细胞最敏感，其次为精子细胞和精子。热作用后精细胞凋亡除了通过 Fas/FasL 信号通路外，还与 Bcl-2 基因协同表达有关。Steinberger 等的研究指出，细胞损伤的类型及生精上皮变化的顺序均由受热量而定，小量热主要损伤初级精母细胞，尤其是其减数分裂前期，大剂量则同时损伤精子，而精原细胞、Sertoli 细胞或 Leydig 细胞的形态受影响较晚。

大量证据表明受热后生精细胞损伤的幅度取决于：①生精细胞在排泄系统（从输出小管至输精管）

中的位置。②种属对热的易感性。③受热的程度与期限。哺乳动物的附睾管长度惊人，人的附睾管长达 6m，在附睾中充满了精子，是储存精子的重要场所。在精曲小管终末部分和附睾头部的较幼稚精子相对于附睾尾部或输精管中的成熟精子更容易受热的损伤。兔子实验性隐睾后 7～10d，附睾头部的精子可迅速发生断头，在附睾尾部则未见到断头的成熟精子，而直至 17～24d 后在射出的精液中才出现异常精子，这是精子在附睾中运行时间的缘故，热的损伤作用取决于精子在生殖管道的位置及其成熟程度。

二、微波对生精功能的影响

应用各种物理方法获得男性非手术性避孕效果的研究已有较长时期。在 20 世纪七八十年代，国内外研究者用热水、红外线、微波、超声波等物理方式进行睾丸的局部加温，期望达到一种不服药、不注射、不手术且生育可逆的安全有效的男性避孕方法。

多数学者认为微波的避孕效果最好。微波作为透热疗法在医疗上已经广泛应用，M.S.Fahim（1975 年）报道使用微波频率 2450MHz 的微波透热机，照射雄性大白鼠 5min 或 15min 后，温度即上升为 63～65℃，10 个月后再与雌鼠交配时未能受孕。王浩进一步研究微波对生精细胞的影响后发现，微波会抑制小鼠生精细胞的分裂，且有丝分裂比减数分裂更敏感。刘瑜瑚的研究也提示，微波 2450MHz/s 照射睾丸 30min（睾丸内温度达 42℃），可使大鼠精原细胞染色体的畸变量增加。分次累积照射对生殖细胞数量消长变化的致死效应比一次急性照射更为严重（这主要是热损伤效应），而一次性大剂量照射对诱发染色体畸变效应比分次低剂量累积照射严重。江汉保的研究发现，微波对家兔生精系统的抑制效果随照射次数的增加而愈加明显，表现为生精细胞成熟程度减少和精曲小管直径缩小，经过 10 次照射后精曲小管直径仅为正常值的 1/3。对正常志愿者临床试验提示，精子浓度由 $72.84×10^6/ml$ 下降到 $2.25×10^6/ml$，其中 26.4%（14/53）的志愿者精子浓度降为 0。精子活动率由 60.6% 下降到 8.3%。

（张　毅）

第七节　避孕套与其他

避孕套（condom）是根据其发明者，17 世纪晚期的一位英国医师约瑟夫·康德姆（Joseph Condom）的名字命名的。康德姆是英国国王查理二世的御医，他发明的避孕套采用羊的盲肠制成，先把羊肠剪成适当的长度，晒干，接着用油脂和麦麸使他柔软，直至变成薄薄的橡皮状。由于康德姆的发明，他被英王查理二世封为骑士勋爵，他的发明被誉为"愉快的发明"。英国也从中赚取了大量的外汇。

然而，历史资料表明，康德姆并不是避孕套的鼻祖，因为类似的避孕工具在古埃及和古罗马时代的艺术品上均有描绘。公元前 2000 多年，避孕套就出现在古埃及人的生活中，那个时候被称为阴茎套，其功能并不是防范疾病和避孕，而是与女性佩戴的首饰一样，被当作装饰品，男人一般挂在身上，是财富和地位的象征。这种最早的避孕套，是用动物膀胱或鱼鳔制成的。对于避孕套的起源，还有另外一个说法。1492年，哥伦布发现了新大陆，他的水手们把梅毒从美洲的海地带回了西班牙，梅毒在欧洲蔓延开来。一年后又传至法国、德国和瑞士。凭着爱情的翅膀，梅毒横扫了欧洲，10年后便征服了整个世界。对此，人们很快做出了反应。意大利帕多瓦大学的解剖学教授加布里瓦·法卢拜（1523—1562年）发明了一种用亚麻布套制成的避孕套。法卢拜声称这项发明的目的，是为了预防性传播疾病，其次是用来避孕。1551—1562年间，他曾对1100名各种类型使用这种避孕套的人进行了调查，结果令人满意。因此，有学者认为，避孕套的发明权应归功于法卢拜。

早期的避孕套大多是用亚麻布或羊肠制作的，进入19世纪后，逐渐为乳胶避孕套替代。第一个乳胶避孕套是荷兰物理学家阿莱特·雅各布博士在1883年发明的。避孕套曾被誉为20世纪影响人类最深的100种发明之一，之所以为人津津乐道，是因为其如此构造简单方便，如此廉价和大众化，却能有效实现人口的控制。

目前报道用于避孕套的材料有天然乳胶、聚氨酯、合成橡胶等。男用避孕套又称阴茎套，其简单、安全、无并发症，缺点是失败率较高（百分数字），主要原因是避孕套破裂，这与其质量及使用方法有关。目前的研究热点集中在生产工艺，目的在增加强度，减少破裂发生率，改善与润滑油的相容性，延长使用寿命，提高舒适性，降低其致敏性。20世纪90年代，避孕套的材料有了新发展，生产出聚氨酯为原料的安全套，聚氨酯的韧性是乳胶的2倍，可制成更薄、传导性更好的避孕套。2015年4月14日，科学家研发出水凝胶避孕套，比不戴套更有快感。

避孕套作为简单、有效的物理隔离避孕方法，而且能有效地屏蔽性传播疾病如艾滋病的病原体，在世界各国得到广泛使用。全世界约有5000万对夫妇使用避孕套作为避孕措施，其使用率和社会文化背景有关，中国的使用率约3.5%，且城市高于农村。美国的避孕套使用率正在逐年升高。1985年只有55%的女性在初次性行为时使用了避孕套，而2010年这一比例升高到了88%。

许多报道显示以乳胶为材料的避孕套会使乳胶过敏的人迅速产生过敏症状，乳胶过敏严重者甚至可以致命，一些人通过长期使用乳胶避孕套，也会逐渐出现乳胶过敏症状。因此目前避孕套几乎都采用了新型的人工材料：聚氨酯和聚异戊二烯。聚氨酯避孕套几乎不会造成过敏，并且有更好的热传导性，这有利于对精子的杀灭，其可以制造的更薄，有利于增加性交的敏感度，还可以和润滑油一起共用且没有异味。另外，长期以来避孕套的尺寸大小都只有标准号大、中、小号，并没有针对任何特定年龄段的人群进行特殊设计。由于型号过大，使青少年使用现有的避孕套进行有效的避孕成为盲区。2010年，瑞士政府提出要推动小号避孕套的市场化，旨在满足12～14岁的青少年的避孕需求，因为青少年避孕更重要的是通过避孕套减少性传播性疾病。目前有多家厂商生产并已经投入市场，大小只有标准避孕套的3/5～4/5，这对青少年有效避孕提供了好的工具，更为重要的是由此对阻止性传播疾病在青少年之间的传播起到了十分积极的作用。

喷涂式避孕套：有研究人员在2009年发明了一种新的速效避孕套技术，即应用一种喷雾技术，通过向勃起的阴茎上喷雾的方式，包绕阴茎形成一层乳胶剂，随后乳胶剂会自动凝固成恰好大小适合的避孕套。这一技术，使得避孕套尺寸个体化的问题得到了解决，并且其使用的材料和目前市场上所使用的避孕套的材料接近，因此，其避孕效果并不会低于市面上目前销售的避孕套，但是从喷雾到完全形成凝固状的避孕套所需要的时间无法降低至 2min 以下，正因为如此，该技术想要进入市场还需要在技术上有所突破。

（张　毅）

参考文献

［1］ Ansari AS，Hussain M，Khan SR，et al. Relative suitability of DMSO and NaHCO$_3$ for reversal of RISUG® induced long-term contraception. Androl，2016，4（2）：306-313.

［2］ Colagross-Schouten A, Lemoy MJ, Keesler RI, et al. The contraceptive efficacy of intravas injection of Vasalgel™ for adult male rhesus monkeys. Basic Clin Androl，2017，27：4.

［3］ Danshina PV，Qu W，Temple BR，et al. Structural analyses to identify selective inhibitors of glyceraldehyde 3-phosphate dehydrogenase-S, a sperm-specific glycolytic enzyme. Mol Hum Reprod，2016，22（6）：410-426.

［4］ Singh AP，Rajender S. CatSper channel, sperm function and male fertility. Reprod Bio Med Online, 2015，30（1）：28-38.

［5］ Tanphaichitr N，Srakaew N，Alonzi R，et al. Potential use of antimicrobial peptides as vaginal spermicides. Microbicides Pharmaceuticals（Basel），2016，9（1）.pii: E13.

［6］ Roth MY, Page ST, Bremner WJ. Male hormonal contraception: looking back and moving forward. Andrology, 2016, 4（1）：4-12.

［7］ Roth MY, Shih G, Ilani N, et al. Acceptability of transdermal gel-based male hormonal contraceptive in a randomized controlled trial. Contraception, 2014, 90（4）：407-412.

［8］ Keshmiri-Neghab H, Goliaei B. Therapeutic potential of gossypol: an overview. Pharm Biol，2014，52（1）：124-128.

［9］ Guan HT, Fang F, Xiong Z, et al. n-Butanol extract of Rhynchosia volubilis Lour: a potent spermicidal agent in vitro. J Huazhong Univ Sci Technolog Med Sci, 2014, 34（3）：398-402.

［10］ 张尉，侯丽，周越，等. 抗菌肽 Maximin 衍生物的体外杀精效果研究. 生殖医学杂志，2014，23（4）：301-305.

［11］ 职瑞娜，陆路，戴秋云，等. 链状酰胺类化合物 B07 的体外杀精效果及其对精子质膜的影响. 生殖与避孕，2014，34（8）：617-622.

［12］ 易文龙，郭晓轶，樊舒豪，等. 商陆皂甙甲对大鼠的体外杀精作用. 新乡医学院学报，2014，31（9）：688-690.

［13］ Rongxiu, L, Guozheng L, Xiaoqun L, et al. Spermicidal and antifertility effects of an imbibing and soluble nonoxynol-9 diaphragm（ISND）in rabbits. Eur J Contracept Reprod Health Care, 2014, 19（6）：465-474.

[14] Yu Q, Mei XQ, Ding XF, et al. Construction of a catsper1 DNA vaccine and its antifertility effect on male mice. PLoS One, 2015, 10（5）：e0127508.

[15] Naz, R K. Vaccine for human contraception targeting sperm Izumo protein and YLP12 dodecamer peptide. Protein Sci, 2014, 23（7）：857-868.

[16] Li H, Ding X, Guo C, et al. Immunization of male mice with B-cell epitopes in transmembrane domains of CatSper1 inhibits fertility. Fertil Steril, 2012, 97（2）：445-452.

[17] Xu C, Li YC, Yang H, et al. The preparation and application of N-terminal 57 amino acid protein of the follicle-stimulating hormonereceptor as a candidate male contraceptive vaccine. Asian J Androl, 2014, 16（4）：623-630.

[18] Qin Y, Han Y, Xiong CL, et al. Urokinase-type plasminogen activator: a new target for male contraception? Asian J Androl，2015, 17（2）：269-273.

[19] Chen Z, Shen Z, Li J, et al. Nasal immunization using a mimovirus vaccine based on the Eppin B-cell epitope induced suppressed fertility in mice. Hum Vaccin Immunother，2014, 10（8）：2227-2234.

[20] 朱伟杰. 抗精子疫苗//人类精子学.熊承良，商学军，刘继红. 北京：人民卫生出版社，2013：398-404.

[21] Belleannée C, Thimon V, Sullivan R. Region-specific gene expression in the epididymis. Cell Tissue Res, 2012, 349（3）：717-731.

[22] Xun W, Shi L, Cao T, et al. Dual functions in response to heat stress and spermatogenesis: characterization of expression profile of small heat shock proteins 9 and 10 in goat testis. Biomed Res Int, 2015, 2015: 686239.

[23] Kim B, Park K, Rhee K，et al. Heat stress response of male germ cells. Cell Mol. Life Sci, 2013, 70（15）：2623-2636.

[24] Hou Y, Wang X, Lei Z, et al. Heat-stress-induced metabolic changes and altered male reproductive function. Proteome Res, 2015, 14（3）：1495-1503.

[25] Gatti JL, Castella S, Dacheux F, et al. Post-testicular sperm environment and fertility. Anim Reprod Sci, 2014, 82（1）：321-339.

[26] Labas V, Spina L, Belleannee C, et al. Analysis of epididymal sperm maturation by MALDI profiling and top-down mass spectrometry. Proteomics, 2015, 113:226-243.

[27] Baker MA, Weinberg A, Hetherington L, et al. Analysis of protein thiol changes occurring during rat sperm epididymal maturation. Biol Reprod, 2015, 92（1）：11.

第十章　生殖遗传与优生研究进展

第一节　与生殖相关遗传性疾病的研究进展

遗传性疾病具有遗传性、先天性、终身性、家族聚集性的特点。运用遗传学的方法与原理，可以防止出生缺陷，减少某些遗传病的发生，达到优生的目的。2016 年在医学遗传学研究领域，中国科学家在改进实验技术和分析方法、单基因病及多基因遗传病等方面开展研究，并取得了一些进展，本章就这一年来主要与生殖相关遗传病的研究进展阐述如下。

一、染色体病

由各种原因引起的染色体的数目和（或）结构异常的疾病，常造成机体多发畸形、智力低下、生长发育迟缓和多系统功能障碍。

（一）常染色体病

常染色体病共同的特征：生长发育迟缓、智能发育落后、多发性先天畸形、内脏畸形、骨骼畸形、特殊面容、皮肤纹理改变。

染色体畸变的类型及特点：染色体数目异常，减数分裂或有丝分裂不分离，导致单体病、三体病、多体病，如21-三体综合征（唐氏综合征）、18-三体综合征、13-三体综合征等；染色体结构异常，包括缺失、重复、易位、环状、等臂染色体。

郑杰梅等对 1372 例 14 岁及以下智力低下患儿进行染色体核型分析。检出染色体异常核型 1018 例（74.20%）。异常核型中常染色体数目异常主要以 21-三体综合征为主，共 953 例，占异常核型的 93.61%（953/1018）；常染色体结构异常主要以非平衡性染色体结构异常为主，共 42 例，占异常核型的 4.13%（42/1018）；平衡性染色体结构异常 6 例，占异常核型的 0.59%（6/1018）。性染色体数目异常（47，XXY）1 例；性染色体结构异常［46，X，der（Y）（p?）］ 1 例。携带标记染色体（mar）核型 10 例，占异常核型的 0.98%（10/1018）。表明智力低下与染色体核型异常相关，产前诊断是避免染色体异常引起的智力低下患儿出生的重要措施。

王红英对 505 例先天畸形新生儿进行染色体核型分析。对易位核型在家系中追踪染色体异常的来源。共检出 185 例 28 种异常核型，异常率为 36.6%。其中三体型 150 例，占 81.1%；部分缺失 10 例，占 5.4%；单体型 4 例，占 2.2%；末端增加 2 例；倒位和重复各 1 例；罗伯逊易位 13 例，占 7.0%；相互易位 4 例，占 2.2%。17 例易位核型患儿的异常染色体，4 例为新生突变，13 例来源于亲代遗传。提示染色体核型异常为导致新生儿先天畸形甚至死亡的重要因素。

（二）性染色体病

性染色体病占染色体病总数的 1/3，染色体畸变的类型是 X 和 Y 染色体的缺如或增多，临床见于 Turner 综合征、Klinefelter 综合征等。

张月莲等回顾 478 例闭经患者的染色体检查及临床资料。检出染色体异常 22.18%（106/478），其中原发性闭经者染色体异常率为 24.14%（91/377）；继发性闭经患者的异常率为 14.85%（15/101）。原发性闭经者包括正常女性核型（75.86%）、X 染色体异常（15.92%）、含 Y 染色体核型（7.43%）、常染色体异常核型（0.80%）4 类。继发性闭经者包括正常女性核型占 85.15%、X 染色体异常（12.87%）、X 染色体与常染色体异常（0.10%）、常染色体异常（0.10%）等 4 类。原发性闭经者Ⅲ型占 58.85%，Ⅰ型最少，仅占 1.59%。继发性闭经者中Ⅲ型 82.18%，Ⅱ型 14.85%，Ⅰ型 2.97%。提示染色体异常是导致闭经的主要原因之一；核型分析结合内分泌检查、SRY 基因检测对闭经的鉴别诊断具有重要意义。

传统的染色体诊断方法为 G 显带染色体核型分析，近年来随着分子遗传学的发展，比较基因组杂交（CGH）技术、BACs-on-Beads（BoBs）技术、多重连接探针扩增（MLPA）技术、光谱核型分析技术（SKY）等技术手段广泛应用。2016 年染色体病的研究主要集中在无创产前筛查（详见第二节）及微缺失、微重复综合征的检测方面。

（三）染色体微重复、微缺失综合征

Liang L 发现 1 例 2 岁 5 个月大的男孩，表现为严重的先天性心脏缺陷、肢体异常、性腺功能减退、特征性面容、发育迟缓（宫内外）、轻微认知障碍，经染色体微阵列分析（CMA）检测发现 4p15.2p15.1 区域存在一种 4.5Mb 的新的间断性重复，二代测序证实了该重复，其他异常并未发现。而在该区域里存在引起该疾病的许多基因，包括 *RBPJ*、*STIM2*、*CCKAR* 和 *LGI2*。

He T 用高分辨率的 CMA 技术筛查 10 个特发性少或无精子症的患者和 8 个正常生育能力的男性对照的拷贝数变异。发现多数缺失位于无精子症缺失区域，更重要的是，在 4/10 个少精子症或无精子症患者中发现了一种新的 Y 染色体微缺失，命名为 D01。紧接着用 PCR 方法在 9/100 个不育男性患者中发现了这种微缺失，而 100 个对照病例并未发现该微缺失。生物信息学证实了 D01 的 5′ 端位置靠近 Y 染色体上的几个保守转录因子的结合位点。研究提示这种新的 Y 染色体微缺失可能与精子形成受损有关。

Fan W 等报道一个表型为女性但没有性功能、SRY 存在新发突变 224G＞T（R75M）的病例。将野生型和突变型 SRY 克隆到重组质粒中，在体外细胞中表达，结果表明突变的 SRY 在细胞质中大量积累，而野生型 SRY 主要位于细胞核中。为了确保没有其他基因参与，将来自先证者和亲本的 DNA 样品进

行全外显子测序，在 DHH，NR0B1，NR5A1，SOX9 和 MAP3K1 中没有检测到突变，表明 SRY 中的突变是造成女性性反转的单一因素。采用生物信息学模拟分析来预测突变对 SRY 功能的影响，发现野生型 SRY 中的 R75 可以与 91（S91）的丝氨酸形成氢键，使得 SRY 蛋白能够很好地配合到目标 DNA 的小槽中；但在突变型 SRY 中 M75 不能配合。

秦雪艳等报道 5 例患儿，染色体核型均为 46，XX，Y 染色体性别决定基因（SRY 基因）检测，其中 1 例 SRY 基因阳性，自幼矮小，具有正常男性表型，外生殖器无畸形，睾丸功能缺陷，为 SRY 基因易位至 X 染色体末端所致。4 例 SRY 基因阴性者中，3 例外生殖器畸形伴隐睾，睾丸细胞不同程度发育不良，其中 1 例 SOX9 基因上游基因拷贝数增加，1 例 DHH 基因杂合性缺失，另 1 例尚未发现明确的病因。还有 1 例 SRY 基因阴性但外生殖器正常者，因青春期乳房发育就诊，其 SOX9 基因及其上游基因拷贝数均增加。提示 46，XX 男性综合征患儿呈男性表型，可有矮小、外生殖器畸形或乳房发育，染色体为 46，XX，性腺为睾丸和（或）卵睾，无子宫。SRY 基因易位、SOX9 基因及其上游基因拷贝数增加皆可导致 46，XX 男性综合征的发生。

楚艳等选取自然流产患者 382 例，采用 CMA 技术检测流产绒毛或胎儿组织的 CNVs，并同时行细胞培养和传统 G 显带染色体核型分析并比较结果。微阵列比较基因组杂交（array-CGH）技术成功获得结果 382 例，染色体异常检出率为 46.6%；染色体核型分析技术成功获得结果 281 例，染色体异常检出率为 40.2%；array-CGH 检测出的 178 例异常中，染色体数目异常 163 例（91.6%），染色体结构异常 15 例（8.4%），其中 10 例染色体微重复和微缺失（4 例父母一方为染色体平衡易位携带者）。染色体核型分析检出的 113 例染色体异常中，染色体数目异常 108 例（95.6%），染色体结构异常 5 例（4.4%）。两种方法的结果不一致有 3 例，其中 2 例为三倍体、1 例为性染色体低比例嵌合。表明 array-CGH 技术用于自然流产胚胎组织的染色体分析成功率高，对标本的取材要求远低于传统染色体核型分析技术，且分辨率高、准确快速，可以作为流产组织遗传学诊断的一线技术。

袁海明等讨论出生缺陷与染色体异常的关系及染色体微阵列在儿科遗传病诊断中的应用价值。收集临床评估的出生缺陷患儿外周血样本 2000 例，应用 CMA 进行分析。结果在 2000 例出生缺陷患儿中，522 例找出了致病原因，检出率达 26.1%。其中 24 例为非整倍体，11 例为嵌合体，11 例为单亲二倍体，其余 476 例为染色体微缺失/微重复，这些异常应用染色体核型分析很难检出。相对于染色体核型分析，CMA 可显著提高出生缺陷患儿的检出率。

二、单基因遗传病

单基因遗传病是指由一对等位基因异常所引起的疾病，其遗传符合孟德尔定律，故又称为孟德尔式遗传病。单基因遗传病是最先被认识和研究的遗传病，有 6600 多种，在全球人口中的发生率约为 1%，少数性状属于正常变异，如 ABO 血型，90% 与疾病有关。其中真正危及人类健康的遗传病约 1300 余种，常见的单基因遗传病有珠蛋白生成障碍性贫血（又称地中海贫血）、白化病、苯丙酮尿症、葡萄糖-6-磷酸脱氢酶缺乏症、半乳糖血症及血友病，给千万个家庭及患者带来极大的精神负担和经济负担。

分类：①常染色体显性遗传病，如 Huntington 舞蹈病、家族性高胆固醇症、成骨不全等。②常染色体隐性遗传病，如地中海贫血、苯丙酮尿症、白化症等。③X 连锁显性遗传，如抗维生素 D 佝偻病。④X 连锁隐性遗传，如血友病 A、Dunchenne 肌营养不良、葡萄糖-6-磷酸酶缺乏症等。⑤Y 连锁遗传，如外耳道多毛症。

检测方法：除候选基因的突变分析、单核苷酸多态性、基因定位的连锁分析外，近年来高通量测序用于遗传病的研究有着明显优势，全基因组重测序和外显子测序能快速定位致病基因，成为单基因遗传病有力的研究工具。

苏凤娟等收集亨廷顿病患者，绘制完整的家谱图并记录详细的临床资料。对每位患者予 IT15 基因诊断。对其症状改变、UHDRS 评分、行为学进行评估。共收治 12 个亨廷顿病家庭，12 例先证者中有 2 例处于症状前状态，1 例青少年亨廷顿病患儿。所有确诊患者的 IT15 突变基因的 CAG 重复序列大多在 40～60 之间，已发病患者的起病年龄为 13～54 岁。其家系分析中发现，父系遗传有遗传早现现象。12 例家系中，晚期亨廷顿病患者舞蹈症状、智力减退、精神症状临床表现较典型；早期发病患者临床症状多变，或以情绪与智能损害为首发症状，临床诊断困难，行为学改变，影像学检查有重要的参考价值，基因诊断是该疾病确诊的重要方式。

地中海贫血是我国南方常见遗传疾病，我国学者在地区地中海贫血基因携带率、基因突变类型及其分布特征做了大量的研究工作。

贺静等对云南汉族和傣族育龄人群地中海贫血的常见基因突变类型进行了研究。对血液学筛查阳性的小细胞低色素携带者或贫血患者 DNA 样本，检测 α-珠蛋白或 β-珠蛋白基因常见突变类型；DNA 直接测序法检测可能存在的未知突变。685 例受检者中检出 40 种基因型，α-地中海贫血携带者前 3 位的基因型分别是-SEA/αα（占 49.09%）、-α3.7/αα（36.67%）和 $\alpha^{CS}\alpha/\alpha\alpha$（8.79%）；β-地中海贫血携带者前 3 位的基因型分别是 CD26（GAG＞AAG）/N（43.78%）、CD41-42（-CTTT）AA（20.1%）和 CD17（AAG＞TAG）/N（18.9%）。685 例样本中，汉族 348 例，傣族 212 例，珠蛋白基因常见突变顺位各有不同，傣族地中海贫血基因突变类型比较集中。38 例 α-地中海贫血复合 β-地中海贫血双重杂合子中，傣族就有 28 例。提示云南人群中 α-珠蛋白和 β-珠蛋白基因突变类型的多样性较为丰富，突变谱与国内其他地区的人群不同。

李敏清等对广西地中海贫血基因分布情况及种族差异进行了研究。回顾性分析 2415 对广西籍同型地中海贫血基因携带者夫妇的种族发病情况。4830 例地中海贫血基因携带者中，α-地中海贫血 2586 例，占 53.54%；β-地中海贫血 1890 例，占 39.13%；复合型地中海贫血 346 例，占 7.16%；异常血红蛋白病 8 例，占 0.17%。α-地中海贫血在壮族、汉族、瑶族及其他民族中的比例分别为 55.18%、41.99%、2.17%、0.66%，差异有统计学意义；β-地中海贫血在壮族、汉族、瑶族及其他民族中的比例分别为 18.67%、19.63%、0.66%、0.17%，差异有统计学意义。得出结论广西以 α-地中海贫血和 β-地中海贫血居多，地中海贫血分布在广西地区具有显著的种族差异。

单基因遗传病具有复杂的表型异质性及遗传异质性，基因突变可涉及点突变、片段缺失/重复、整个基因的缺失/重复及动态突变等众多类别，针对不同遗传病使用不同的解决方案，是目前单基因遗传病研究策略的主流思想。

三、多基因遗传病

疾病由多对基因共同作用，基因的总效应之和，再加上环境因素的影响，决定了个体的性状。人类许多特征或疾病都由多基因所决定，如唇裂、先天性心脏病、神经管缺陷、2型糖尿病、冠状动脉粥样硬化病等。

郝晓艳等选取胎儿心脏畸形数据库心肌等组织标本62例，按区段胚胎学分类法进行分型，并用全基因组低覆盖度测序检测染色体缺失/重复，目标区域捕获测序检测先天性心脏病相关基因的单核苷酸变异及小的插入缺失片段。发现胎儿先天性心脏病以圆锥动脉干畸形（conotruncal defects，CTD）最常见（69.4%）；30例胎儿检出>100kb的拷贝数变异（CNVs）（48.4%），其中11例检出>1Mb的CNVs，11例中7例为致病意义明确，7例中有6例心脏临床表现累及CTD；5例胎儿检出已知及疑似致病基因，其中4例胎儿存在心室流出道梗阻。表明胎儿的心脏临床表型以CTD常见，检出致病意义明确的胎儿心脏表型亦以CTD常见；检出疑似致病突变基因的胎儿，其临床表型以心室流出道梗阻多见。

多基因遗传病由于遗传异质性及表型多效性的存在，基因型与临床表型之间的关系为寻找致病因素遗传学咨询发病机制研究提供信息。

四、遗传病治疗

遗传病的治疗一般分为以下4类：手术治疗、药物治疗、饮食治疗和基因治疗。近年来，基因治疗已取得了一些突破性进展，正在逐步进入临床。

Lin等发现了晶状体上皮干细胞；为了利用干细胞的再生潜能实现组织修复，设计并创建了一种新的微创白内障手术方法，保留了自体晶状体干细胞及其再生的微环境，长出了功能性的晶状体，已用于临床治疗婴幼儿先天性白内障，提高了患儿视力，降低了并发症。该研究不仅为白内障治疗提供了全新的策略，也首次实现了自体干细胞介导的实体组织器官的再生，开辟了组织再生及干细胞临床应用的新方向。

目前，对于遗传病的治疗通常只是改善或矫正患者的临床症状，尚无完全根治的方法。遗传病预防主要从遗传咨询、遗传筛查、产前诊断、植入前诊断等方面进行。

（林　娜　李建华　林　元）

第二节　产前筛查与产前诊断技术的研究进展

产前筛查是采用简便、可行、无创的检查方法，对发病率高、病情严重的遗传性疾病或先天畸形进行产前筛查，检出子代具有出生缺陷高风险的人群，筛查出可疑者再进一步进行产前诊断确诊，是防治出生缺陷的重要步骤。产前筛查技术由母亲血清标志物产前筛查到母亲外周血胎儿游离 DNA 产前筛查不断发展。产前诊断技术包括羊水标志物产前诊断、胎儿细胞 DNA 产前诊断技术也在不断发展中。

一、产前筛查

唐氏综合征（Down syndrome，DS）是足月活产儿中最常见的染色体异常疾病，占足月活产的 1/800～1/600。DS 目前尚无有效治疗手段，唯一可行的干预措施是通过产前筛查和产前诊断尽早发现，及时终止妊娠，有效预防和减少 DS 患儿出生，降低出生缺陷，提高人口素质。DS 产前筛查是采用简单、方便、易行、无创的检测方法，在广大孕妇人群中筛查出怀有某些先天缺陷高危胎儿的高危孕妇。目前，孕期产前筛查模式有单纯母体血清学筛查法、母血清学指标与胎儿颈项透明层厚度（NT）等超声指标联合筛查法、孕妇外周血胎儿游离 DNA 产前筛查与非侵入性产前检测（noninvasive prenatal testing，NIPT）等。

（一）母亲血清标志物产前筛查

1. 血清胎盘生长因子（placental growth factor，PLGF）孕早期联合筛查法早已在欧美常规应用于临床，但测定 NT 的超声医师需经过专业机构的专业培训及认证。国内因条件所限，目前无法在全国开展 NT 测定，而孕早期母血清学二联筛查法的假阳性率高且检出率较低，为了进一步降低假阳性率并提高检出率，需增加新的有效血清学指标进行更多指标的联合筛查，以提高早孕期联合筛查的效率。近些年来，国内外诸多研究致力于探讨孕妇 PLGF 在 DS 筛查中的应用价值。孕早期孕育 DS 胎儿孕妇血清 PLGF 水平的研究结论尚未达成一致。为此，许遵鹏等选择妊娠 $11\sim13^{+6}$ 周接受孕早期唐氏筛查的 600 例孕妇作为研究对象，病例组为孕育 DS 胎儿的孕妇 42 例，对照组为健康孕妇 558 例。所有孕妇接受孕妇血清妊娠相关蛋白（PAPP-A）、血清游离 β-人绒毛膜促性腺激素（free β-hCG）、PLGF 检测及 B 超测定胎儿头臀径（CRL）。结果发现病例组孕妇 PAPP-A 和 PLGF 水平的中位数比对照组低，free β-hCG 水平的中位数比对照组高，差异均有统计学意义（$P<0.05$）。健康孕妇血清 PLGF、PAPP-A 水平与孕周呈正相关，血清 free β-hCG 水平与孕周呈负相关。血清 PLGF 水平与 PAPP-A 水平呈正相关，与 free β-hCG 水平无相关性。提示 PLGF 可作为孕早期 DS 筛查一项潜在生化标志物，用于筛查该疾病的高风险妊娠。

2. 干血斑（dried blood spots，DBS）产前筛查。目前，我国 DS 产前筛查的主要模式还是孕中期孕妇血清学二联或三联筛查，全国平均筛查覆盖率仅为 13%，明显落后于发达国家。血清标本转运困难，筛查中心分散，质控管理难度大，成本高，偏远贫困地区仍无法开展 DS 筛查。DS DBS 产前筛查技术将滤纸干血斑作为母血载体进行产前筛查，将 AFP 和 free β-HCG 作为干血斑产前筛查的指标，由于其具有标本采集简单、转运成本低廉、标本稳定性增强、实验统一性提高、便于质控管理等优势，适合偏远不发达地区提高产前筛查覆盖率。刘芙蓉等选择 2015 年 1 至 6 月甘肃省 5001 例孕妇进行孕中期干血斑产前筛查，参照 2010 年国家《新生儿疾病筛查技术规范》制作及保存滤纸干血片标本，采用全自动时间分辨免疫荧光分析仪进行干血斑甲胎蛋白（AFP）和 free β-hCG 二联产前筛查检测，评估胎儿患 DS、18 三体综合征（ES）及开放性神经管畸形（ONTD）的风险率。结果筛出 DS 高风险 185 例，ES 高风险 20 例，ONTD 高风险 215 例，总筛查阳性率为 8.4%，阳性患者接受羊水穿刺产前诊断，妊娠结局确诊阳性患者 8 例（DS 5 例、ES 1 例、超雌胎儿 1 例、克氏综合征 1 例），经随访低风险孕妇中无 DS、ES、ONTD 患儿出生。由于我国多数中小城市及偏远地区未能实现 DS 产前筛查的普及，因此寻找一种方便快捷、切实可行的筛查方法，对降低我国出生缺陷势在必行。

3. 母血清学标志物（或联合超声指标）产前筛查与 NIPT 效能比较。目前，母血清学标志物（或联合超声指标）产前筛查越来越受到孕妇外周血胎儿游离 DNA 产前筛查与 NIPT 的冲击。Li 等采用前瞻性队列研究对中国大陆资源有限地区 DS 孕早期联合筛查和 NIPT 筛查进行了筛查效率和卫生经济学评价。10 442 名孕妇接受了孕早期血清学和超声的联合筛查，设假阳性率 5%，高风险（≥1∶600）610 例孕妇（总筛查量 5.8%）中，274 例（44.9%）接受产前诊断，169 例（27.7%）选择了非侵入性产前检测（NIPT），其余 160 例（26.2%）在遗传咨询后拒绝进一步检查。最终获得妊娠结局为 10 174 例（97.4%），确诊 DS 共计 14 例，发生率为 0.13%（1/750），其筛查结果均为高风险。通过孕早期联合筛查，每例 DS 患儿检出费用平均为 59.7 万元；如果所有孕妇孕早期均采用 NIPT 筛查，检出费用平均为 179 万元，即相较于 NIPT，在中国大陆进行孕早期联合产前筛查显示出更大的成本效益。因此认为，中国应该根据更适应于自己的筛查模式、外部质量控制和评价，以及基于本地人群年龄分布的适宜风险阈值的建立，来提高中国产前筛查的效能。

（二）母亲外周血胎儿游离 DNA 产前筛查

无创产前筛查的临床应用：染色体非整倍体疾病是新生儿出生缺陷的主要病因，目前，母亲外周血胎儿游离 DNA 产前筛查及 NIPT 技术已广泛应用于单胎妊娠的胎儿染色体非整倍体疾病产前筛查。

陈英苹等采用高通量测序（HTS）技术在高龄孕妇生育胎儿染色体非整倍体筛查中的临床应用，2090 例单胎高龄孕妇行 NIPT，结果异常的孕妇再行羊膜腔穿刺，羊水细胞培养后染色体 G 显带核型分析。22 例胎儿染色体非整倍体高风险，19 例孕妇自愿接受羊水产前诊断，其中 16 例羊水 G 带核型结果与 NIPT 测序结果一致，包括 12 例 DS，2 例 ES，2 例性染色体异常，阳性预测值为 84.2%（16/19）。张玢等探讨 NIPT 技术在常州地区产前筛查中的临床应用。Qi G 等总结了 NIPT 对高危孕妇检测胎儿非整倍体的影响。以上均提示对于拒绝接受介入性产前诊断的孕妇，临床可推荐无创的高通量基因测序产前检测技术，减少了产前诊断率，进一步降低出生缺陷儿的发生率。

近年来，多胎妊娠发生率逐年升高，而目前现有的产前筛查手段如血清学检查等并不完全适合双胎妊娠，其高于单胎的假阳性率与假阴性率为后续的产前咨询和诊断带来很多困难，针对这类人群尚没有合适的技术进行准确度高、创伤性小的产前筛查手段。双胎 NIPT 产前筛查的国内外报道较少，相关声明和技术规范亦将双胎妊娠列入 NIPT 的慎用人群。

于文倩等于 2015 年 10 月至 2016 年 8 月通过对 423 例 12～31 周双胎孕妇进行 NIPT 检测及其后续介入性产前诊断和胎儿出生后脐血核型验证，检测出 4 例 DS 及 2 例 ES 高风险，核型分析结果表明均为双胎之一为染色体三体，均进行了减胎处理，生后随访存活胎儿发育良好。同时发现 2 例样本存在 X 染色体单体高风险，经羊水穿刺验证，1 例与无创结果一致，另 1 例孕妇两胎儿核型均正常，进一步研究发现后者孕妇本人为嵌合型 46，XX［36］/45，X［64］。因此，无创 DNA 检测的应用前提是需排除孕妇本人染色体异常或其他引入外源 DNA 的情况。对于双胎妊娠进行 NIPT，早期的绒毛膜性判断尤为重要，在单绒双胎中，孕妇外周血中两胎儿的遗传信息一致，NIPT 的准确率与单胎相似；而在双绒双胎中，两胎儿的遗传信息多不同，胎儿游离 DNA 的浓度至少要达到 4% 才能够保证检测的准确率，如双胎只有一胎异常，NIPT 可能会由于异常胎儿的 DNA 比例不够而产生假阴性的结果。孕妇外周血胎儿游离 DNA 的发现为无创产前筛查提供了新思路，目前国内外学者对无创产前筛查的准确性和可行性评估主要是针对单胎妊娠而进行的，对双胎妊娠孕妇群体的适用性相关研究和报道仍然比较少。许旭平等收集怀有男性胎儿的双胎妊娠孕妇 120 例，包括自然双胎 67 例，辅助生殖技术植入的双胎 47 例，双胎消失综合征样本 6 例，并收集 68 例怀有男性胎儿的单胎样本作为对照，采用无创高通量测序方法进行筛查双胎染色体非整倍体，并对胎儿游离 DNA 浓度进行分析。筛查出 2 例双胎染色体三体阳性样本，分别为正常/21-三体和 13-三体/18-三体，均与核型结果一致。自然双胎妊娠组胎儿游离 DNA 浓度明显高于辅助生殖技术植入双胎组、双胎消失综合征组和自然妊娠单胎组，P 值均<0.05。其他 3 组间胎儿游离 DNA 浓度无显著性差异。自然双胎妊娠组、辅助生殖技术植入双胎组、双胎消失综合征单胎组和自然妊娠单胎组 4 个组间 13 号、18 号和 21 号染色体的 Z 值均无显著性差异，即双胎妊娠时对染色体三体的判断值（Z 值）造成影响并不大，这在一定程度上说明高通量测序技术筛查常见染色体非整倍体对双胎妊娠样本同样适用。

孕妇外周血胎儿游离 DNA 产前筛查对胎儿染色体拷贝数变异（CNVs）的检测。要想获得准确可靠的胎儿遗传学异常的 NIPT 检测结果，胎儿 DNA 片段（FF）的大小/计算是非常重要的。Li 等对 117 例平均孕周为 21.1 周已进行过 CMA 介入性产前诊断的妊娠妇女的储存母血浆标本，回顾性地进行了 cffDNA 的 NIPT，其中 18 例阳性（CNVs>1Mb），99 例阴性（CNVs<1Mb 或未检测到 CNVs）。将 NIPT 与胎儿样本 CMA 检测结果比较发现：在 11 例 CNVs >5Mb 的 CMA 阳性样本中，NIPT 的 CNVs 检出率为 90.9%；有 1 例 FF 为 4.7% 的样本 NIPT 未检出 CNVs。另外 7 例 CNVs<5Mb 的 CMA 阳性样本中，NIPT 的 CNVs 检出率为 14.3%；1 例 FF 达 26.7% 的 2.82Mb 重复被检测出。同时被 NIPT 和 CMA

检测出的 CNVs 占 35.7%（5/14），片段长度存在不同（±1Mb）。对于＞1Mb 的 CNVs 来说，当假阳性率为 5.0%时，NIPT 检测的总敏感度和特异度分别为 61.1%和 95.0%。研究显示，对于胎儿常见非整倍体，如果胎儿 DNA 片段足够多，无须增加测序深度，NIPT 即能以较高的敏感性检测出＞5Mb 的 CNVs。NIPT 检出能力主要取决于胎儿 DNA 片段大小和 CNV 的大小。NIPT 筛查出的 CNVs 阳性结果必须通过后续诊断实验来验证确认。

（马光娟　段　玲　王晓军）

二、产前诊断

（一）羊水标志物产前诊断

羊水生化检测和病毒指标检测，可以检出胎儿先天性畸形、遗传代谢性疾病或先天性感染性疾病。Liu 等对孕早期和孕中期行羊水穿刺术的孕妇的羊水进行标志物和胎儿出生数据进行分析，发现白介素-6（IL-6）、基质金属蛋白酶-8（MMP-8）和葡萄糖水平与早产有关。与足月儿相比，在早产组中，羊水 IL-6 和 MMP-8 水平显著升高，葡萄糖水平显著降低。这 3 项指标可以用于早产危险性预测。Wang 等通过对照研究发现，胎膜早破孕妇组母体血清、羊水和脐血中 IL-6、IL-8 和血管细胞黏附分子-1（VCAM-1）的浓度显著高于对照组水平。IL-6、IL-8 和 VCAM-1 联合检测可以对胎膜早破和绒毛膜羊膜炎进行早期诊断，并对新生儿预后进行评估。Wang X 等运用环介导等温扩增法（LAMP）对孕妇外周血和羊水中 CMV DNA 进行检测，发现该方法对 CMV 感染检测的敏感性达 86.96%～100%，特异性达 97.24%～100%，阳性预测值达 97.24%～100%，阴性预测值达 99.05%～100%。运用 LAMP 法联合检测母亲外周血和羊水 CMV DNA 可以了解孕妇 HCMV 活动性感染情况，并对胎儿先天性 HCMV 感染进行评估。

（二）羊水细胞 DNA 产前诊断

微缺失/微重复综合征是一类由于染色体微结构异常所导致的具有复杂临床表现的遗传性疾病。BACs-on-Beads 技术是基于液态芯片的分析技术，除常见的 21/18/13、X 和 Y 5 种染色体非整倍体数目异常进行诊断外，还能对常见的 9 种染色体微缺失/微重复综合征进行检测。微阵列技术可以检测出三倍体以外的全部染色体异常核型。

唐新华等对羊水细胞应用 BoBs 技术产前诊断，准确检出胎儿染色体数目异常，BoBs 检测结果与羊水细胞核型分析结果均一致，同时检出染色体微缺失综合征，其中 DiGeorge 综合征 3 例，Miller-Dieker 综合征 1 例、Wolf-Hirschhorn 综合征 1 例；基于 BoBs 技术检出的 5 例染色体微缺失综合征胎儿中，仅 1 例 Wolf-Hirschhorn 综合征通过传统核型分析技术检测出来，其余 4 例胎儿染色体核型分析结果未见异常。"核型分析＋BoBs"产前诊断新模式可以全面、快速、有效地检测染色体异常和 9 种染色体微缺失综合征，具有较高的临床应用价值。

郭乔丽等探讨染色体微阵列分析技术（CMA）在马蹄足内翻（TE）胎儿产前诊断中的应用。常规染色体核型分析技术对 TE 伴或不伴其他结构畸形的胎儿的异常核型检出率为 2%，CMA 技术对核型正常的 TE 胎儿的致病性 CNV 的检出率提高至 11%。结合产前超声诊断 TE 的假阳性率及两组致病性 CNV 的检出率，建议核型正常的 TE 合并其他畸形的胎儿进一步行全基因组高分辨率 CMA 检测，以排除染色体微缺失或微重复的可能性；单纯 TE 胎儿建议行连续超声复查，如复查结果仍提示为 TE，则建议行 CMA 检测，以降低侵入性产前诊断率及假阳性。李富萍等探讨高通量测序技术分析染色体组拷贝数变异可检测与识别胎儿先天性心脏病患者亚微观的染色体畸变，可以作为传统染色体核型分析技术的补充方法，为再次妊娠提供额外的产前遗传咨询和风险评估的信息，可有效预防 CHD 胎儿的风险。张志强等分析非免疫性胎儿水肿病例中染色体异常及拷贝数变异的发生率。46 例胎儿水肿，通过检测母胎 Rh 血型和抗 D 抗体、ABO 血型及其他相关抗体排除了免疫性水肿因素，计算染色体异常及拷贝数变异比例并分析。46 例胎儿水肿患者中，脐血 21 例（45.65%），羊水 16 例（34.78%），绒毛 9 例（19.57%）。CMA 检测异常的 25 例（54.35%），其中 7 例（15.22%）为 X 单体，3 例（6.52%）为 21 三体，2 例（4.35%）为 18 三体，1 例（2.17%）为 XXX（47，XXX），12 例（26.09%）为微缺失或微重复。提示染色体异常是导致非免疫性胎儿水肿发生的重要原因之一，其中 X 单体、21 三体和 18 三体是三大主要因素。对于非免疫性胎儿水肿的病例，应用 CMA 检测可以替代染色体核型分析，且可做到及早发现、及时处理。

Hui Zhu 等探讨 CMA 在产前诊断胎儿生长受限（FGR）的临床应用价值。对 107 例超声提示为 FGR 病例，通过介入性产前诊断行染色体核型分析，其中 80 例行 CMA 检测。发现染色体异常核型 9.3%（10/107）的情况下，而 CMA 发现了 18.8%（15/80）的异常。CMA 在正常核型 FGR 病例达到了 11.4% 异常检测率。53 例 FGR 病例超声无畸形，CMA 增加（9.4%）染色体异常的检出率。在孕中期 CMA 鉴定的异常率（50%）超过核型检出的异常率（30%）。此外，在非对称 FGR 病例中 CMA 检出率（33.3%）比核型分析（16.7%）高。研究表明 CMA 在中期妊娠超声无异常的 FGR 病例中，相比较与核型分析，有着较高的应用价值。

杜丽等探讨双胎妊娠和三胎妊娠地中海贫血的产前基因诊断情况。对 27 例双胎妊娠和三胎妊娠患者进行绒毛膜穿刺或羊膜囊穿刺胎儿取样，采取裂隙聚合酶链反应及聚合酶链反应结合反向点杂交方法进行产前基因诊断。在进行 α-地中海贫血产前基因诊断的 20 例双胎妊娠及 1 例三胎妊娠中，共对 43 个胎儿进行取材，共检测出 6 例 Bart's 水肿胎，3 例血红蛋白 H 病。在进行 β-地中海贫血产前基因诊断的 6 例双胎妊娠中，共对 9 个胎儿进行取材，共检测到 3 例中重型 β-地中海贫血。地中海贫血的多胎妊娠孕妇产前基因诊断能较有效检出 Bart's 水肿胎和中重型 β-地中海贫血患儿，可预防重型地中海贫血患儿的出生。

（刘　宁　王晓军　段　玲）

三、超声筛查与诊断

胎儿超声检查是出生缺陷监测首选的影像学诊断方法，具有操作方便、安全无创的特点，能对胎儿的脏器及胎儿附属物进行形态学检查，是妊娠过程中最早能发现和诊断胎儿畸形的手段。

超声软指标产前筛查与诊断

超声检查发现的一些非特异性、短暂出现、本身不会造成胎儿发育异常一些微小结构异常，被称为胎儿染色体异常的超声软指标。软指标异常虽然提示胎儿染色体非整倍体风险增高，但是，染色体正常的胎儿中也常出现软指标异常。目前，软指标异常是否需要进一步进行侵入性检查及哪一个超声软指标更加有意义，仍然存在争议。

1. 颈项透明层　胎儿颈项透明层（nuchal translucency，NT）是指胎儿颈椎水平冠状切面皮肤至皮下软组织之间的最大厚度，反映在超声征象上即为胎儿颈后皮下组织内无回声带。国内有研究认为NT 增厚与胎儿染色体异常相关，胎儿染色体异常发生的独立预测因素，染色体异常风险随 NT 值增高而增高。

麦明琴等回顾性分析 223 例 NT 增厚或临界增厚胎儿的染色体核型分析及 a-CGH 结果。发现染色体异常胎儿 47 例（21.2%），其中致病性异常 35 例（15.8%）；a-CGH 检出 37 例（16.6%）异常，其中致病性异常 35 例（15.7%）。按照 NT 值分组，2.5mm≤NT＜3.0mm 者 67 例，G 显带分析及 a-CGH 共检出致病染色体异常 5 例（7.5%）；3.0mm≤NT＜3.5mm 者 62 例，异常 6 例（9.7%）；3.5mm≤NT＜4.0mm 者 36 例，异常 6 例（16.7%）；4.0mm≤NT＜5.0mm 者 29 例，异常 9 例（31.0%）；NT≥5mm 者 29 例，异常 11 例（37.9%）。NT 增厚合并其他超声异常者 29 例，G 显带核型及 a-CGH 分析发现有 8 例（27.6%）存在致病性染色体异常。提出胎儿 NT 增厚与染色体异常关系密切，且染色体异常风险随 NT 值增高而增高，a-CGH 技术能提高致病性 CNVs 的检出率，建议 NT 增厚胎儿应同时行传统染色体核型和 a-CGH 分析。

2. 胎儿颈部皱褶　胎儿颈部皱褶（nuchal fold thickening）是指妊娠 15～23 周时胎儿颈后部皮肤的厚度。目前常用阈值是孕 16～18 周时＜5mm，孕 18～24 周时＜6mm，胎儿颈部皱褶目前被认为是孕中期最灵敏、特异的筛查染色体异常胎儿的超声软指标。对 21 三体的敏感性最高，NT 不能取代 NF。

3. 肠管强回声　胎儿肠管强回声（echogenic bowel，EB）是指胎儿肠管回声强度接近或高于其周围骨骼回声的强度。妊娠中期，有 0.2%～1.8%的病例可观察到胎儿肠管强回声影像，是胎儿超声筛查中比较常见的异常声像。因其常合并有胎儿其他结构异常，且与胎儿染色体异常、先天性肠管畸形、宫内感染，围生期并发症如宫内生长迟缓、早产、胎儿宫内死亡等相关。

孙玲玲研究中，EB 增加胎儿 21 三体风险，阳性似然比为 10.90（OR 11.63，95%CI 2.12～62.74，P＜0.05）。其他对 EB 及胎儿预后的研究显示，孕中期胎儿合并 EB，虽大多预后良好，但较正常胎儿其染色体非整倍体风险有所增加，即使染色体正常，胎儿宫内死亡、发育迟缓的风险明显增加，故 EB

影响胎儿预后，此类胎儿需跟踪随访，评估其生长情况。

4. 心室内强回声点　心室内强回声点（echogenic intracardiac focus，EIF）被描述为心室内孤立的、强度类似于骨回声的点状回声，不伴声影。多见于左心室，也可同时见于左右两个心室。发生率为2%～5%。在临床研究中，王锡娟研究早、中孕期（11～28周）胎儿超声提示心内强回声点30例，行胎儿染色体核型检查，发现染色体核型异常3例，且为染色体结构异常。孙玲玲研究中EIF轻微增加了胎儿染色体异常的风险，阳性似然比为1.83（所有染色体异常）和2.52（21三体）。然而，94例EIF胎儿均合并其他软指标异常，未能反映孤立性EIF的意义。

5. 脉络膜囊肿　脉络膜囊肿（choroid plexus cysts）大多位于一侧脉络膜内，可以单发或多发，声像图上显示为圆形或椭圆形的囊性结构，呈无回声区，直径4～5mm，一般<10mm。多数单纯的脉络膜囊肿预后良好，不引起任何症状和体征。但如果脉络膜囊肿合并胎儿其他部位异常，尤其是多发畸形，胎儿染色体异常的机会增高。18三体胎儿与脉络膜囊肿有较强的相关性。

孙玲玲研究中，8例18三体中有5例存在CPC（OR 21.88，95%CI 5.09～94.09，$P<0.05$）。但针对所有检出染色体异常及21三体综合征胎儿CPC并无统计学意义（$P>0.05$）。

6. 轻度肾盂扩张　肾盂扩张（mild pyelectasis）指胎儿孕16～20周肾盂前后径>4mm，20～30周>5mm，30～40周>7mm，发生率为0.4%～1.5%，轻度的肾盂扩张是指各孕周<10mm，不伴有肾盏的扩张。关于肾盂轻度扩张是否增加胎儿染色体异常风险，目前存在争议。孙玲玲等研究中32胎肾盂扩张胎儿中仅4胎染色体异常，且20胎单发肾盂扩张者均未见染色体异常，认为肾盂轻度扩张，尤其是孤立性，并非预测染色体异常的良好指标（$P>0.05$）。

7. 侧脑室轻度扩张　妊娠15周以后超声测量胎儿侧脑室宽度相对恒定，一般应<10mm，当侧脑室宽度≥10mm且<15mm为轻度侧脑室增宽，≥15mm为重度侧脑室增宽。孤立性轻度侧脑室增宽在排除遗传性疾病和先天感染后，大多数胎儿预后较好。但部分胎儿可以是染色体变异、颅内外结构异常、宫内感染等多种疾病的早期表现。

孙玲玲研究发现，侧脑室轻度扩张可提示胎儿染色体异常风险增加，其诊断染色体异常的阳性似然比8.30，诊断DS的阳性似然比为17.64。但是关于侧脑室轻度扩张是否为独立危险因素和产前诊断指征仍存在争议，因此建议对于超声发现胎儿侧脑室扩张，应综合评估后再确定是否需要行产前诊断。

8. 多个软指标异常　目前，国内有研究认为多个软指标阳性染色体异常的发生率显著高于单个软指标阳性。在临床研究中，王锡娟对异常染色体核型的检出结果进行统计分析。结果发现178例胎儿中染色体异常19例，其中不良结局的染色体核型共11例（非整倍体9例，结构异常2例），多个软指标阳性染色体异常的发生率为42.11%，显著高于单个软指标阳性的6.92%，差异有统计学意义（$P<0.01$）。因此提出对于多个超声软指标阳性的孕妇，建议行介入进一步明确诊断，对于单个软指标阳性的病例，应结合孕妇年龄等其他因素进行评估，减少介入性检查。

（段　玲　夏　燕　叶尔登切切克）

第三节　辅助生殖技术与遗传研究进展

辅助生殖技术（assisted reproductive technology，ART）是目前治疗不孕不育的最主要方法，近 30 余年在临床上得到了越来越广泛的应用，目前常用的 ART 技术包括了体外受精-胚胎移植（IVF-ET）、单精子卵细胞质内注射（intracytoplasmic sperm injection，ICSI）、植入前遗传学诊断（preimplantation genetic diagnosis，PGD）等技术。ART 已经成为治疗不孕不育的重要手段之一，其对子代的健康风险的影响得到了越来越多的关注。由于大量 ART 技术是从实验室直接应用于临床治疗的，对于 ART 技术是否可能引起子代的健康问题一直是人们关注的热点。

一、辅助生殖技术与染色体畸变

随着 ART 技术的不断成熟和治疗方案的不断改进，ART 治疗的单个周期成功率已从最初的 6% 上升到 40% 左右，ART 术后自然流产的发生率一直维持在 20% 左右，使累积获婴率仍局限于 40%～70%。自然流产是限制 ART 获婴率提高的重要原因。染色体畸变是自然受孕的孕妇中发生自然流产的最主要因素。近些年随着 ART 技术增加，ART 是否可能引起染色体异常，得到了关注。为了讨论各种 ART 技术是否可能导致胎儿发生染色体异常导致流产的发生，Wu 对 560 例流产患者的标本进行了核型分析，其中自然受孕 92 例，IVF 治疗 340 例，ICSI 治疗 128 例，其中胎儿的染色体异常比率和非整体染色体率随母亲年龄增加而增加，冻融组的染色体畸变率高于鲜胚组，但无统计学意义。该研究结果证明无论是自然妊娠还是 ART 治疗，胎儿染色体异常仍旧是早期流产的主要原因，ART 的各种手段治疗（包含冷冻卵/冷冻精液等）并不会造成胎儿的染色体异常。

二、辅助生殖技术与表观遗传

越来越多的研究证据表明 ART 与助孕子代的各种近期及远期健康问题的发生相关。在辅助生殖技术操作的过程中，配子及种植前胚胎均暴露于各种人工环境，而目前人工建立的环境与生理状态下的输卵管及子宫内环境还是有一定区别的，如温度、各气体浓度、液体渗透压、pH 水平不完全一致，胚胎发育所需的重要因子缺失或不足等。而辅助生殖的配子及胚胎处于这些人工环境的时期恰逢机体全基因组的表观遗传重编程过程（包括受精及种植前发育过程），那么次于生理环境的人工环境很可能通过干扰表观遗传重编程过程而影响子代健康。越来越多的研究也发现辅助生殖技术可以改变表观遗传学修饰并影响子代健康。表观遗传修饰指的是不涉及 DNA 序列的可产生稳定遗传的表型变化的生物学特征，其包括 DNA 的化学修饰：甲基化、羟甲基化、甲酰化及羧基化修饰；组蛋白的化学修饰：甲基化、乙酰化、磷酸化等各种翻译后修饰；非编码 RNA（ncRNA）：长链非编码 RNA、小干扰 RNA、microRNA、tsRNA 及核小 RNA 等。

种植后的胚胎发育过程中，胚胎及胚胎外组织均发生自主的 DNA 甲基化修饰，重新建立全基因组的 DNA 甲基化模式并控制基因表达。Tan 等建立小鼠模型，收集自然受精及体外授精的 7.5d 胎龄的小鼠胚胎外组织和 10.5d 胎龄的胎盘组织进行高通量 RNA 序列分析（RNA-seq）及甲基化 DNA 免疫共沉淀测序（MeDIP-seq），并进一步运用生物信息学分析可能发生的功能异常，最后进行形态学及表型的验证，结果发现 IVF 所致子代 DNA 甲基化水平差异所控制的基因表达差异可引起如下功能异常：①IVF 子代的胚外组织的肌动蛋白细胞骨架结构发生异常，此异常可能影响尿囊及绒毛膜囊的形成及二者的融合。②血细胞发生及血管形成过程发生异常，可能导致胎盘血管迷路形成发生异常并影响胎盘的营养运输。③能量及氨基酸代谢发生异常，可能导致胚胎发育迟缓甚至死亡。④信号传导通路发生异常，最终可能影响基因转录及翻译过程。IVF 可能通过影响 DNA 甲基化重编程导致子代的胚胎和胎盘组织发生形态学及功能异常，最终导致诸如流产、低出生体重等不良妊娠结局及长远的健康问题。

基因组印迹是指在配子或合子发生期间，来自亲本的等位基因或染色体在发育过程中产生专一性的加工修饰，导致后代体细胞中 2 个亲本来源的等位基因有不同的表达活性，其分子机制与印迹基因的甲基化，尤其是 CpG 岛甲基化密切相关。基因组印迹与胎儿和胎盘的生长发育及细胞增殖有关，正常印迹的改变可引起包括肿瘤在内的多种遗传性疾病。目前研究发现辅助生殖技术可以导致鼠及人类种植前胚胎的基因组印迹发生丢失。Li 等通过建立 IVF 小鼠模型，发现 ART 过程可导致 10.5d 胎龄的胎儿及胎盘生长迟缓。进一步研究发现 ART 降调胎盘上 H19、KvDMR1 及 Snrpn 3 个基因的印迹控制区域的甲基化水平。但是 ART 过程并未影响胎儿胎体的这 3 个基因的印迹情况。ART 可下调胎盘上大部分父源印迹基因的表达并上调大部分的母源性印迹基因的表达，其中父源印迹基因可促进胎儿生长，而母源印迹基因则抑制胎儿生长。而且，ART 过程也可下调大部分胎盘营养因子转运因子的表达。另外，调节胎盘发育的基因表达也受到 ART 的影响。因此，ART 可能通过影响胎盘基因组印迹并导致其发育及功能相关基因的表达异常，最终导致胎盘发育和功能异常。

微小 RNA（miRNA）是短序列的非编码 RNA，可以发挥抑制蛋白质翻译及降低 mRNA 的稳定性等作用。机体 miRNA 的表达模式在种植前胚胎中亦可发生剧烈的变化。胚胎中 miRNA 的异常表达可影响胚胎的种植及种植后的早期发育。Tan 等通过建立 IVF 小鼠模型，收集体内授精及体外授精的 3.5d 胎龄及 7.5d 胎龄的胚胎，并对其 miRNA 的表达谱进行比较分析。分析结果显示，受 IVF 过程影响表达的 miRNA 主要与肿瘤形成、遗传信息传递、糖代谢、细胞骨架形成及神经形成相关。进一步分析显示，miR-199a-5p 在 IVF 组的胚胎中的表达持续性下降，并使 IVF 的囊胚的糖分解速率增加且细胞发育潜能下降，IVF 组的囊胚发生细胞分化异常且种植后胎儿存活率下降。那么，未来也许可以通过阻止 miR-199a-5p 的表达下降以提高 IVF 种植前的发育潜能。

Zhong 等收集了正常妊娠及 IVF 妊娠的足月儿及早产儿的胎盘组织。发现 ART 或早产儿均较正常妊娠足月儿的 Toll-样受体 4（TLR4）表达量增加，NFκB 通路的活性增强且 NFκB 通路的抑制性调节因子 miR-146a 的表达量下降。体外实验则显示 miR-146a 可抑制 NFκB 通路，并下调 IRAK1 及 TRAF6

的表达，从而改变脐血中的细胞因子平衡，使其往促炎症反应的方向倾斜：脐血中促炎症反应的细胞因子 IL-6、IFNγ 及 TNFα 的含量上升，而抑制炎症反应的 IL-10 含量下降。那么 miR-146a 可能通过影响炎症反应通路而影响 ART 子代的早产发生。

合子表达的小非编码 RNA（sncRNA）在机体早期发育中发挥重要的作用。精子中广泛存在小分子非编码 RNA（sncRNA），包括 miRNA、内源性小干扰 RNA（endo-siRNA）及 piwi-相互作用 RNA（piRNAs）等。在授精时，精子可携带这些 sncRNA 进入卵细胞。合成 miRNA 需要 2 种 RNase Ⅲ（Drosha 及 Dicer），而合成 endo-siRNA 仅需 Dicer。Yuan 等建立了 Drosha 条件性敲除小鼠模型及 Dicer 条件性敲除的小鼠模型，以获取 miRNA 和（或）endo-siRNA 部分缺失的卵子或者精子，并运用 ICSI 技术进行授精。结果表明，miRNA 及 endo-siRNA 异常的卵子可以使野生型卵子受精，但是其胚胎的发育潜能显著下降。而将野生型精子中所提取的总 RNA 或者小 RNA 注入 sncRNA 异常胚胎则可逆转其发育潜能下降，且精子中的 Dicer 及 Drosha 敲除所导致的 miRNA 表达谱异常与早期合子发育过程中的基因组激活中所发生的母源性基因的转录异常相关。由此证明，精子来源的 sncRNA 在胚胎早期发育中也发挥着重要的作用，并可能有更长远的健康影响。

在辅助生殖技术中控制良好的卵巢刺激是十分重要的，但是不同个体对促性腺激素的反应各不相同。Xie 等收集了对促性腺激素高反应及正常反应的卵巢颗粒细胞，并比较其 miRNA 的表达模式。研究结果发现卵巢高反应组的 45 个 miRNA 较正常反应组高表达，而有 36 个 miRNA 低表达。生物信息学表明这些差异表达的 miRNA 与细胞周期、转录、细胞增殖及 GnRH 信号通路相关。有多个 miRNA 的差异表达进一步被 Real-timePCR 验证。通过预测，hsa-miR-423-5p 可能结合 AMH、细胞色素 P450-19A1、亚甲基四氢叶酸还原酶、孕激素受体及 FSH，且 hsa-miR-423-5p 在卵巢高反应的颗粒细胞里的表达显著下降，差异表达的 miRNA 可能影响卵巢对促性腺激素的反应性。

越来越多的证据表明，辅助生殖技术可以通过影响胚胎或者胚胎外组织的甲基化水平、ncRNA 表达谱等表观遗传影响其子代的发育，但其中的具体分子机制及更长远的健康影响尚需进一步探索。表观遗传学异常也可以影响辅助生殖的结局，其中的分子机制及如何通过干预表观遗传来改善辅助生殖结局也需进一步探索。

三、植入前遗传学诊断与筛查

植入前胚胎遗传学诊断（preimplantation genetic diagnosis，PGD）与植入前胚胎遗传学筛查（preimplantation genetic implantation，PGS）是指在体外受精及胚胎培养过程中，对具有遗传风险或染色体非整倍数风险的胚胎进行染色体结构及染色体数目的检查，从而筛选出染色体整倍体的胚胎植入母体，提高患者临床妊娠率。PGD 是在胚胎着床之前即对配子或胚胎进行遗传物质分析，选择没有遗传物质异常的胚胎移植。PGS 则建立在试管婴儿基础上，是产前诊断的延伸，它可以提高 IVF 妊娠率，避免因治疗性引产给孕母带来的身心创伤，主要适用于女方高龄、复发性流产、反复 IVF 失败等。

（一）遗传学筛查的活检方式

1. 极体活检 极体是卵母细胞在减数分裂过程中形成的副产品，无论是第一极体还是第二极体都不是胚胎发育的必要部分，因此选择极体进行活检对胚胎发育的影响较少。极体的形成处于胚胎发育的较早期，因此留给医师进行 PGD 的时间较为充裕，避免了冷冻胚胎，但是对于极体检测只能推测母代的遗传信息，不能检测到父源性的基因，以及有丝分裂错误引起的非整倍体和基因突变。

2. 卵裂球活检 采用卵裂期胚胎的卵裂球进行单细胞遗传学分析，可以同时分析父母双方的遗传信息。卵裂期胚胎活检是 PGD 工作中最主要的取材方式之一，在胚胎发育至 6～8 个细胞进行胚胎活检，这个时期胚胎的卵裂球是具有全能性的，因为活检时取 1～2 个卵裂球不会严重影响胚胎发育的潜能。但在卵裂期进行活检，由于可供诊断的细胞有限，而且卵裂期胚胎嵌合比率高达 50% 以上，严重影响 PGD 的准确性，目前这种方式的占有比率逐渐下降。

3. 囊胚的滋养细胞活检 体外培养的胚胎一般会在第 5、6 天发育至囊胚阶段，此时胚胎的数目明显增多，可以达到 100 个以上，囊胚的滋养细胞一般会发育成胎盘或胎膜，不参与形成胎儿部分，因此，活检囊胚的滋养层细胞，不仅仅能最大程度地反映胚胎的遗传学信息，还可以避免对发育成胎儿的部分造成损伤。囊胚期活检可以获得数个或数个滋养层细胞，而且这个阶段染色体的嵌合比率明显低于卵裂期的胚胎，这些可以大大提高 PGD 的准确性。囊胚期取滋养层细胞活检并不影响胚胎的发育潜能，目前认为囊胚期间活检是公认的比较安全的 PGD 方法。Zhang 证明对囊胚的滋养细胞活检根据检测的胚胎专家和胚胎数目的不同成功率而不同，1 到 5 个细胞检测率由 86.7% 逐渐升高至 98.7%，当超过 6 个细胞活检时，诊断效率最大。为了比较检测不同滋养层细胞数目的临床效率，根据不同的滋养细胞的细胞数：分成 1～5 个（A 组）、6～10 个（B 组）、11～15 个（C 组）和 16～41 个（D 组），对于具有 A 级评分的囊胚，四组之间的存活率和植入率没有观察到显著差异。对于等级 B 和 C 级评分的囊胚，四组之间的生存率无显著性差异，随着活检组织细胞数的增加，观察到植入率显著降低。因此选取合适数目的胚囊滋养层细胞是胚囊滋养细胞活检的关键问题之一。

（二）遗传学筛查的检测技术

1. 实时荧光定量 PCR 技术 实时荧光定量 PCR 技术（real time polymerase chain reaction，RT-PCR）通过检测样本 DNA 中的 3～5 个染色体位点是否存在或缺失，并对比正常 DNA 进行分析，从而分析样本 DNA 的染色体拷贝数。PCR 技术检测速度较快，但是检测的位点相对较少，也无法检测染色体结构畸变及单亲源性二倍体。

2. 短串联重复序列 短串联重复序列（short tandem repeat，STR）是一类广泛存在于真核生物基因组中的 DNA 串联重复序列。STR 位点因多态性信息量高、容易检测而普遍应用于 PGD。STR 位点可以测量其所在染色体的拷贝数，因此可以应用于染色体数目和结构异常的 PGD。沈晓婷等选择了 3 个具有染色体罗氏易位的家系进行了 4 个取卵周期（3 个 PGD 周期），所选具体情况如下：家系一患者女方染色体核型 45，XX，t（14;21）（p11q11），2 次自然流产史；家系二，女方 23 岁，男方 29 岁，男方染色体核型 45，XY，t（14;15）（p11q11），并伴有严重弱少精；家系三，女方 30 岁，男方 31 岁，女方染色体核型 45，XX，（13，14）（p11q11），2 次自然流产史所有胚胎。选择正常受精并发育到 6 细胞以上者，常规活检 1 个卵裂球，胚胎活检采用激光打孔法。每个家系采用了 7～15 个具有多态性的 STR 位点分析，共对 24 个胚胎进行了诊断，PGD 的总诊断效率为 95.8%，23 个具有诊断结果的胚胎中，共有 12 个平衡胚胎，11 个异常胚胎，最后共移植胚胎 6 个，获得 2 例临床妊娠，出生了 2 个健康胎儿，染色体核型正常。该研究证明了采用多重置换扩增结合 STR 位点的方便可以进行染色体结构异常的 PGD，具有临床应用价值。

Chen 等对共纳入 14 例血友病 A 患者（FⅧ活性＜40%，排除同一家族来源）、20 例血友病 A 基因携带者，并对其中一例夫妻进行了 STR 联合多重置换扩增的方式进行了 PGD 诊断，最后生育健康胎儿 1 名，这是临床上第一次报道应用 STR 对血友病进行了 PGD，并成功生育健康胎儿。

3. 单核苷酸多态性微阵列　单核苷酸多态性微阵列（single nucleotide polymorphism array，SNP array）是应用已知的核苷酸序列作为探针，与待检测的 DNA 进行杂交，通过对信号的检测进行定性和定量的分析，目前主要应用于染色体易位、倒位、数目异常和单基因病的诊断，是目前在临床上较常用的 PGD 方法之一。

三倍体在人类妊娠中发生率为 2%～3%，导致染色体异常在早期流产中约占 15%。XU 等对 NGS 和 SNP 分析对三倍体检测的灵敏度进行了比较研究，SNP 法在 289 例接受了 PGD 的患者的 1198 个胚胎中检出了 5 个三倍体胚胎，三倍体率为 4.17‰，该研究成果证明 SNP 分析对检测双雄受精和双雄受精三倍体具有更好的敏感性，NGS 法对检测三倍体的敏感率较 SNP 分析低，SNP 分析可以成功鉴定植入前胚胎中的三倍体，具有很好的临床应用价值。

在对单基因病种中，Chen 率先对先天性挛缩性蛛网膜下腔出血和脊髓延髓肌萎缩症 2 种单基因病种进行了 PGD 的研究，对一对携带先天性挛缩性蛛网膜下腔出血和脊髓延髓肌萎缩症 2 种疾病的夫妻进行了 PGD 诊断，对先天性挛缩性蛛网膜下腔出血的诊断选用了 SNP 分析结合 PCR 法检测，而对脊髓延髓肌萎缩症的诊断则直接采用了 PCR 和扩增性别决定区 Y（SRY）基因进行检测。结果证明在这个 PGD 过程中，16 个卵母细胞通过 ICSI 进行授精。ICSI 后第 5 天将 4 个囊胚用于滋养外胚层细胞活检。在 PGD 之后，B4 只有唯一未受影响的囊胚，并用于转移，PGD 的准确性在妊娠 21 周通过羊膜穿刺术证实，分娩一体重 2850g 的健康男孩。

4. 二代测序技术　二代测序技术（next generation sequencing，NGS）又称高通量测序，该技术的原理是将基因组的 DNA 用限制性内切酶切割成一定长度范围的 DNA 文库，然后再应用 PCR 法进行扩增，随后进行大范围引物杂交和酶延伸反应，同时进行合成和测序，每一步释放的荧光信号经计算机处理后可以获得序列信息，具有高通量、速度快、成本低、准确性高的特点，近些年在临床上得到广泛的应用。在 PGD 中应用 NGS 技术对单基因遗传性疾病进行筛查，另一方面利用 NGS 技术进行 PGD，可以选择遗传正常的胚胎进行移植。

染色体病携带者在生育时，由于不平衡胚子的问题会导致患者出现反复性流产、生育能力下降、胎儿畸形等问题，应用 NGS 进行 PGD 不仅可以检测到易位相关染色体，也能检测到其余染色体异常情况。易位染色体携带是临床上反复流产的好发原因之一，然而，由于技术限制，相互易位携带者胚胎很少与正常的胚胎区分开来。HU 建立了临床适用的方法来确定相互易位的精确断点，并设计了进一步检测正常胚胎的办法。在前期临床试验中，在 8 名易位携带者中通过 NGS 来分析断点和邻近的单核苷酸多态性，PCR 和 NGS 结合检测出其中 7 位易位平衡携带者的精确断点，进一步检测发现其中 6 位易位携带者中的 9 个基因断裂点。在胚胎分析阶段，SNP 分析结合 PCR 分析来检测携带易位基因的胚胎，在 15 例被诊断为染色体平衡的胚胎中，13 例为平衡易位的携带者，2 例为正常。而在后期的产前诊断中有 5 名携带者和 1 名正常胎儿被确认了前期诊断。该研究证明，NGS 结合 SNP 分析可以准确评估易位携带者的遗传风险，在临床上具有可行性。

Zhang 对 21 例具有不孕症和反复流产史的易位夫妇使用拷贝数变异测序（copy number variation sequencing，CNV-Seq）进行 PGD 诊断，在 98 个被检测胚胎中共有 68 个非整倍体和 30 个整倍体胚胎。在非整倍体胚胎中，最常见的异常是分段易位不平衡，其次是整个常染色体三倍体和单体，非易位染色体的节段性不平衡和嵌合体。在由分段易位产生的所有不平衡胚胎中，CNV-Seq 精确地确定了从预测的断点延伸到染色体末端的两个节段性的基因易位。在 21 例进行了 PGD 的患者中，8 例患者的胚胎全部异常，剩下的 13 例患者至少有一个可用于转移的正常或染色体平衡的整倍体胚胎，最后一共有 7 名健康婴儿出生。在妊娠 18 周对其中 4 个胎儿进行了产前检测，核型与原始 PGD 结果相匹配。该研究证明在临床上对易位染色体的 PGD 检测中，CNV-Seq 对于胚胎染色体的检测具有较高灵敏性，能够鉴定真正的整倍体胚胎进行转移，从而排出遗传问题胚胎。

在单基因疾病如 X 连锁低磷性佝偻病、地中海贫血、神经性纤维瘤等重症，NGS 通过建立单体型与结合深度捕获测序结合可以对单基因进行诊断，但是目前尚未见大规模的临床应用。REN 首先将 NGS 中的非整倍体测序和连锁分析（mutated allele revealed by sequencing with aneuploidy and linkage analyses，MARSALA）测序方式用于脊髓性肌萎缩的诊断。传统对脊髓性肌萎缩的诊断方式采用 STR 或 SNP 结合 PCR 的方式进行诊断，但是这些方式不能有效识别携带野生型基因的胚胎。在该研究中，REN 等针对具有脊髓性肌萎缩基因的 2 个携带家庭进行了 MARSALA 方法的 PGD，结果，其中一对夫妇生下了一个无脊髓性肌萎缩基因突变的健康婴儿。这是 MARSALA 方法第一次应用于脊髓性肌萎缩的 PGD，通过这种方法可以从野生型胚胎中识别杂合性缺失的胚胎，相比传统应用的 STR 法和 SNP 法具有更好的准确性。乔杰团队对一例男方遗传性多发性骨软骨瘤夫妇进行了 NGS 联合 PCR 检测，在获得的 18 个囊胚，发现 9 个 PCR 结果正常的胚胎有 3 个胚胎中有新发突变，另外还有 3 枚染色体异常，证明了 NGS 对单基因遗传病筛查的更好准确性。谢美娟等选择了 2 对地中海贫血-SEA 缺失型携带者夫妇体外授精胚胎活检后的 6 个胚胎样本，应用 NGS 技术进行了 PGD 诊断，同时采用 PCR 进行了平行对照检测，结果 2 个家系 6 个胚胎样本的 PGD 结果分别为-SEA/αα 母源携带、-SEA/-SEA、-SEA/αα 母源携带、-SEA/-SEA、-SEA/αα 母源携带和-SEA/-SEA，PCR 检测结果为家系

1 父母均有 SEA 杂合子，E1 为正常、E2 为 SEA 纯合子、E3 为正常；家系 2 检测结果分别为父母均为 SEA 杂合子，E4 为 SEA 纯合子、E5 为正常、E6 为 SEA 纯合子。这个结果证明利用 NGS 不仅仅可以检测 23 对染色体的核型，同时解决了单细胞扩增等位基因脱扣造成的假阳性和假阴性的风险，具有更好的临床应用价值。

人胚胎干细胞系 chHES-478 来源于在 PGD 诊断为白化病的异常囊胚，DNA 测序分析证实，chHES-478 细胞系携带 *TYR* 基因的复合杂合突变，特征测试证明，chHES-478 细胞系呈现多能性的典型标记，并具有在体外和体内形成 3 个胚层的能力。

人类胚胎干细胞系 chHES-468 来源于在 PGD 诊断为多囊肾综合征患者捐赠的异常囊胚，DNA 测序分析证实，chHES-468 细胞系携带 PKD1 的杂合突变 c.10526-10527delAG。特征测试证明，chHES-468 细胞系呈现多能性的典型标记，并具有在体外和体内形成 3 个胚层的能力。

人类胚胎干细胞系 chHES-480 来源于在 PGD 后诊断为肾上腺脑白质营养不良的异常囊胚，DNA 测序分析证实，chHES-480 细胞系携带 ABCD1 基因的半合子错义突变 c.1825G＞A。特征测试证明，chHES-480 细胞系呈现多能性的典型标记，并具有在体外和体内形成 3 个胚层的能力。

综上，通过 PGS/PGD 技术可以把对某些疾病发现和诊断的时机提前到胚胎发育的最早阶段，阻断了胚胎非整倍体和单基因遗传病的发生，降低早期流产率和出生缺陷。同时，PGS/PGD 支持选择性单胚胎移植，通过挑选染色体正常的具有高发育潜能的胚胎进行移植，降低胚胎移植数目，从而减少医源性的双胎妊娠及多胎妊娠给母儿带来的风险，真正达到单胎活产的目的。相信随着科学的发展和进步，未来将联合多种方法来进行目标胚胎的筛选，从而提高高龄女性 ART 的成功率，改善高龄女性的妊娠结局。

（刘　巍　柯张红　林　元）

参考文献

[1]　郑杰梅，刘之英，夏培，等. 1372 例智力低下患儿的细胞遗传学分析. 中华医学遗传学杂志，2016，33（4）：584-585.

[2]　王红英，李海波，何亚香，等. 505 例先天畸形新生儿的细胞遗传学分析. 中华医学遗传学杂志，2016，33（1）：114-116.

[3]　张月莲，窄静丽，化爱玲. 478 例闭经患者的遗传学及内分泌学分析. 中华医学遗传学杂志，2016，33（1）：111-113.

[4]　Liang L, Xie Y, Shen Y, et al. A Rare de novo interstitial duplication at 4p15. 2 in a boy with severe congenital heart defects, limb anomalies, hypogonadism, and global developmental delay. Cytogenet Genome Res, 2016, 150（2）：112-117.

［5］　He T, Zhang X, Deng H, et al. A novel Y chromosome microdeletion potentially associated with defective spermatogenesis identified by custom array comparative genome hybridization. Reprod Biomed Online, 2017, 34（1）：75-81.

［6］　Fan W, Wang B, He S, et al. A novel missense mutation 224G＞T（R75M）in SRY coding region interferes with nuclear import and results in 46, XY complete gonadal dysgenesis. PLoS One, 2016，11（12）：e0168484.

［7］　秦雪艳，董文科，王伟，等. 46，XX 男性综合征患儿五例的临床特征及基因分析. 中华儿科杂志，2016，54（11）：840-842.

［8］　楚艳，吴东，侯巧芳，等. 微阵列比较基因组杂交技术在自然流产遗传学分析中的应用. 中华妇产科杂志，2016，51（8）：592-596.

［9］　袁海明，朱钧萍，邓小燕，等. 染色体微阵列技术在 2000 例儿科患者中的应用. 中华医学遗传学杂志，2016，33（2）：247-251.

［10］　苏凤娟，曾译，萱裴中，等. 12 个亨廷顿病家系的临床特点及家系分析. 中国神经精神疾病杂志，2016，42（1）：6-10.

［11］　贺静，曾小红，徐咏梅，等. 中国云南汉族和傣族育龄人群的地中海贫血基因分析. 中国实验血液学杂志，2016，24（1）：150-156.

［12］　李敏清，陆雪梅，简文倩，等. 广西各民族地中海贫血基因型分布及产前诊断分析. 中国实验血液学杂志，2016，24（4）：1116-1120.

［13］　郝晓艳，张烨，谷孝艳，等. 胎儿先天性心脏病的全基因组低覆盖度测序及目标区域捕获测序研究. 中华围产医学杂志，2016，19（6）：412-417.

［14］　Lin H, Ouyang H, Zhu J, et al. Lens regeneration using endogenous stem cells with gain of visual function. Nature, 2016, 537（7621）：558-562.

［15］　许遵鹏，孙茜，韩瑾，等. 11～13^{+6}孕周唐氏综合征与正常妊娠孕妇血清胎盘生长因子水平对比分析. 国际检验医学杂志，2016，37（12）：1595-1597.

［16］　刘芙蓉，郝胜菊，王兴，等. 甘肃地区孕妇孕中期干血斑产前筛查结果分析. 国际检验医学杂志，2016，37（24）：3426-3428，3431.

［17］　Li B, Sahota DS, Lao TT, et al. Applicability of first-trimester combined screening for fetal trisomy 21 in a resource-limited setting in mainland China . BJOG, 2016, 123（Suppl 3）：23-29.

［18］　陈英苹，郑芳秀，周琴，等. 无创产前检测在高龄孕妇中检测胎儿非整倍体的临床应用. 生殖与避孕，2016，36（9）：708-711.

［19］　张玢，刘建兵，张晓青，等. 高通量基因测序产前筛查技术（NIPT）在常州地区的临床应用经验总结. 中国产前诊断杂志电子版，2016，8（3）：25-30.

［20］　Qi G, Yi J, Han B, et al. Noninvasive prenatal testing in routine clinical practice for a high-risk population: Experience from a center. Medicine（Baltimore），2016, 5（41）：e5126.

[21] 于文倩，吕远，尹少尉，等. 无创产前检测技术在双胎染色体非整倍体疾病筛查中应用研究. 中国实用妇科与产科杂志，2016，32（10）：986-989.

[22] 许旭平，谢美娟，甘海燕，等. 基于高通量测序技术无创筛查双胎染色体非整倍体及胎儿游离DNA浓度分析. 分子诊断与治疗杂志，2016，8（6）：375-379.

[23] Li R, Wan J, Zhang Y, et al . Detection of fetal copy number variants by non-invasive prenatal testing for common aneuploidies . Ultrasound Obstet Gynecol，2016，47（1）：53-57.

[24] Liu Y, Liu Y, Zhang R, et al. Early- or mid-trimester amniocentesis biomarkers for predicting preterm delivery: a meta-analysis. AnnMed, 2017, 49（1）：1-10.

[25] Wang Y, Wang HL, Chen J, et al. Clinical and prognostic value of combined measurement of cytokines and vascular cell adhesion molecule-1 in premature rupture of membranes. Int J Gynaecol Obstet, 2016, 132（1）：85-88.

[26] Wang X, Li X, Hu S, et al. Rapid detection of active human cytomegalovirus infection in pregnancy using loop-mediated isothermal amplification. Mol Med Rep, 2015, 12（2）：2269-2274.

[27] 唐新华，杨必成，朱姝，等. 染色体核型分析与BoBs技术联合检测染色体异常和染色体微缺失综合征的产前诊断新模式的建立及应用. 中华妇产科杂志，2016，51（5）：325-330.

[28] 郭乔丽，符芳，李茹，等. 染色体微阵列分析技术在马蹄足内翻胎儿产前诊断中的应用. 中华妇产科杂志，2016，51（7）：484-490.

[29] 李富萍，张铡，闫有圣，等. 应用高通量测序的染色体组拷贝数分析技术在先天性心脏病产前诊断中的应用. 中国优生与遗传杂志，2017，25（6）：86-87.

[30] 张志强，陈宝江，林少宾，等. 染色体微阵列技术在非免疫性胎儿水肿查因中的应用. 国际遗传学杂志，2016，39（5）：240-245.

[31] Zhu H, Lin S, Huang L, et al. Application of chromosomal microarray analysis in prenatal diagnosis of fetal growth restriction. Prenatal Diagnosis, 2016, 36（7）：686-692.

[32] 杜丽，秦丹卿，王继成，等. 双胎及三胎妊娠地中海贫血产前基因诊断研究. 实用妇产科杂志，2016，32（2）：129-132.

[33] 麦明琴，熊盈，魏然，等. 223例颈项透明层增厚胎儿的染色体核型及aCGH结果分析. 中国产前诊断杂志（电子版），2016，8（4）：17-21.

[34] 孙玲玲，邓学东，姜纬，等. 中孕期超声软指标在胎儿染色体筛查中的价值. 中国医学影像技术，2016，32（5）：765-768.

[35] 王锡娟，李娟. 超声软指标在产前染色体异常系统筛查中的临床价值. 中国妇产科临床杂志，2016，17（1）：68-69.

[36] 贺丽人，李玉艳，李元华，等. 1237例胚胎移植术后母儿的围产结局分析. 第三军医大学学报，2016，38（23）：2516-2521.

[37] Tan K, Zhang ZN, Miao K, et al. Dynamic integrated analysis of DNA methylation and gene expression profiles in

vivo and in vitro fertilized mouse post-implantation extraembryonic and placental tissues. Molecular Human Reproduction, 2016, 22（7）：485-498.

［38］ Li B, Chen SQ, Tang N, et al. Assisted reproduction causes reduced fetal growth associated with downregulation of paternally expressed imprinted genes that enhance fetal growth in mice. Biology of Reproduction, 2016, 94（2）：45.

［39］ Tan K, Wang XD, Zhang ZN, et al. Downregulation of miR-199a-5p disrupts the developmental potential of in vitro-fertilized mouse blastocysts. Biology of Reproduction, 2016, 95（3）：54.

［40］ Zhong XQ, Jiang YZ, Liu PW, et al. Toll-like 4 receptor/NF kappa B inflammatory/miR-146a pathway contributes to the ART-correlated preterm birth outcome. Oncotarget, 2016, 7（45）：72475-72485.

［41］ Yuan SQ, Schuster A, Tang C, et al. Sperm-borne miRNAs and endo-siRNAs are important for fertilization and preimplantation embryonic development. Development, 2016, 143（4）：635-647.

［42］ Xie S, Batnasan E, Zhang Q, et al. MicroRNA Expression is Altered in Granulosa Cells of Ovarian Hyperresponders. Reproductive Sciences, 2016, 23（8）：1001-1010.

［43］ Zhang S, Luo K, Cheng D, et al. Number of biopsied trophectoderm cells is likely to affect the implantation potential of blastocysts with poor trophectoderm quality. Fertil Steril, 2016, 105（5）：1222-1227.

［44］ 沈晓婷，吴海涛，徐艳文，等. 短串联重复序列在染色体罗氏易位植入前遗传学诊断的应用. 实用妇产科杂志，2016，32（11）：830-833.

［45］ Chen J, Wang J, Lin XY, et al. Genetic diagnosis in hemophilia A from southern China: five novel mutations and one preimplantation genetic analysis. Int J Lab Hemaol, 2017, 39（2）：191-201.

［46］ Xu J, Niu W, Peng Z, et al. Comparative study of single-nucleotide polymorphism array and next generation sequencing based strategies on triploid identification in preimplantation genetic diagnosis and screen. Oncotarget，2016, 7（49）：81839-81848.

［47］ Chen L, Diao Z, Xu Z, et al. The clinical application of preimplantation genetic diagnosis for the patient affected by congenital contractural arachnodactyly and spinal and bulbar muscular atrophy. J Assist Reprod Genet, 2016, 33（11）：1459-1466.

［48］ Hu L, Cheng D, Gong F, et al. Reciprocal translocation carrier diagnosis in preimplantation human embryos. EBio Medicine, 2016, 14: 139-147.

［49］ Zhang W, Liu Y, Wang L, et al. Clinical application of next-generation sequencing in preimplantation genetic diagnosis cycles for Robertsonian and reciprocal translocations. J Assist Reprod Genet, 2016, 33（7）：899-906.

［50］ Ren Y, Zhi X, Zhu X, et al. Clinical applications of MARSALA for preimplantation genetic diagnosis of spinal muscular atrophy, J Genet Genomics, 2016, 43（9）：541-547.

［51］ 谢美娟，邓权衡，邓红辉，等. 应用下一代测序技术对 α-地中海贫血进行胚胎植入前遗传学检测. 分子诊断与治疗杂志，2016，8（6）：367-374.

［52］ Sun Y, Zhou X, Chen J, et al. Generation of human embryonic stem cells from abnormal blastocyst diagnosed with albinism. Stem Cell Res, 2016, 17（3）：643-645.

［53］ Ouyang Q, Zhou X, Chen J, et al. Human embryonic stem cells derived from abnormal blastocyst donated by polycystic kidney syndrome patient. Stem Cell Res, 2016, 17（3）：637-639.

［54］ Ouyang Q, Zhou X, Chen J, et al. Generation of human embryonic stem cells from abnormal blastocyst diagnosed with adrenoleukodystrophy. Stem Cell Res, 2016, 17（3）：634-636.

第十一章　中国生殖健康与避孕节育研究精选文摘与述评

【题目】血浆 miR-125a, miR-361 和 miR-133a 可作为迟发性性腺功能减退症的新颖生物标志物（TheplasmamiR-125a, miR-361 and miR-133a are promising novel biomarkers for late-onset hypogonadism）

【来源】Scientific Reports, 2016, 6: 23531

【文摘】Chen 等通过病例对照研究，评估血浆 miRNA 是否可以用作迟发性性腺功能减退症（late-onsethypogonadism，LOH）诊断的生物标志物。本研究在筛查阶段，利用 Illumina 公司 HiSeq2000 高通量测序方法检测 10 对 LOH 患者和健康对照血浆 miRNA 的差异表达；随后利用实时荧光定量聚合酶链反应(fq-RT-PCR)方法进行初步验证；对选出的差异表达 miRNA，利用 fq-RT-PCR 方法，在 26 对 LOH 患者和健康对照中进行扩大验证。结果显示：与对照组相比较，3 个 miRNA（miR-125a-5p、miR-361-5p 和 miR-133a-3p）在 LOH 患者中的表达水平明显下调。miR-125a-5p、miR-361-5p 和 miR-133a-3p 对 LOH 的诊断，ROC 曲线下面积（AUC）分别是 0.682、0.698 和 0.765。三者组合的 AUC 为 0.835，显示出对于 LOH 更有效的诊断。在这 3 个 miRNA 中，miR-133a-3p 对于 LOH 具有最好的诊断价值，敏感性为 68.2%，特异性为 77.3%。此外，回归分析发现，miR-133a-3p 的表达水平与 AMS 评分呈负相关，表明 miR-133a-3p 的表达水平与临床症状严重程度呈负相关。而 miR-361-5p 的表达水平与血清总睾酮和游离睾酮的浓度呈正相关。结论：血浆 miRNA 在 LOH 患者和健康对照组之间差异表达。经过筛查、验证和确认，发现 3 个血浆 miRNA 可作为 LOH 诊断的新型生物标志物，这些 miRNA 可能参与 LOH 的发病机制。

（陈耀平）

【述评】迟发型性腺功能减退症（late-onsethypogonadism，LOH），俗称男性更年期，是一种与年龄相关的临床和生化综合征，以血清睾酮水平缺乏和一系列特殊的临床症状为特征；LOH 的发生，导致患者生活质量的显著改变，多器官系统的功能受到影响。然而，国内外对于 LOH 的研究远远落后于女性更年期，在世界各国步入老龄化的当代，对于 LOH 的研究尤显重要。目前，LOH 的诊断多采用欧洲男性衰老研究会（European Male Ageing Study，EMAS）的标准，包括同时出现的反复低血清睾酮和 3 个性功能症状（勃起功能障碍、性欲和晨勃频率降低）。然而，通过这个标准，只有 2.1% 的 40～79 岁男性被诊断为 LOH。但是，在 40～79 岁的男性中，低睾酮和性功能症状的发生率高达 20% 以上，目前的诊断标准并不能完全满足临床需求。而且在亚洲等国家，中老年男性的激素变化特点与欧洲国家不同，这个标准也不合适。因此，需要更合适的诊断标准；另一方面，对于诊断标准中的游离睾酮这一关键指标，目前测定方法和计算方法有诸多争论，也需要发掘血液中稳定表达、无创的、检测方法简便、经济，以及客观的生物标志物。该研究严格使用病例-对照，研究结果显示，miR-125a-5p，miR-361-5p和 miR-133a-3p 可以作为 LOH 诊断的新型生物标志物，这些 miRNA 可能参与 LOH 的发病机制。然而，该研究的样本有限，尚需要大样本的研究和进一步的功能研究来确认。

（熊承良）

【题目】CatSper1 DNA 疫苗的构建和对雄性小鼠的抗生育作用（Construction of a CatSper 1 DNA vaccine and its antifertility effect on male mice）

【来源】PLoS One, 2015, 10(5): e0127508

【文摘】精子阳离子通道 1（CatSper 1）是一种特异的精子阳离子通道蛋白，对精子功能和男性生育能力至关重要。CatSper 1 仅在减数分裂和减数分裂后生精细胞中表达，因此属于免疫豁免的精子发生特异性抗原。我们先前已经证实了其跨膜结构域和孔区域的免疫避孕潜力，并报道了其 B 细胞表位对雄性小鼠的抗生育作用。为开发针对男性避孕的 CatSper 1 基因疫苗，将小鼠 CatSper 1 基因的全长开放阅读框克隆到质粒 pEGFP-N1 中，构建 DNA 疫苗 pEGFP-N1-CatSper 1。确认疫苗在体外小鼠 N2a 细胞和体内小鼠肌肉组织中被转录和翻译。肌内注射疫苗后诱导雄性小鼠产生特异性免疫反应，对精子超活化能力和前向运动能力有显著的抑制作用，从而降低雄性小鼠的生育能力。实验组生育率为 40.9％，显著低于对照组（81.8％）。观察到交配行为、精子生成和睾丸/附睾的组织学没有显著变化。鉴于 CatSper 1 在不同物种间表现出高度的同源性，CatSper 1 DNA 疫苗可能是开发用于人类和动物的免疫避孕疫苗的良好策略。

（余　琼）

【述评】CatSper 1 是精子超活化运动所必需精子特异性阳离子通道，敲除后小鼠完全不育。课题组前期通过用抗 CatSper 1 抗体观察到对人精子功能和小鼠体外受精的明显抑制作用，提示其跨膜区和孔区的避孕潜力（Fertil Steril, 2009, 92: 1141-1146）；随后又观察了 CatSper 1 的跨膜结构域中的 B 细胞表位免疫雄性小鼠对生育力的抑制作用，在交配试验中观察到生育力显著下降（Fertil Steril, 2012, 97: 445-452.）。本次研究是继前期研究后，进一步研究了 DNA 疫苗，初步表明了 DNA 疫苗的免疫避孕潜能，但同时也出现了免疫避孕疫苗普遍存在的问题：疫苗的抗生育效果离用于避孕还有距离，需要进一步加强。根据免疫避孕的特点和普遍存在的问题，我们推测有以下 2 个主要原因：①DNA 疫苗引发的免疫反应强度不够，这也是限制核酸疫苗发展的瓶颈问题。②精子特异性抗原如果用于男性避孕不同于用于女性避孕，由于血睾屏障的存在，产生的抗体作用的环节可能不够，与精子结合的抗体量不足以完全阻断精子的功能。目前，课题组在国家自然科学基金的资助下，针对以上 2 个问题，从疫苗构建及增加抗体作用环节 2 个方面探索增加精子特异性抗原用于男性免疫避孕效果的新思路。

（李红钢）

【题目】线粒体融合蛋白 2 通过调控减数分裂和线粒体功能调控卵母细胞发育及质量（Mitofusin 2

regulates the oocytes development and quality by modulating meiosis and mitochondrial function）

【来源】Scientific Reports, 2016, 29(6): 30561

【文摘】Liu 等通过转染技术研究了线粒体融合蛋白 2（Mfn2）在小鼠卵母细胞发育及质量方面的作用。本研究利用 Mfn2-siRNA 转染 ICR 小鼠未成熟卵母细胞，降调其 Mfn2 的表达，从卵母细胞体外成熟率、受精率、纺锤体形态、线粒体分布及功能等方面评估 Mfn2 在卵母细胞发育及质量方面的作用。结果显示如下几个方面。

（1）Mfn2 的降调影响卵母细胞的成熟率及受精率：体外培养 16h 后，Mfn2-siRNA 组分别与 Cy3-siRNA 组和空白对照组相比，成熟率明显下降（Mfn2-siRNA 组 54.7%，Cy3-siRNA 组 78.8%，空白对照组 81.3%，$P < 0.05$）；各组成熟卵行 IVF，Mfn2siRNA 组分别与 Cy3-siRNA 组和空白对照组相比，受精率（二细胞率）明显下降（Mfn2-siRNA 组 61.0%，Cy3-siRNA 组 76%，空白对照组 77.5%，$P < 0.05$）。

（2）Mfn2 的降调导致卵母细胞线粒体功能障碍：用 JC-1 测量卵母细胞线粒体膜电位大小，Mfn2-siRNA 组明显低于 Cy3-siRNA 组（$P < 0.01$）；用 RT-PCR 测量 mtDNA 的表达，Mfn2-siRNA 组低于 Cy3-siRNA 组（$P < 0.05$）。

（3）Mfn2 的降调导致卵母细胞线粒体分布异常：Cy3-siRNA 组中，卵母细胞线粒体薄片状分布在核周的占 69%，分散于胞质的占 31%；而在 Mfn2-siRNA 组中卵母细胞线粒体薄片状分布在核周的比例明显降低，只占 38.9%（$P < 0.05$），分散于胞质的比例上升，占 61.1%（$P < 0.05$）。

（4）Mfn2 的降调影响卵母细胞的减数分裂：通过比较纺锤体形态及减数分裂相关蛋白发现，Mfn2-siRNA 组相比于另外两组，其纺锤体形态及染色体分离情况出现明显异常，其 MII 卵母细胞的 DAZL 和 SCP3 蛋白表达水平也明显下降。结论：降调卵母细胞中线粒体融合蛋白 2 的表达可通过调控减数分裂和线粒体功能影响卵母细胞发育及质量。

（刘　群　汪玲娟　陈　礼　相文佩）

【述评】线粒体是卵母细胞胞质中含量最为丰富的细胞器，其结构和分布在卵母细胞发育成熟过程中呈现显著变化，同时线粒体产生的 ATP 是卵母细胞成熟、受精及胚胎发育主要的能量来源。线粒体融合蛋白 2（Mfn2）是定位于线粒体外膜的 GTP 酶，可以通过 GTP 水解发挥功能，可调控线粒体融合、分裂和线粒体功能。本研究中将小鼠卵母细胞中的 Mfn2 基因沉默，发现卵母细胞线粒体的功能显著降低，而且 Mfn2 表达水平降低以后，卵母细胞第一极体排出率及受精率显著降低，纺锤体、染色体形态发生异常，说明 Mfn2 可通过调控线粒体功能影响卵母细胞发育及质量，Mfn2 表达水平的高低是评估卵母细胞和胚胎质量高低的重要指标之一。本研究分组中若再添加一组 Mfn2 补救组会使结果更为严谨可靠。

（相文佩）

【题目】叶酸缺乏影响基因 *Esr1*、*Cav1*、*Elavl1* 启动子甲基化水平和表达量及对精子发生产生不利影响（Effect of folate deficiency on promoter methylation and gene expression of *Esr1*, *Cav1*, and *Elavl1*, and its influence on spermatogenesis）

【来源】Oncotarget, 2017, 8(15): 24130-24141

【文摘】Yuan 等探究了叶酸缺乏对男性生殖功能的影响及其机制。研究中纳入了 269 例男性不育患者，检测精浆叶酸水平，评估了其与精液参数的关系，并构建了叶酸缺乏小鼠动物模型，测定了基因 *Esr1*、*Cav1*、*Elavl1* 启动子甲基化水平和表达量。结果显示：精液参数正常者精浆叶酸浓度显著高于无精子症患者（26.21 *v.s.* 24.01nmol/L，$P<0.05$），叶酸水平与精子密度呈正相关（$r=0.19$，$P<0.01$）；动物模型显示叶酸缺乏抑制精子生成（$P<0.05$）；与对照组相比，叶酸缺乏抑制基因 *Esr1*、*Cav1*，*Elavl1* mRNA 和蛋白的表达，差异均有统计学意义（$P<0.05$），然而其启动子区甲基化水平未受影响（$P>0.05$）。结论：叶酸缺乏可能通过影响相关重要基因的表达而抑制精子发生，因此叶酸可能是影响男性生殖健康的因素之一。

（袁红方）

【述评】叶酸是一种极为重要的水溶性 B 族维生素，参与 DNA、RNA 和蛋白质的合成及甲基化反应。既往研究显示妊娠妇女叶酸不足导致神经管缺陷畸形，因此女性孕前孕中期常规补充叶酸，但较少研究关注叶酸对男性生殖功能的影响，备孕期男性是否补充叶酸存在争议。精子发生是涉及多基因的复杂过程，甲基化等表观遗传因素越来越受到重视，该研究结果显示叶酸缺乏是影响精子质量的重要因素，叶酸缺乏影响重要基因的表达，从而损伤男性生殖功能。但目前的研究关注的基因数量还有限，后续应在基因组学范围进行更全面的研究。

（章慧平 赵 凯）

【题目】在体外受精中基于胚胎培养液基因测序的无创胚胎染色体筛查技术（Noninvasive chromosome screening of human embryos by genome sequencing of embryo culture medium for in vitro fertilization）

【来源】Proc Natl Acad Sci USA, 2016, 113 (42): 11907-11912

【文摘】Xu 等通过使用多次退火环状循环扩增（multiple annealing and looping based amplification cycles，MALBAC）技术，对胚胎培养过程中释放至培养液的游离 DNA 进行全基因组扩增（whole genome amplification，WGA），再结合第二代高通量测序，得出全 24 染色体的遗传信息，建立了一种基于胚胎培养液基因测序的无创胚胎染色体筛查（non-invasive chromosome screening，NICS）技术。对 42 个囊胚，同时进行了胚胎培养液全基因组和传统的胚胎活检样本的 CNV（copy-number variations）检测，检测正确率为 85.7%，即胚胎活检样本和胚胎培养液的阴性和阳性 CNV 结果一致的概率，其中，染色体异常的检测阳性率为 45.2%（19/42），阴性率为 54.8%（23/42）；再通过对比培养液与对应整个胚胎（捐赠胚胎）的染色体非整倍体情况，对这种 NICS 技术用于胚胎植入前遗传学筛查的准确性和有效性进行评价，结果显示 NICS 样本与胚胎样本存在高度的相关性，敏感度和特异度达 88.2%（15/17）和 84.0%（21/25），阴性结果的检测正确率（阴性预示值，negative predictive value）达 91.3%（21/23）。鉴于这样的评价结果，Xu 等又在 7 对染色体平衡易位、无精子症、复发性流产、反复种植失败的夫妻中，采用此方法对体外受精胚胎进行了染色体筛查，筛选正常囊胚移植后 6 人成功受孕，5 人活产。研究认为这种基于胚胎培养液基因测序的无创胚胎染色体筛查技术是一种安全、有效、无须活检的非侵入性胚胎染色体筛查方法，既避免了对胚胎的活检操作，又具有较高的检测准确性，在临床具有广阔的应用前景。

（许 娟）

【述评】植入前胚胎遗传学筛查（preimplantation genetic screening，PGS）主要用于无已知遗传学异常，但存在高度胚胎非整倍体风险的夫妇，对胚胎进行筛选以提高移植的成功率、降低流产率，改善体外受精（IVF）的临床结局。然而，目前的标本采集方法是对人类胚胎进行有创活检操作，主要有 3 种方法：极体活检、卵裂球活检及囊胚球活检，因其侵袭性和复杂性限制了临床应用。Xu 等建立的这种基于胚胎培养液基因测序的无创胚胎染色体筛查 NICS 技术，采用培养液中微量 DNA 为模板的 CNV 分析，全真地反映了胚胎的染色体非整倍体状态。NICS 技术在保持检测高准确性的同时，对样本的提取手段进行了革新，即从传统的活检取材变为培养液采集，这使得样本提取更易操作，技术平台降低，技术革新或将大幅提升胚胎染色体筛查可及率。采用 NICS 技术筛查胚胎染色体，选择正常胚胎进行移植，可以进一步提升助孕成功率，降低流产率，因其对胚胎非侵入性的无创操作，更利于子代的健康。

（陈 莉）

【题目】电针遏制卵巢过度刺激综合征模型鼠的病程进展（Electroacupuncture decreases the progression of ovarian hyperstimulation syndrome in a rat model）

【来源】Reproductive Biomedicine Online, 2016, 32(5)：538-544

【文摘】Chen 等通过大鼠模型实验首次验证了电针对卵巢过度刺激综合征（ovarian hyperstimulation syndrome，OHSS）的确切治疗效果；并通过不同的分组筛选出了最优的刺激参数：预处理长疗程针刺。Chen 等将 D22 日龄体重 70～90g SD 雌性大鼠采用完全随机化分组方法分为对照组（常规促排模型）、OHSS 模型组、OHSS 模型+针刺组、OHSS 模型+预处理针刺组，采用前期临床实践结合文献报道发现的适合的腧穴配伍：关元、三阴交，电针刺激 4 组模型鼠。计算各组卵巢质量；伊文思蓝（EB）染色测定腹膜、卵巢血管通透性；观察卵巢组织血管内皮生长因子（VEGF）的表达；检测血清激素水平及特定炎性因子白介素（IL）-6、肿瘤细胞坏死因子（TNF）-α、单核细胞趋化蛋白（MCP）-1 的水平。结果显示：①卵巢质量。OHSS 模型组、OHSS 模型+针刺组、OHSS 模型+预处理针刺组均较对照组卵巢质量显著增加，OHSS 模型+针刺组、OHSS 模型+预处理针刺组较 OHSS 模型组卵巢质量减轻，OHSS 模型+预处理针刺组减轻显著。②腹膜、卵巢血管通透性。由伊文思蓝染色实验评估。OHSS 模型组、OHSS 模型+针刺组、OHSS 模型+预处理针刺组均较对照组卵巢血管通透性显著增加，OHSS 模型+预处理针刺组较 OHSS 模型组能显著降低卵巢和腹膜的血管通透性。③血清激素水平。OHSS 模型组、OHSS 模型+针刺组、OHSS 模型+预处理针刺组较对照组血清雌二醇、孕酮、泌乳素、睾酮水平均增加，OHSS 模型+预处理针刺组较 OHSS 模型组显著降低了血清孕酮和睾酮水平。④炎性因子。血清 TNF-α、MCP-1 含量、卵巢组织 IL-6 含量 OHSS 模型组较对照组显著增加，OHSS 模型+预处理针刺组较 OHSS

模型组明显减少有统计学差异。⑤卵巢组织 VEGF。OHSS 模型组、OHSS 模型+针刺组、OHSS 模型+预处理针刺组较对照组卵巢组织 VEGF 表达均显著增加，而 OHSS 模型+预处理针刺组显著减少了卵巢组织 VEGF 的表达。研究认为电针通过调节模型鼠的内分泌激素水平从而影响炎症因子的分泌、调节 VEGF 的表达，最终遏制 OHSS 进程。

（陈　莉）

【述评】卵巢过度刺激综合征是辅助生殖技术（assisted reproductive technology，ART）周期中由于控制性超促排卵（controlled ovarian hyperstimulation，COH）技术的应用引起的最常见医源性并发症，主要表现为血管通透性增加，重者威胁生命，是国内外生殖医学界的研究热点，但迄今无公认的防治技术。在我国传统中医古籍中无从提及，但 OHSS 发生时卵巢增大、胸腹腔积液、全身水肿等临床表现可归纳为中医症状学中"臌胀""胞阻""子肿"的范畴，肾阳亏虚，脾失健运，而致水湿停滞。关元穴为人身元阴元阳关藏之处，针刺关元可补肾阳、益精血、调冲任；三阴交为足三阴经交会穴，针刺三阴交可调理肝、脾、肾三脏。Chen 等选择了关元、三阴交这样的腧穴配伍，通过不同的分组筛选出了最优的刺激参数：预处理长疗程针刺，并初步探索了电针遏制 OHSS 进程的内在作用机制，为 ART 过程中防治 OHSS 提供了一个崭新的有效措施，为辅助生殖技术临床引入了一个安全、有效、简便的中医治疗手段。电针操作简单安全、无药物的毒副作用，与目前已有的治疗方法相比，大大降低患者的费用，值得临床推广应用。

（陈　莉）

附录　宫腔观察吸引手术技术操作规范专家共识

宫腔观察吸引手术系统由一次性摄像吸引管、图像处理器和图像处理软件组成。通过一次性摄像吸引管前端的微型摄像头，术中直观探测宫腔，快速、准确定位孕囊组织，定点负压吸引，提高手术安全性，减少手术相关并发症，具有良好的临床应用价值。

1．适应证
- 妊娠在 10 周以内自愿要求终止妊娠，特别适用于稽留流产、组织物残留机化、瘢痕子宫等高危妊娠手术，且无禁忌证者。
- 因某种疾病（包括遗传性疾病）不宜继续妊娠者。

2．禁忌证
- 各种疾病的急性期阶段。
- 生殖器炎症未经治疗。
- 全身健康状况不良而不能耐受手术者。
- 术前 2 次（间隔 4 小时）测量体温，均为 37.5℃以上者，暂缓手术。

3．术前准备
- 术前咨询，解除思想顾虑。
- 详细询问病史、月经史、生育史及避孕史，特别注意高危情况。
- 测量体温、血压，做心、肺、妇科检查。
- 尿妊娠试验或血 HCG 检查，阴道分泌物常规检查。
- 血常规，乙型肝炎病毒表面抗原、丙型肝炎病毒、HIV、梅毒（RPR）抗体检测。
- 凝血功能检查（必要时）。
- 心电图和妇科超声检查。
- 病史和体检提示所涉及的相关检查。
- 术前排空膀胱。
- 宫颈管坚硬时，可用药物软化（术前 2h）。

4．手术步骤　进入宫腔观察吸引手术系统软件，确认患者信息正确。

4.1　术者穿手术用衣裤，戴帽子、口罩。常规刷手并戴无菌袖套及手套，整理手术器械。

4.2　受术者排空膀胱，取膀胱截石位。常规消毒外阴及阴道，垫治疗巾，套腿套，铺孔巾。

4.3　核查子宫位置、大小、倾屈度及附件情况，更换无菌手套。

4.4　放置阴道窥器扩张阴道，暴露子宫颈，0.5%碘伏消毒宫颈、阴道穹隆及子宫颈管，用宫颈钳钳夹宫颈前唇或后唇，用探针依子宫方向探测宫腔深度及子宫位置，逐号扩张宫口（扩大程度比所用一次性摄像吸引管大 0.5～1 号）。如宫颈内口扩张困难，应避免强行扩张。

4.5　一次性摄像吸引管及负压选择　根据孕周及宫腔深度，选择 5～8 号的一次性摄像吸引管；连接一次性摄像吸引管，检查图像是否正常，连接负压吸引器，负压一般为 400～500mmHg。

4.6　孕囊定位　一次性摄像吸引管缓慢进入宫腔，达宫底后，后退 1cm，360°旋转镜头观察宫腔情况，依次后退 1cm 再次 360°旋转镜头观察宫腔情况，如此操作直至接近宫颈内口，确定孕囊位置。宫腔内直视典型图像如下（图 1～图 4）。

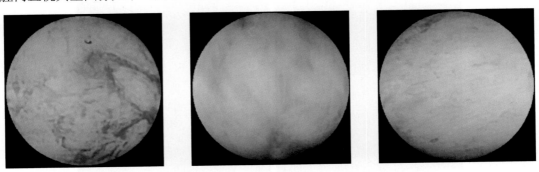

图 1　宫腔蜕膜图像
注：呈粉白色，均匀而光滑，可见明显螺旋小动脉

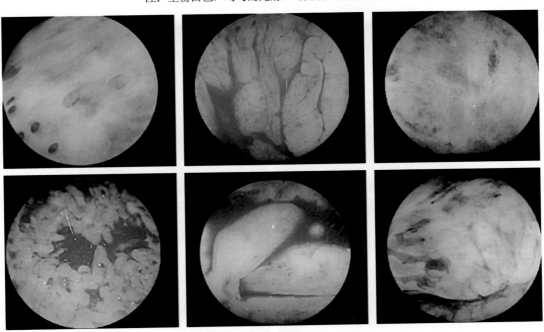

图 2　常见胎囊绒毛图像
注：颜色多呈紫蓝色、棕黄色、白色、紫色等，形状为颗粒状、树枝状、脑回状、斑块状、团块状、絮状等

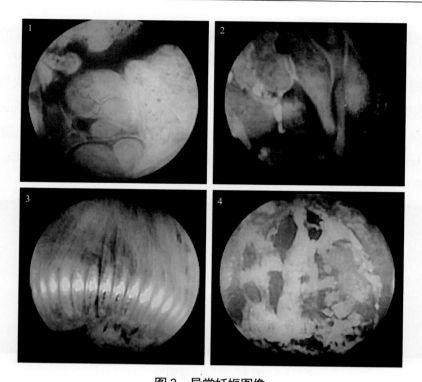

图 3 异常妊娠图像

注：1. 残留机化；2. 葡萄胎；3. 带器妊娠；4. 稽留流产

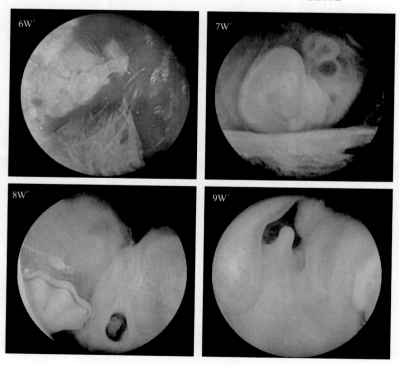

图 4 不同孕周组织形态

注：5～6W⁺呈现蓝紫色绒毛，伴宫腔出血；7～8W⁺胚胎已具有人雏形，体节已全部分化，四肢分出；8～9W⁺胚胎轮廓更清晰（7～9W⁺为羊膜囊未破时的状态，若羊水流出则不能看到完整的胚胎形象）

4.7　定点吸引　在镜头直视下对孕囊附着处子宫壁进行负压定点吸引，按孕周及宫腔大小给予负压（一般控制在 400～500mmHg），按顺时针方向吸引 1～2 周。观察监视器有组织流动画面，连接管有组织、血液等吸出，感到宫壁粗糙提示组织吸净，折叠橡皮管，取出一次性摄像吸引管（不可带负压进出宫颈口）。

4.8　检查宫腔是否吸净　吸出孕囊后，清理宫腔及蜕膜组织、两侧宫角，再次进入宫腔，观察宫腔是否吸净，注意宫底及两侧宫角，如有残留的蜕膜可进行定点吸引（图5 和图6）。

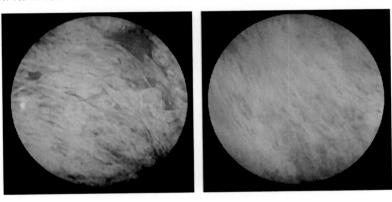

图 5　术后内膜

注：呈粉红色、细纤维状，散在细微出血点

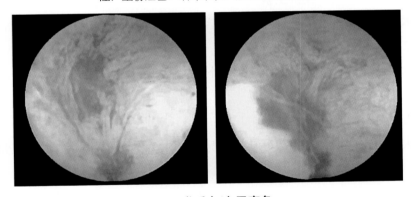

图 6　术后左/右子宫角

注：子宫角部正中呈深红色，血管汇聚，两侧宫角内膜向下流动形成漏斗状；有时可见输卵管开口

4.9　如需放置宫内节育器，可按常规操作　手术结束前，将吸出物过滤，核查吸出胎囊大小、是否完整，观察绒毛组织性状，并测量出血及组织物的容量。术毕。如未见绒毛，送病理检查，并进一步处理。

5. 手术过程中注意事项

5.1　供人工流产专用的电动吸引器必须设有安全阀和负压储备装置，不得直接使用一般的电动吸引器，以防发生意外。

5.2　不可带负压进出宫颈口。若吸引负压较大，吸管将宫壁吸住，应解除负压（打开吸管的通气口或将吸管与所连接的负压管分离）。也可应用装有减压装置的吸引器。

5.3 吸引时先吸孕卵着床部位，可减少出血。

5.4 对高危妊娠孕妇，应在病历上标注高危标示。术前向家属及受术者说明手术难度及可能发生的并发症。将该手术作为重点手术对待，由有经验的医师承担。疑难高危手术应在区（县）以上医疗服务机构进行。

5.5 注意观察宫腔手术情况，防止残留和穿孔。

5.6 一次性摄像吸引管为一次性使用，禁止重复使用，按医疗废物处理。观察两侧宫角，不可遗漏。

• 抽出一次性摄像吸引管时，如胚胎组织嵌在一次性摄像吸引管头或宫腔中。需启动吸引器将组织吸出。如嵌在宫口，可用卵圆钳将组织取出。

• 将一次性摄像吸引管在宫底区域及宫体区域顺时针或者逆时针旋转，以观察是否吸引干净。若观察到宫角或宫底还有残留的蜕膜存在，再用小一号吸管定点吸附，避免组织残留。吸引完毕后测量宫腔深度。

5.7 吸引干净后的子宫内膜只有血迹和白色蜕膜，没有胚胎组织，为子宫内膜图像。手术过程需远离电磁干扰。

6．术后处置

6.1 填写手术记录。

6.2 受术者在观察室休息 0.5～1 小时，注意阴道出血及一般情况，无异常方可离去。

6.3 给予促进子宫恢复药物及抗生素。

6.4 告知受术者术后注意事项

• 术后休息 2 周。

• 2 周内或阴道出血未净前禁止盆浴，保持外阴清洁。

• 1 个月内禁止性交。

• 指导避孕方法。

• 如有阴道大量出血、发热、腹痛等异常情况，随时就诊。一般术后 1 个月应随诊 1 次，做随访记录。